麻醉学
理论与实践研究

孙华苹 王宁芙 马永征 顾华 孙文朋 孙景奎 主编

天津出版传媒集团

天津科学技术出版社

图书在版编目（CIP）数据

麻醉学理论与实践研究 / 孙华苹等主编. -- 天津：天津科学技术出版社，2024.4
　　ISBN 978-7-5742-2048-5
　　Ⅰ. ①麻… Ⅱ. ①孙… Ⅲ. ①麻醉学 Ⅳ. ①R614
中国国家版本馆CIP数据核字(2024)第086460号

麻醉学理论与实践研究
MAZUIXUE LILUN YU SHIJIAN YANJIU

责任编辑：李　彬
责任印制：兰　毅

出　版：	天津出版传媒集团
	天津科学技术出版社

地　　址：天津市西康路35号
邮　　编：300051
电　　话：(022) 23332377
网　　址：www.tjkjcbs.com.cn
发　　行：新华书店经销
印　　刷：天津市宏博盛达印刷有限公司

开本 787×1092　1/16　印张 18　字数 350 000
2024年4月第1版第1次印刷
定价：70.00元

《麻醉学理论与实践研究》编委会

主 编

孙华苹　枣庄市立医院

王宁芙　枣庄市市中区人民医院

马永征　滕州市工人医院

顾 华　枣庄市妇幼保健院

孙文朋　枣庄市峄城区人民医院

孙景奎　枣庄市峄城区中医院

副主编

侯贺胜　枣庄市台儿庄区人民医院

殷 振　滕州市中心人民医院

屈文慧　滕州市中心人民医院

褚衍强　枣庄市台儿庄区人民医院

董庆永　滕州市中心人民医院

内容简介

本书对麻醉学理论进行了全面、系统的论述。阐述了手术前麻醉准备、麻醉与手术室应急情况处理。准确地讲述了临床麻醉概述、临床麻醉监测技术、麻醉常用药、麻醉药对母体和胎儿及新生儿的影响、临床常用的麻醉技术、临床各科室麻醉技术、麻醉并发症的预防措施。本书内容丰富，资料新颖，具有较高的实用性。适合各级麻醉师参阅。

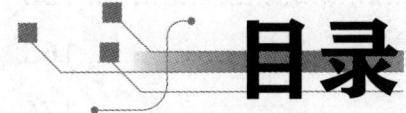

目录

第一章 常用麻醉方法 001
第一节 神经丛阻滞 001
第二节 椎管内阻滞 004
第三节 基础与强化麻醉 015
第四节 静脉麻醉 016
第五节 吸入麻醉 022
第六节 静吸复合麻醉 027

第二章 专科病人麻醉 029
第一节 神经外科手术麻醉 029
第二节 心脏及大血管手术麻醉 062
第三节 整形外科手术麻醉 106
第四节 腹腔镜手术麻醉 110
第五节 各种检查和治疗的麻醉 115

第三章 特殊病人的麻醉 120
第一节 支气管哮喘病人的麻醉 120
第二节 肝、肾功能不全病人的麻醉 126

第三节　心、肺功能不全病人的麻醉 140
第四节　糖尿病病人的麻醉 149
第五节　嗜铬细胞瘤病人手术的麻醉 158
第六节　创伤和烧伤病人的麻醉 165
第七节　器官移植的麻醉 176
第八节　高血压病人手术的麻醉 191
第九节　麻醉、手术期间相关超敏反应 197

第四章　急症、危重病人的麻醉 206

第一节　饱胃病人的麻醉 206
第二节　休克病人的麻醉 210
第三节　大出血病人的麻醉 219
第四节　多发性创伤病人的麻醉 226
第五节　气管、支气管异物病人的麻醉 232

第五章　术后麻醉相关问题及处理 236

第一节　麻醉后恢复室问题及处理 236
第二节　术后呼吸系统问题与处理 239
第三节　术后循环系统问题与处理 245
第四节　手术麻醉后神经系统问题与处理 249
第五节　术后苏醒延迟及催醒药物使用问题与处理 254
第六节　术后恶心呕吐问题与处理 260
第七节　术后反流、误吸问题与处理 264
第八节　全麻苏醒期躁动问题与处理 266
第九节　术后寒战问题与处理 271
第十节　术后疼痛问题与处理 273
第十一节　部位麻醉术后几个问题与处理 278

第一章 常用麻醉方法

第一节 神经丛阻滞

一、颈丛阻滞

【解剖】

1. 颈丛神经由 C1～C4 脊神经前支组成。

2. C1～C4 脊神经前支在颈椎横突外侧端处分为上升和下降支，在第 1～4 颈椎旁形成颈深丛，C1 主要是运动神经，支配枕下三角肌。

3. 颈深丛神经最终汇集于胸锁乳突肌后缘中点，穿出颈阔筋膜形成颈浅丛，分布于颈前区和头、颈、肩后部的皮肤和肌肉。

4. 乳突与胸骨柄连线与甲状软骨上缘水平线的交汇点，为第 4 颈椎横突外侧端，此点可能与颈外静脉相交。

【适应证与禁忌证】

1. 适应证：

（1）颈浅丛阻滞只麻醉皮肤，只适用于颈肩部浅表手术。

（2）颈深浅丛阻滞适用于：①甲状腺手术；②颈动脉内膜切除术；③喉切除术；④颈淋巴结活检或切除术；⑤颈椎手术；⑥气管造口术（并用表面麻醉）。

2. 禁忌证：①局部皮肤感染；②颈椎损伤、脱位等颈部需制动病人。

【操作方法】

1. 颈浅丛阻滞法：①病人仰卧，头偏向对侧，定位胸锁乳突肌后缘中点；②胸锁乳突肌后缘中点，皮下注射局麻药 10～15 ml。

2. 传统颈深丛阻滞法：①病人仰卧，头偏向对侧，定位第 4 颈椎横突；②左手食指按压横突，右手持注射器，稍向内、向下方向进针触及横突后稍退针，回抽无血及脑脊液，注入局麻药 3～5 ml；③由第 4 颈椎横突向上可分别定位第 2、3 颈椎横突，分别穿刺注入局麻药 3～5 ml。

3. 颈深浅丛一针阻滞法：①病人体位、定位和穿刺同"传统颈深丛阻滞法"；②仅于第 4 颈椎横突穿刺，注入局麻药 10 ml；③颈深丛注药毕，退针至胸锁乳突肌后缘肌膜下，注入局麻药 10～15 ml，阻滞颈浅丛。

4. 颈丛改良阻滞法：①胸锁乳突肌后缘中点垂直进针，针尖过颈阔肌筋膜，于筋膜下注入局麻药 15～20 ml；②退针至皮下，沿胸锁乳突肌后缘注药 15～20 ml；③本法与一针法效果相同。

上述各种颈丛阻滞法所用局麻药可根据手术长短、条件等，选用 1%～1.5% 利多卡因、0.25% 丁哌卡因、0.375% 罗哌卡因单用，或 1%～1.5% 利多卡因与 0.1%～0.15% 丁卡因混合液，利多卡因与丁哌卡因混合液。局麻药中均宜加入 1：20 万肾上腺素。

【并发症】

1. 膈神经阻滞是最常见的并发症。
2. 穿刺针进入蛛网膜下腔，可引起全脊椎麻醉。
3. 局麻药误入硬膜外腔，可致颈部双侧硬膜外阻滞。
4. 颈交感神经阻滞，出现霍纳综合征。
5. 喉返神经阻滞可引起声音嘶哑和声带功能障碍。
6. 很少量局麻药误入椎动脉，可致中枢神经系统毒性反应。
7. 局麻药相对过量或误入血管，可引起局麻药中毒。

【注意事项】

1. 避免进针方向与颈椎横突平行而误穿刺至硬膜外腔或蛛网膜下腔。
2. 必须回抽无血及脑脊液，方可注药。
3. 颈深丛阻滞避免用高浓度局麻药，减轻膈神经阻滞程度。
4. 对肺储备功能下降病人慎用颈深丛阻滞。
5. 应避免双侧颈深丛阻滞，以防止双侧膈神经和喉返神经麻痹。
6. 应备好给氧等急救设备。

二、臂丛阻滞

【解剖】

1. 由 C5～C8 及 T1 脊神经的前支组成，有时 C4 和 T2 脊神经部分前支也加入臂丛。
2. 脊神经出椎间孔后，在锁骨上部前、中斜角肌间隙内向外下行走，形成上、中、下 3 干。C5、C6 组成上干，C7 单独组成中干，C8 和 T1 组成下干。
3. 三神经干经前中间隙下缘穿出，伴随锁骨下动脉下行，在锁骨中点和第 1 肋之间进入腋窝顶部包绕腋动脉，汇合形成外、内和后三束下行支配上肢的感觉和运动。斜角肌筋膜延伸为臂丛神经的被膜，至腋窝成为包裹臂丛神经和腋动脉的血管神经鞘。
4. 臂丛神经在前中斜角肌间隙、锁骨中点外第 1 肋骨上和腋窝顶部三处较集中，是臂丛神经阻滞的常用3个部位。

【适应证与禁忌证】

1. 适应证：①肌间沟法臂丛阻滞适宜于上臂中、上1／3以下及桡侧手术，易出现尺侧阻滞不全；②锁骨上法臂丛阻滞适宜于上臂1／3以下的手术，上臂上1／3部位常出现阻滞不全；③腋路阻滞法适宜于肘关节以下的手术，易出现桡侧阻滞不全；④用于上肢疼痛治疗。

2. 禁忌证：①穿刺部位有炎症、感染；②双上肢同时手术。

【操作方法】

1. 肌肉沟阻滞法：①病人去枕仰卧，头偏向对侧，上肢贴体旁。②先定位胸锁乳突肌，由胸锁乳突肌后缘向后可摸到一小条肌肉为前斜角肌，再向后为中斜角肌。前、中斜角肌之间的间隙即肌间沟，沿肌间沟在锁骨上窝可触到锁骨下动脉的搏动。在此间隙向颈椎横突方向重压，病人有异感向臂部放射。③左手示指定位并按住肌肉沟，右手持连接7号针头并装有局麻药的注射器，针头贴示指略向内、向下方向进针，突破筋膜常有异感，进针深度通常1～2 cm。此时，左手固定针头，右手回抽注射器无血或脑脊液，注入局麻药20～25 ml。④肌间沟阻滞时可不必反复穿刺寻找异感，只要定位准确，穿透筋膜，即可注入局麻药，均可取得良好的阻滞效果。⑤此法可使肩部及上臂外侧阻滞完善，而尺神经阻滞起效较慢且易引起阻滞不全。进针点偏肌间沟上方，易使桡侧阻滞完善，而向下方易于使尺侧阻滞完善。

2. 锁骨上阻滞法：①病人体位同肌间沟阻滞法。②锁骨中点上缘触及锁骨下动脉搏动点，此点外侧0.5 cm、锁骨中点上缘上1 cm为进针点。③进针方向指向第3胸椎椎体，深度一般为1～2.5 cm。进针中，一旦发现异感，揭示触及臂丛神经；有时针尖触及第1肋骨而无异感，不必反复寻找异感，将局麻药注于第1肋骨表面，同样可产生满意的阻滞效果。局麻药用量一般为15～25 ml。④此法上臂上1／3部位常会出现阻滞不全。

3. 腋路阻滞法：①病人平卧，患肢外展90°，屈肘90°，前臂外旋，呈"举手礼"状。②在腋窝处摸到腋动脉搏动，沿动脉搏动向上至胸大肌于肱骨止点下缘搏动即将消失处，为穿刺点。③消毒后，左手食指按在腋动脉搏动处保护腋动脉，右手持穿刺针沿左手食指进针，刺向腋窝方向，刺破腋鞘有阻力骤减感，少数病人可出现异感，同时可见针头随动脉搏动而摆动。④固定针头，回抽无血注入局麻药30 ml左右。注药时以手指压迫腋鞘远端，使局麻药上行扩散，可取得更好阻滞效果。⑤退针至皮下时再注入局麻药2～3 ml以阻滞肋间臂神经。

【并发症】

1. 肌间沟或锁骨上臂丛阻滞，同侧交感神经节阻滞引起霍纳综合征。

2. 肌间沟或锁骨上法臂丛阻滞，均可发生不同程度的膈神经阻滞，阻滞程度与局麻药的浓度相关。

3. 锁骨上阻滞法臂丛阻滞，如穿刺方向不正确且进针过深，可刺破肺尖引起气胸。

4. 肌间沟法阻滞，穿刺针如水平位方向进入过深，可经椎间孔误入硬膜外腔或蛛网膜下腔而引起高位硬膜外阻滞或全脊椎麻醉。

5. 局麻药用量过大或误入血管可致局麻药中毒。

【注意事项】

1. 臂丛阻滞的方法应根据手术部位进行选择。

2. 解剖定位和进针方向正确，臂丛阻滞不必反复穿刺寻找异感。

3. 肌间沟阻滞时，避免进针方向与颈椎横突平行而误穿刺至硬膜外腔或蛛网膜下腔。

4. 肌间沟阻滞避免用高浓度局麻药，减轻膈神经阻滞程度。

5. 必须回抽无血或脑脊液，方可注药。

6. 避免双侧臂丛神经同时阻滞。

7. 应备好给氧等急救设备。

第二节 椎管内阻滞

【解剖】

①脊柱由33块脊椎骨组成，其中颈段7块，胸段12块，腰段5块，骶段5块，4节尾骨融合成1块。②脊柱有4个生理弯曲，颈曲和腰曲向前突，胸曲和骶曲向后突，仰卧位时第3颈椎和第3腰椎位置最高，第5胸椎和第4骶椎位置最低。③脊柱由韧带相连，由外至内分别称之为棘上、棘间和黄韧带，黄韧带较硬，穿刺时有阻力，穿过后有落空感。④椎管内有2个腔，黄韧带过后为硬膜外腔，局麻药注入此腔称为硬膜外阻滞。硬膜外腔过后是蛛网膜下腔，局麻药注入此腔称为蛛网膜下腔阻滞。硬脊膜和蛛网膜容易分开，两层之间有一潜在腔隙，称为硬膜下间隙。⑤椎管内有包裹脊髓的膜，成人脊髓终止于L1或L2椎体下缘，儿童终止于L3或L4下缘，临床上做腰椎穿刺时均在此椎体下进行。⑥蛛网膜下腔上段与脑沟相通，下段终止于S2，内含脑脊液。⑦硬膜外腔上至枕骨大孔，与颅腔不通，止于骶裂孔。⑧骶管是椎管内的椎管腔，局麻药注入此腔称为骶麻，骶管属硬膜外腔一部分，下端止于骶裂孔，骶裂孔呈"V"或"U"，形，两旁各有豆大骨性突起称为骶角，骶裂孔和骶角是骶管穿

刺的重要标志。⑨椎管内含有 31 对脊神经，其中颈神经（C）8 对，胸神经（T）12 对，腰神经（L）5 对，骶神经（S）5 对，尾神经（CO）1 对。脊神经由前后根合并而成，前根由运动神经纤维和交感传出纤维（骶段为迷走传出纤维）组成，后根由感觉神经纤维和交感传入纤维（骶段为迷走传入纤维）组成。

【生理】

1. 脑脊液：蛛网膜下腔脑脊液成人容积 120～150 ml；脊蛛网膜下腔脑脊液容积成人 25～30 ml；脑脊液透明，pH 为 7.35，相对密度 1.003～1.009；脑脊液侧卧位时压力 0.69～1.67 kPa，坐位时压力 1.96～2.94 kPa：蛛网膜下腔阻滞时脑脊液起局麻药稀释和扩散作用。

2. 药物作用部位：①椎管内阻滞主要阻滞脊神经根。②蛛网膜下腔阻滞部位为脊神经根。③膜外阻滞局麻药可能扩散的途径：通过蛛网膜绒毛进入根部蛛网膜下腔→脊神经根；药物渗出椎间孔→在椎旁阻滞脊神经；直接透过硬脊膜和蛛网膜→脊神经根。④蛛网膜下腔阻滞用药量小、浓度高、起效快。⑤硬膜外阻滞用药量大，浓度低，起效慢。

3. 阻滞作用和麻醉平面：①感觉神经阻滞后，阻断了肌肉和皮肤的痛觉传导；②交感神经阻滞后，能减轻内脏牵拉反应；③运动神经阻滞后产生肌肉松弛；④阻滞作用的出现与神经纤维的粗细成正比，交感神经最细，平面高于感觉神经 2～4 个节段，运动神经最粗，低于感觉神经 1～4 个节段；⑤皮肤痛觉消失的范围，其上下界限称为阻滞平面；⑥脊神经在体表的分布如下。胸骨柄上缘为 T2，乳头连线为 T4，剑突下为 T6，季肋部为 T8，平脐线为 T10，耻骨联合上 2～3 cm 为 T12，大腿前面为 L1～L3，小腿前面和足背为 L4～L5，大腿和小腿后面及肛门会阴区为 S1～S5。

4. 椎管内阻滞对机体的影响：

（1）对呼吸的影响：取决于阻滞平面的高度，只要膈神经未被阻滞，仍能保持基本通气。高位硬膜外阻滞时采用低浓度局麻药，对呼吸不至于产生严重影响。

（2）对循环的影响：椎管内阻滞时可致血压下降。血压下降的原因是：①交感神经阻滞 - 小动脉舒张；②静脉扩张 - 回心血管减少 - 心排血量下降；③肌肉松弛 - 肌泵作用消失。血压下降多发生于阻滞平面过高、范围过广及术前准备不充分的病人。

交感神经阻滞后，迷走神经兴奋性增强，可出现心动过缓。

（3）对其他系统的影响：迷走神经功能亢进，易致恶心、呕吐，骶神经阻滞后，术后易发生尿潴留。

【操作方法】

椎管内阻滞可分为蛛网膜下腔阻滞（又称脊椎麻醉或腰麻；硬膜外阻滞、骶管阻滞、联合阻滞麻醉4种方法，目前临床上腰麻应用在减少，联合阻滞在逐年上升。

1. 蛛网膜下腔阻滞：

（1）适应证和禁忌证：

1）适应证：下腹部、盆腔、下肢、会阴部的2～3小时以内的手术适应于腰麻。

2）禁忌证：禁用于下列情况。①中枢神经系统疾患，如脑膜炎、颅内压增高等；②休克及血容量不足者；③穿刺部位有感染或败血症者；④脊柱结核或外伤致穿刺困难者；⑤急性心衰或冠心病发作者；⑥高血压、老年人、孕妇等应严格控制剂量。

（2）分类：根据药物相对密度、麻醉平面的高低和给药方式的不同而分。

1）局麻药相对密度：所注局麻药相对密度高于、等于或低于脑脊液的相对密度，分别称为重相对密度等相对密度、轻相对密度腰麻，目前临床上一般多用重相对密度溶液。

2）阻滞平面：阻滞平面在T4～T10为中平面，高于T4为高平面，目前临床上高平面腰麻很少应用。

3）给药方式：分为单次法和连续法，连续法是在蛛网膜下腔置一导管分次给药，但现已少用。

（3）腰椎穿刺术：

1）蛛网膜下腔穿刺点的选择：①成人一般选择L3～L4间隙，但根据情况可上下移动1个间隙；②小儿选择L4～L5间隙进行。

2）穿刺点的定位：在两侧髂嵴之间作一连线，此线与脊柱相交处为L4棘突或L3～L4棘突间隙。

3）腰椎穿刺术必须严格无菌技术。

4）穿刺时取侧卧位，两膝弯曲，大腿向腹壁靠拢，头向胸部屈曲，腰背尽量向后弓曲，使棘突间隙张开便于穿刺。

5）用0.5%～1%普鲁卡因或0.2%～0.5%利多卡因在间隙正中作一皮丘，再向皮下组织及棘间韧带内浸润。

6）穿刺针穿过皮丘之后方向与病人背部垂直，体会进针时的阻力变化，当穿过黄韧带时有第1个阻力落空感。

7）再继续进针刺破硬脊膜和蛛网膜，可出现第2个落空感。拔出针芯有脑脊液自针内滴出即表示穿刺成功。

8）脑脊液压力低者（如脱水病人）脑脊液流出不畅，这时可用空针回抽，或由助手压迫颈静脉以升高脑脊液压力使其流畅。

9）确定在蛛网膜下腔后注入局麻药,然后将针连同注射器一同拔出。

10）如遇老年人棘上韧带钙化或穿刺间隙不清者,可采用侧入穿刺法。

11）侧入法即在棘突中线旁开1～1.5 cm处进针,向中线呈75°角倾斜,即可避开棘上韧带进入蛛网膜下腔。

（4）常用局麻药：普鲁卡因、丁卡因、丁哌卡因是目前最常用的蛛网膜下腔阻滞用药,利多卡因应用较少。注入蛛网膜下腔的药物要求绝对无菌和保证纯度,一般配成重相对密度溶液。

1）普鲁卡因：用5%葡萄糖或脑脊液3 ml溶解普鲁卡因结晶粉。成人用量100～150 mg／次,最多不超过180 mg／次。起效时间1～5分钟。维持作用时间40分钟～1小时。加肾上腺素后（0.2～0.3 ml）可维持1.5小时。重相对密度溶液控制在5%,不宜过高。作用可靠,平面易控,作用时间短,适用于短小手术。

2）丁卡因：1%丁卡因1 ml,或丁卡因白色结晶粉用1 ml脑脊液溶解。10%葡萄糖注射液1 ml和3%麻黄碱1 ml,配成1：1：1溶液,浓度为0.33%。或用5%葡萄糖注射液1.8 ml溶解,再加0.1%肾上腺素0.2 ml,浓度为0.5%。成人用量10 mg／次,最多不超过15 mg／次。起效时间5～10分钟,维持2～3小时。轻相对密度溶液则用注射用水配制的0.1%丁卡因,但少用。

3）丁哌卡因：丁哌卡因属长效局麻药,作用维持5～7小时。0.5%或0.75%丁哌卡因2ml,加10%葡萄糖注射液1 ml。可不必加麻黄碱或其他血管收缩药。轻相对密度溶液为0.2%或0.125%。

4）利多卡因：一般采用4%水溶液,也可采用2%。固定性能较差。阻滞平面易于偏高,平面固定所需时间偏长（8～10分钟）。由于以上这些特点,现在临床上较少应用。

（5）麻醉管理：

1）局麻药进入蛛网膜下腔后很快与神经组织结合,临床上称为麻醉药物已被"固定",或麻醉平面固定。

2）酯类局麻药平面固定需3～5分钟,酰胺类局麻药物需5～10分钟。

3）注药后20分钟内,阻滞平面、呼吸和循环功能变化最大,应加强监测。

4）注药后立即开放静脉通道,便于输液和给药用。

5）高位阻滞或病人情况较差时,输液速度先快后慢。

6）血压急剧下降时,立即静脉给予血管收缩药提升血压。

7）常规吸氧,出现通气不足时应进行人工辅助呼吸。

8）术中出现不适（如恶心、呕吐等）,可给予5-HT3受体阻滞药（如格雷司琼等）或镇静安神药物等。

9) 手术结束后，呼吸循环功能稳定，平面退到 T6 以下者才能送回病房，术后并应随访。

（6）麻醉平面的调节：

1) 在极短的时间内将麻醉平面控制在手术所需的范围之内。

2) 麻醉平面过高则危及生命，过低将导致麻醉失败，根据手术要求和病人体格情况决定预期平面。

3) 影响麻醉平面最重要的因素是麻醉药的剂量，其次为麻醉药的相对密度和容积，假如这些因素不变，还与下列因素有关。①穿刺间隙：仰卧位时 L3 位置最高，在此处注射重相对密度药液后易向胸段低处流动，致平面偏高，在 L4～L5 间隙注药易向骶段流动致平面偏低。②病人体位：重相对密度药液易向低处扩散，故体位对麻醉平面的调节起十分重要的作用，如平面过低，将手术台调至头低足高位，使平面上升，平面过高将手术台调至头高足低位。假如手术部位在一侧下肢，注药后继续保持 5～10 分钟，使麻醉作用偏于一侧，又称单侧腰麻。如果在肛门和会阴区手术，注药后取坐位或在坐位下 L4～L5 间隙穿刺注药，以阻滞骶尾神经，称为鞍区阻滞。③注药速度：注药速度越快则麻醉范围越广，注药速度越慢则麻醉范围越局限，一般注药速度为 1 ml／5 s。

（7）失败原因：

1) 技术性失误，穿刺针到位后固定不佳，穿刺针斜面部分脱出硬脊膜。

2) 穿刺针口紧贴于马尾神经丛间致局麻药扩散困难。

3) 极少数病人的蛛网膜下腔呈囊状，局麻药在囊内无法扩散。

4) 穿刺时蛛网膜下腔出血，酯类局麻药被血浆假性胆碱酯酶降解。

5) 脑脊液的 pH 改变或局麻药的酸碱值改变。

（8）并发症及处理：

1) 发生并发症的原因：①病人的代偿功能不全，不能适应急剧的生理改变；②麻醉管理不当，未能及时发现和处理等；③外源性物质进入蛛网膜下腔，如药物中的杂质等；④皮肤消毒或药物消毒不严等；⑤腰麻本身或技术不熟练等；⑥不明原因。

2) 术中并发症：①血压下降，发生率和严重程度与麻醉平面有关。主要为阻滞区血管扩张回心血量减少所致，几乎所有的蛛网膜下腔阻滞者均会发生血压下降。预防和处理：局麻药中加血管收缩药（如麻黄碱 30 mg）；调整血容量，加快液体的输入，保持体液轻度的不平衡，静注扩容剂血定安等；出现血压下降时先用血管收缩药，如静注麻黄碱 5～15mg，或阿拉明 1～2 mg／次，伴有心动过缓时静注多巴胺 1～2 mg／次或阿托品 0.25 mg～0.5 mg。②呼吸抑制，呼吸抑制的发生率和程度与阻滞平面有关。症状为胸闷、气促、咳嗽无力或困难，严重低血压时可引起中枢缺血缺氧致呼吸抑制。出现呼吸抑制时可吸氧，面罩下给氧辅助呼吸，一旦呼吸停止立即行气管插管进行人工呼吸。常规吸氧，血压低时给予升压药。③恶心、呕吐，低血压和呼吸抑制导致中枢缺氧兴奋呕吐中枢；交感神经阻滞后迷走神经功能亢进致胃肠蠕动增强；手术牵拉腹腔脏器，或辅助药物哌替啶所致。出现恶心、呕吐时可用格雷司琼4 mg或氟哌利多2.5 mg，并提升血压。

3）术后并发症：①头痛，头痛多发生于术后1～3天，抬头或坐位时加重，平卧位减轻。症状多在4天内消失，个别达半年。头痛多与穿刺针粗细和反复穿刺有关。为了预防术后头痛，术毕需平卧，减少起动，蛛网膜下腔注入扩容剂，如5％葡萄糖或葡萄糖酐10～25 ml，输液2500～3000 ml／d。对症治疗。②尿潴留，为常见并发症，主要为骶神经阻滞恢复较晚所致，可针刺导尿等。③脑神经麻痹，很少发生，主要为第6对展神经，可引起斜眼症和复视，一般3～4周以内恢复，但有永久性麻痹者，可用B族维生素及对症治疗。④马尾综合征，症状表现为直肠功能失调、会阴感觉消失、下肢异常或足下垂、尿潴留等，一般数周或数月内恢复，主要为穿刺时损伤或局麻药的毒性作用等。⑤化脓性脑脊膜炎，主要为无菌操作不严，穿刺点感染或病人有败血症，重者可致死亡。⑥粘连性蛛网膜炎，其病变是软膜和蛛网膜的慢性炎症增生，致蛛网膜下腔和硬膜外腔均粘连闭锁，引起脊髓和脊神经根的退行性改变，原因不明，重者可致下肢瘫痪。

2. 硬膜外阻滞：硬膜外阻滞有单次法和连续法，目前常用连续法。单次法即穿刺至硬膜外腔后不置管而直接一次性注入局麻药，主要用于一些短小手术的麻醉。连续法即在硬膜外腔置入给药导管，随手术时间需要追加麻醉药物或实施硬膜外自控镇痛（PCEA）。

（1）适应证和禁忌证：

1）适应证：①颈部甲状腺、胸部及上肢的手术均可适应，但由于管理复杂，颈部及上肢手术均由别的麻醉方法所替代；②腹部手术，上腹部的手术由于牵拉反应大，管理困难，部分病人阻滞不全，逐渐被全身麻醉所取代；③盆腔及下肢手术；④肛门及会阴部的手术。

2）禁忌证：①穿刺部位有感染病灶者；②脊柱病变或严重畸形；③严重休克未纠正病人；④凝血功能障碍或正在应用抗凝治疗者；⑤对所选用的局麻药过敏者；⑥严重贫血或呼吸困难者应慎用。

（2）麻醉前评估和麻醉前用药：

1）麻醉前随访病人，了解病情和手术要求，检查穿刺部位是否有感染或脊柱是否有畸形、凝血3项、药物过敏等。

2）根据病情和病人需要，选择麻醉前用药。

（3）硬膜外穿刺术：

1）穿刺方法有侧入法和正入法，上胸段一般选用侧入法进针。

2）根据手术切口部位选择穿刺点。穿过黄韧带后停止进针，以免进入蛛网膜下腔。参考穿刺点如下：颈部甲状腺手术选择 C5～C7，向上置管；上肢等手术选择 C7～T1，向上置管；胸壁乳腺手术选择 T4～T5，向上置管；上腹部肝、胆、脾、胃、胰等手术选择 T8～T9，向上置管；中腹部肠道手术选择 T9～T10，向上置管；腰部。肾及肾上腺、输尿管上段手术选择 T10～T11，向上置管；下腹部阑尾等手术选择 T11～T12，向上置管；盆腔的子宫直肠手术选择 T12～L2、L4～L5，双向置管；腹股沟区的疝气、髋关节镜手术选 T1～T2，向上置管；下肢股骨及膝关节等手术选择 T2～T3，向上置管；肛门、会阴区手术选择 L3～L5，向下置管。

3）体位和穿刺针所经过的层次与蛛网膜下腔阻滞相同。

4）硬膜外穿刺术与蛛网膜下腔阻滞相同，关键是不能穿破硬脊膜。

5）大部分病人穿过黄韧带后落空感较蛛网膜下腔阻滞明显。

6）穿过黄韧带后阻力消失，回抽无血液及脑脊液后注入空气、盐水无阻力，表明针尖已在硬膜外腔。

7）如采用毛细管负压法穿刺时，在达黄韧带时连接盛有液体的毛细玻璃管，穿刺针进入硬膜外腔时管内液体被吸入，表明针已进入硬膜外腔。

8）确定进入硬膜外腔的方法和依据：①操作者的经验和主观感觉；②落空感及气泡无压缩现象；③气泡外溢试验阳性；④抽吸无脑脊液；⑤插管通畅无阻力；⑥注射试验剂量的局麻药出现轻度的阻滞作用。

9）侧入穿刺法：①在选定的穿刺间隙脊柱正中旁开 1 cm 处作为穿刺点；②局部皮肤、皮下、肌间至椎板浸润麻醉；③进针至椎板后退针约 1cm，再向头、向正中方向对准椎间孔，过黄韧带后达硬膜外腔；④确立进入硬膜外腔的方法与正入法相同。

（4）连续硬膜外阻滞置管术：

1）经证实穿刺针在硬膜外腔后置管 3～5 cm。

2）置管前先测量皮肤至硬膜外间隙的距离。

3）左手指贴于病人背部，右手拇指和食指置管至 15 cm 刻度处。

4）置管后回抽无血液及脑脊液，做益气试验，退出穿刺针。

5）退针时，一手退针，另一手固定导管，以防带出导管。

6）退针时不要随意改变针具的斜口，以防切断导管。

7）导管不宜插入过长和过短，过长容易打折等，过短容易脱出。

8）置管回抽无血液及脑脊液，注射盐水无阻力，表明位置正确。

9）置管时注意事项：①导管过斜口后如遇阻力需退出重插时应连穿刺针一齐退出；②置管过程中如出现肢体弹动或异感，将穿刺针与导管一齐退出重置；③导管内流血，将导管慢慢退至无血流，或另换间隙重新穿刺；④如果导管太软置管困难时，可更换导管或置导管心，导管心不出斜口。

10）如穿刺针误入蛛网膜下腔，可退针至硬膜外腔后再置导管。

（5）常用局麻药：

1）利多卡因：常用1%～2%溶液，5～12分钟起效，维持1.5小时左右，成人最大用量不超过400 mg／次，但可产生快速耐药性。

2）碳酸利多卡因：作用强于利多卡因，起效快，扩散作用好，但不能混有空气，现用现配，浓度与利多卡因相同。

3）丁哌卡因：可用浓度为0.5%～0.75%，麻醉维持达7小时，0.75%浓度时肌肉松弛效果好，成人最大量不超过100 mg／次。

4）丁卡因：常用浓度为0.25%～0.33%，起效慢于利多卡因，作用时间3～4小时，成人最大用量不超过60 mg／次。

5）罗哌卡因：常用浓度为0.75%～1%，起效较慢。最大量不超过200 mg，作用时间3～6小时。

6) 1%利多卡因和0.2%～0.3%丁卡因混合液：优点为起效快，维持时间长（2～3小时）。

7）用药注意事项：①局麻药加肾上腺素可减缓吸收速度，延长作用时间，但高血压病人禁用，常用比例为1∶20万，即20 ml中加肾上腺素0.1 ml。②麻醉阻滞程度和维持时间长短决定于局麻药浓度，应根据不同手术要求及病人体质情况选择局麻药浓度。③临床上常采用起效快慢、作用时间长短不同的药物配成混合液使用。④决定硬膜外阻滞范围的主要因素为麻醉药容量。⑤注药方法可按下列顺序给药，先注射试验剂量3～5 ml，5分钟内如出现下肢感觉和运动消失及血压下降等症状即可能为误入蛛网膜下腔而产生的腰麻；5～10分钟后再分次追加局麻药3～5 ml／次，直至阻滞范围满足手术要求为止，首次参考剂量一般为10～15 ml；术中局麻药首次用量应根据病人的耐受量来决定，注意个体差异；当出现阻滞作用开始消退表现时（出现痛感和肌紧张），应追加首次剂量的1/3～1/2维持量。

（6）硬膜外阻滞平面的调节和管理：

1）影响阻滞平面最重要的因素是穿刺部位，因此选择穿刺点应得当。

2）导管的位置和方向，头侧置管时易向头侧扩散。向尾端置管时易向尾侧扩散，导管误入椎间孔，出现单个神经阻滞现象。

3）注药速度愈快，容量愈大则阻滞平面越广，反之阻滞平面越小。

4）婴幼儿和老年人、全身情况差、脱水、贫血、血容量不足、腹内压增高等阻滞平面可能增宽。

5）穿刺完毕须开放静脉后，才能开始注射试验剂量。

6）注药后观察病情，有无腰麻征象，监测血压、脉搏、呼吸、神志、SpO_2等，并鼻导管吸氧。

7）测定麻醉阻滞平面，针刺皮肤痛觉是否消失，腹肌是否松弛。

8）血压下降最常见于注药20分钟内，可通过补充血容量或血管收缩药（如麻黄碱）予以纠正。

9）阻滞平面过高可出现呼吸抑制，仔细观察病人呼吸，做好急救准备。出现呼吸变慢或停止时可面罩加压给氧或气管内插管。

10）因硬膜外阻滞不能很好地消除内脏牵拉反应，常出现恶心、呕吐等症状，可静注氟哌利多或格拉司琼等解除或减轻症状。

（7）失败原因：

1）阻滞范围不能满足手术要求：①穿刺点选择不当，距离手术部位太远；②因多次硬膜外穿刺至硬膜外腔形成粘连，致使局麻药扩散受限。

2）阻滞不全，病人常出现肌肉不松弛或有痛感：①局麻药物的浓度较低或容量不足以致出现阻滞不全；②导管置入椎间孔或偏于一侧；③导管在硬膜外腔的方向改变。

3）完全无效：①硬膜外导管完全脱出硬膜外腔；②导管误入血管或被血块所阻塞；③导管与皮肤成角打折。

（8）并发症及处理：

1）全脊椎麻醉：导管误入蛛网膜下腔未被发现，致大量局麻药误注，产生全部的脊神经被阻滞，甚至脑室被阻滞。注药后1～5分钟内病人说话无力，呼吸困难或停止，血压骤降，痛觉全无，意识丧失等。①处理原则：维持病人的呼吸和循环功能，先面罩给氧，辅助呼吸，呼吸停止时气管插管行人工呼吸。纠正低血压，胸外心脏按压等。②预防措施：防止穿破硬膜，不能确定在硬膜外腔者不是管不住药；避免使用单次硬膜外给药法；强调试验剂量，观察5分钟。无腰麻征象后再继续分次追加药量。

2）脊神经根或脊髓损伤：脊神经损伤主要损伤后根，临床表现为受损的脊神经根分布区疼痛，典型伴发表现为咳嗽或用力憋气时疼痛或麻木加重。脊髓损伤的程度不一，临床表现也不一致。严重损伤时，病人感剧痛，即刻出现软瘫，预后不良。

脊髓损伤与神经根损伤的鉴别要点为：①神经根损伤当时有"触电"或痛感，

而脊髓损伤为剧痛，偶伴一过性意识障碍；②神经根损伤很少有运动障碍；③神经根损伤感觉缺失仅限于所损伤的支配区。

治疗措施包括脱水和激素治疗。强调以预防为主，穿刺小心，努力提高穿刺技术。

3）导管折断：①置管遇到困难后回拔导管，针口斜面将导管割断；②导管老化变脆，椎板或韧带将导管夹住，出现拔管困难，强力拔管时将导管折断；③导管置入过深而打结致拔管困难。

遗留在硬膜外腔的断管可先不做处理，用抗生素预防感染，出现感染或出现神经根压迫症状可手术取出。出现拔管困难时可暂缓拔管，局部使用局麻药让其松弛或病人情绪稳定后再试行拔管。禁止使用陈旧、老化、变质的导管。

4）硬膜外血肿：一旦发生血肿，可能并发截瘫。开始出现背痛，逐渐出现肌无力、下肢麻木等神经压迫症状；椎管造影、CT、磁共振可明确诊断。预后取决于早期诊断和及时手术。对凝血机制障碍或正在抗凝治疗的病人，禁用硬膜外阻滞。遇有硬膜外出血者可多次少量盐水冲洗。

5）严重低血压：主要发生于血容量不足、年老体弱及严重水、电解质失衡者，心功能不全及高血压者亦常发生。主要原因为阻滞范围过广，病人耐药力差，血管广泛扩张后回心血量急剧减少所致。临床主要表现为血压急剧下降、心动过缓、说话无力至呼吸停止等。处理原则是及时补液，使用升压药和呼吸支持等。

6）误入血管：硬膜外间隙有丰富的血管，特别是妊娠晚期，所以穿刺针和导管易误入血管。局麻药直接注入血管后会产生毒性反应，病人会出现抽搐、头昏或心血管虚脱。预防措施为多次反复回抽无血液后才注射局麻药。

7）感染：硬膜外腔及蛛网膜下腔由于无菌技术不严，或病人本身存在细菌感染病灶均可引起感染。蛛网膜下腔感染时可出现脑脊膜炎症状，如寒战、头痛、发热、颈项强直等。

8）气胸或穿破胸膜：胸段穿刺时针偏向一侧进针过深，可能会穿破胸膜，甚至会产生血气胸等。

9）脊髓前动脉综合征：为脊髓前动脉血流障碍引起脊髓前角缺血或坏死。临床表现主要为运动功能障碍。诱发的原因可能有：①脊髓前动脉原有病变；②局麻药中肾上腺素含量过高致血管持续性收缩；③麻醉期间长时间低血压。

预防措施主要为术中维持血压稳定，肾上腺素浓度不要过高。

(9) 小儿硬膜外阻滞：

1) 解剖和生理：①小儿硬膜盲端终止于S3水平，较成年人低1间隙；②小儿脑脊液容积大于成人；③小儿由于硬膜外腔无脂肪填充，局麻药扩散好；④皮肤至硬膜外腔距离小；⑤小儿血流动力学稳定。

2）适应证和禁忌证：小儿硬膜外阻滞的适应证和禁忌证与成年人相同。

3）穿刺技术及用药：①大部分小儿需要在基础麻醉状态下进行穿刺，合作者及新生儿可不用全身麻醉；②对于餐后及上腹部、胸腔手术可在气管插管后进行穿刺；③胸以下手术可在骶裂孔进行穿刺，取侧卧位，确定骶裂孔的位置进行穿刺；④腰部穿刺与成人基本一样，最好采用"阻力突然消失法"；⑤常用药物为利多卡因 10 mg／kg，丁哌卡因 2.5 mg／kg。

3. 骶管阻滞：经骶裂孔穿刺注射局麻药以阻滞骶神经称为骶管阻滞，属硬膜外阻滞的一种方法，主要适应于肛门、直肠、会阴部手术，也可适应于婴幼儿及学龄前儿童下腹部手术。

（1）定位方法：先摸清尾骨尖，沿中线向头端方向摸到一弹性的凹陷，称为骶裂孔。在骶裂孔两侧各有一黄豆大小的骨质隆起称为骶角。两骶角连线的中点即为穿刺点。

（2）穿刺方法：

1）病人取侧卧位或坐位均可进行穿刺，常规消毒皮肤，局部麻醉下穿刺针经皮垂直刺入。

2）当针尖触及骶尾韧带时可有弹性感，过骶尾韧带时可有阻力消失感，提示针尖已达骶管腔。

3）将针干向尾端倾斜与皮肤呈 30°～45°角，再进针 1～2 cm，回抽无血液及脑脊液。

4）经证实在骶管腔后注射试验剂量的局麻药，观察 5 分钟无腰麻征象，再分次注射药物。

5）成人用量为 2% 利多卡因 10～15 ml．小儿为 8～10 mg／kg。

6）穿刺成功的要点在于掌握好针的方向，如遇骨质或管前壁应退针少许。调整针体倾斜度再进针，切勿暴力。

7）骶管血管丛丰富，穿刺时容易出血，对局麻药吸收也快，易出现轻度的中毒反应，如回抽血液较多应放弃此法。

8）骶管解剖变异较大，成功率 75%～80%。现常采用 L4～L5 间隙穿刺，向尾端置管，操作简易，成功率高。

4. 联合阻滞麻醉：近年来，蛛网膜下腔与硬脊膜外腔联合阻滞麻醉应用于经腹盆腔手术取得了满意的效果。

一点穿刺法：①用特制的联合穿刺针在 L2～L3 间隙进行穿刺；②当硬膜外穿刺成功后，用腰麻针经硬膜外针管腔内行蛛网膜下腔穿刺；③当脑脊液流出后注入所需局麻药至蛛网膜下腔；④退出腰麻穿刺针，再经硬膜外穿刺针置入硬膜外导管 3～5 cm；⑤退出硬膜外穿刺针，固定硬膜外导管。

第三节 基础与强化麻醉

一、基础麻醉

在病人进入手术室前,先使病人处于睡眠状态的方法,称为基础麻醉。目的是使病人入睡、消除手术前的精神创伤,但无镇痛作用,故不能作为单独的麻醉方法。

1. 硫喷妥钠基础麻醉:

(1) 药物剂量及用法:硫喷妥钠基础麻醉主要用于6岁以内小儿,常用2.5%的硫喷妥钠,用量为15~20 mg/kg。深部肌注,1岁以内婴儿及体弱儿酌情减量。

(2) 注意事项:①2.5%硫喷妥钠为强碱性,肌注时一定深部肌内注射,不能注入皮下,更不能注入坐骨神经;②总用量不能超过0.5 g;③3个月内婴儿易发生呼吸抑制,最好不用;④加用麻醉性镇痛药等有协同作用。可导致呼吸抑制,必须注意。

2. 氯胺酮基础麻醉:

(1) 用药剂量及用法:目前小儿基础麻醉主要选用氯胺酮,它是一种具有深度镇痛作用的静脉全麻药,且对循环、呼吸抑制轻。用法为4~6 mg/kg,肌注。

(2) 注意事项:①氯胺酮易引起麻醉后精神症状,常在给药前给予镇静类药物;②氯胺酮刺激唾液分泌,增加术后恶心、呕吐发生率,麻醉前给予足量抗胆碱药预防。

3. 静脉基础麻醉:成年病人或大龄儿童在进入手术室前,情绪过度紧张、焦虑、恐惧,或精神病人不合作时可考虑在病房静脉给药,使其入睡后送入手术室。

(1) 用药方法:主要给予镇静、催眠药。①咪达唑仑:0.05~0.1 mg/kg,缓慢静注入睡;②丙泊酚:0.5~1 mg/kg缓慢静注入睡;③氯胺酮:1 mg/kg静注。

(2) 注意事项:①必须观察呼吸情况,先准备呼吸囊、面罩,随时准备供氧;②给药时注意血流动力学情况;③尽量少量用药,入睡即可。

二、强化麻醉

在局部麻醉、椎管内阻滞时辅以神经安定镇痛术或催眠、镇静类药物,以完善上述麻醉方法的不足,称为强化麻醉。其目的是弥补某些麻醉方法的不足,催眠、镇静、止痛,降低应激反应,减少内脏牵拉反应,减轻病人焦虑、恐惧情绪,还可减少麻醉药用量。

1. 局部麻醉强化方法：局部麻醉包括局部浸润麻醉和各种神经阻滞麻醉，可出现下列情况。①病人意识清醒，故有紧张、焦虑表现；②易造成手术部位阻滞不完善；③大剂量局麻药易引起中毒表现。强化麻醉可减轻或消除上述不足。

(1) 强化用药：目前常用于局部麻醉的强化药物如下。①氟哌利多、芬太尼合剂（简称英诺娃）：剂量为氟哌利多 5 mg 加芬太尼 0.1 mg 稀释至 10 ml，首量用 1/3～1/2 量，随后可追加 2～3 ml；②咪达唑仑：3～5 mg 静注，具有镇静、遗忘作用；③哌替啶、异丙嗪合剂（杜非合剂）：哌替啶 100 mg 加异丙嗪 25 mg 稀释至 10ml。首量用 1/3～1/2 量，根据情况追加 1/3～1/2 量；④丙泊酚：1 mg/kg 静注或 25～75μg/（kg·min）持续静滴；⑤氯胺酮：0.1% 浓度，持续静滴。

(2) 注意事项：①严格禁食的病人方可使用；②用药注意剂量适当，以免引起呼吸抑制。

2. 椎管内阻滞强化方法：椎管内阻滞常可出现下列情况。①病人清醒可产生焦虑、紧张情绪；②麻醉平面不足，导致疼痛；③内脏牵拉痛不能消除；④长时间固定体位引起不适、疲劳。强化麻醉可减轻或消除上述不足。

(1) 强化用药：上述局部麻醉强化用药均可使用。

(2) 注意事项：①椎管内阻滞，特别是高位硬膜外阻滞，易引起氧供不足、低血压，用药时要特别注意氧供、血流动力学情况；②麻醉效果欠佳时，首先需使麻醉完善，不能盲目使用镇静、镇痛药，以免用药过量，造成呼吸循环抑制。

第四节 静脉麻醉

将全麻药注入静脉，经血液循环作用于中枢神经系统而产生全身麻醉作用的方法称为静脉麻醉。

一、分类

1. 根据给药顺序分类：分为静脉基础麻醉、静脉诱导麻醉和静脉维持麻醉。

(1) 静脉基础麻醉：手术日晨在病房静注小量速效巴比妥类药，或苯二氮䓬类镇静药，待病人入睡后送入手术室进行麻醉，称为静脉基础麻醉。主要用于过度紧张、恐惧的病人。

(2) 静脉诱导麻醉：静注全麻药，使病人由清醒进入睡眠状态，睫毛反射消失的过程称为静脉诱导麻醉。各种静脉麻醉药均可用于诱导麻醉，目前临床常用药有咪达唑仑、丙泊酚、依托咪酯、氯胺酮、硫喷妥钠等。

(3) 静脉维持麻醉：麻醉诱导后继续经静脉分次注药或连续输注以维持麻

醉全过程，称为静脉维持麻醉。静脉麻醉药均可用于维持麻醉。

2. 根据给药方法分类：分为单次注入法、分次注入法和持续注入法。

（1）单次注入法：一次注入较大剂量的静脉麻醉药，以迅速达到需要的麻醉深度。单次注入法常作基础麻醉、麻醉诱导及简短手术使用。但须注意剂量，防止过量。

（2）分次注入法：一次注入较大剂量静脉麻醉药，达到一定麻醉深度，保留静脉通路，随后根据术中病人反应及麻醉深度分次追加麻醉药物，以维持麻醉。注意用药总量必须控制，以防药物蓄积导致呼吸、循环抑制。

（3）持续注入法：在麻醉维持期间，根据手术需要，用不同速度连续注入静脉麻醉药，以一定血药浓度维持适当的麻醉深度。本方法应使用半衰期短、在体内无蓄积、代谢快的药物。

3. 根据用药的种类不同分类：分为单一药物静脉麻醉和复合静脉麻醉。

（1）单一药物静脉麻醉：用一种静脉全麻药完成麻醉的方法。方法简单，但总药量受限制，麻醉效果不易完善、全面。

（2）复合静脉麻醉：采用2种以上的静脉全麻药，根据各药不同特点，达到镇静、催眠、镇痛及肌肉松弛的完美效应，可用于长时间手术，又称平衡麻醉。是目前常用的麻醉方法。

二、静脉麻醉

（一）硫喷妥钠静脉全身麻醉

【适应证】①各种全身麻醉诱导麻醉；②乳腺炎或其他脓肿的切开引流；③骨折、脱臼等闭合复位；④抗惊厥治疗；⑤电休克病人的麻醉。

【禁忌证】①心功能不全、重度心肌缺血病人；②休克、低血容量、全身衰竭病人；③呼吸功能不全，呼吸道不通畅，如喉头水肿、口底脓肿、肿瘤等；④严重肝、肾功能不全；⑤紫质症、先天性卟啉代谢紊乱病人；⑥婴幼儿；⑦产妇分娩或剖宫产。

【用药方法】

1. 麻醉诱导：用2.5%硫喷妥钠4～5 mg/kg，以1 ml/5 s的速度缓慢分次注入，直至病人入睡，睫毛反射消失。一般成年男性用药量不超过15 ml，女性不超过12 ml，总量以20 ml为限，继以肌松药注入，肌肉松弛后即可气管内插管。

2. 短小手术、心脏电复律等，用2.5%硫喷妥钠静注，药量3～5 ml，稍停后观察病人呼吸、血压和脉搏变化，酌情再追加5～10 ml，直至睫毛反射消失，轻夹皮肤无反应。可开始手术，进入麻醉状态后每隔2～3分钟注药1～2 ml，总量成年人限制在1 g以内。

3. 电休克麻醉：精神科病人采用电休克治疗时，采用硫喷妥钠麻醉后进行，明显减轻病人电休克带来的痛苦和恐惧及身体损伤。用量为2.5%硫喷妥钠3～4 mg／kg，缓慢静注，至病人睫毛反射消失，给琥珀胆碱0.8～1 mg／kg，面罩加压给氧，肌颤消失后开始治疗，此法安全、有效，苏醒快。

4. 抗惊厥治疗：用2.5%硫喷妥钠3～4 ml，缓慢静注，观察疗效，如不佳可重复注射，至病人安静。要注意呼吸和循环变化，注意给氧。

【并发症及处理】

1. 呼吸抑制：硫喷妥钠对呼吸有明显抑制作用，特别是大量快速给药更易出现。处理：①停止给药，立即面罩加压给氧、人工呼吸；②加用肌松药后气管内插管。

2. 喉痉挛：麻醉期间刺激副交感神经丰富的器官可引起喉痉挛。处理：①术前用药给予吗啡和阿托品有预防作用；②面罩加压给氧；③仍无改善，快速给琥珀胆碱后气管内插管。

3. 低血压：常因给药过快或剂量过大所致，尤其对高血压、心脏病或衰弱病人更易引起。处理：面罩给氧，气管内插管的同时静注麻黄碱15～20 mg；适当加快输液速度。

【注意事项】①注意注药速度，边给药边观察病人呼吸、循环变化。②硫喷妥钠有抑制交感神经作用，易引起咳嗽、喉痉挛，术前用吗啡和阿托品有预防作用。

（二）氯胺酮麻醉

【适应证】①短小手术、体表手术和各种诊断性检查，烧伤清创、切痂植皮等；②诱导麻醉，适用于小儿或全身情况差、休克、低血压病人；③局部麻醉、神经阻滞及硬膜外阻滞镇痛不全时，用作辅助麻醉；④用于支气管哮喘病人。

【禁忌证】①血压超过160／100 mmHg（21.3／13.3 kPa）的严重高血压，有脑血管意外更属禁用；②颅内压增高；③眼压增高，眼球开放损伤时需要眼球固定的手术；④心脏代偿功能不全、心肌缺血、心绞痛、心肌病；⑤甲状腺功能亢进、嗜铬细胞瘤；⑥癫痫、精神分裂症。

【用药方法】

1. 肌注法：主要用于小儿基础麻醉，4～6 mg／kg，给药后3～5分钟起效，持续15～30分钟。

2. 静注法：适用于成年人、年龄小的儿童、短时间手术。首量1～2 mg／kg，缓慢静注，1～2分钟起效，追加量为首剂1/2至全量，总量最好不超过6 mg／kg。

3. 连续静滴法：将氯胺酮100 mg加入5%葡萄糖注射液或生理盐水100 ml

内,稀释成0.01%浓度,先单次给氯胺酮2 mg／kg静注.手术开始继续静滴0.1%氯胺酮液,40～60滴/h,根据病人麻醉深度逐渐减量。手术后期滴速可减慢至10滴／min左右。

【并发症及处理】

1.血压增高,心率增快:氯胺酮有交感兴奋作用。一般给药初期出现,对血压正常病人影响不大,对有心肌缺血、高血压病人则有可能出现心、脑血管意外,故对此类病人小心使用或不用。

2.呼吸抑制:麻醉中的呼吸抑制并不少见,多因注药过快所致,一般为一过性。处理:加强呼吸管理,减慢注药速度。

3.苏醒延迟:长时间静滴可引起药物蓄积,苏醒延迟。处理:注意合理用药,控制总量。

4.苏醒期精神症状:单独用氯胺酮苏醒时常有异常兴奋现象,还可表现狂躁、幻觉、噩梦、复视等。处理:①麻醉前给镇静药;②出现症状时,给地西泮或硫酸硫喷妥钠均可控制上述症状。

【注意事项】①麻醉期应加强呼吸管理,维持呼吸道通畅;②注意氯胺酮的麻醉后精神症状,可加用苯二氮䓬类镇静药;③肌肉不自主动作较多见,一般无须治疗,麻醉中肌紧张也不是浅麻醉表现,不需加药。

(三)羟丁酸钠静脉麻醉

【适应证】①麻醉诱导,羟丁酸钠起效慢,麻醉后下颌松弛,在表面麻醉下可行气管内插管;②辅助麻醉,该药为单纯催眠药,无镇痛功效,用于静脉普鲁卡因、神经安定镇痛、氯胺酮复合麻醉时辅助用药,可延长和协同上述药物的麻醉作用;③小儿基础麻醉,常与氯胺酮复合,能加强并延长氯胺酮的作用。

【禁忌证】①严重高血压;②严重心脏传导阻滞或左束支传导阻滞;③病态窦房结综合征、严重心动过缓;④癫痫和惊厥史。

【用药方法】

1.麻醉诱导:成人50～80 mg／kg,小儿80～100 mg／kg缓慢静注,体质差、休克、衰老病人减量,婴幼儿可用较大剂量。

2.复合其他静脉麻醉药维持麻醉:在给羟丁酸钠首量后1小时追加1／2量,维持时间仍为1小时。

【并发症及处理】

1.心率减慢:术前给予足量阿托品可预防,术中出现心率减慢(<50次／min)也可给予阿托品治疗。

2.血压增高:尤其对老年人。增高血压作用明显,对老年人、有高血压病史者慎用。

3. 锥体外系症状：均因静脉给药过快所致，表现为四肢不自主运动，面部肌肉颤动。处理：①给药前用镇静药可减少发生；②一旦出现暂停给药可缓解。

【注意事项】①注意注药速度不能太快，易出现锥体外系症状，如肌肉颤动、手脚不自主活动等；②易引起心动过缓，应注意监测心电图；③羟丁酸钠可降低血钾，虽不影响正常人血钾，但有血钾降低疾病的病人则应不用羟丁酸钠。

三、静脉复合麻醉

静脉复合麻醉的原则为：①首先复合药物需满足手术的需要而搭配，即催眠、镇静、镇痛、遗忘、肌肉松弛；②掌握各种药物的药理学，注意药物之间的相互增强作用，还要注意协同及拮抗作用；③静脉维持用药应选用半衰期短、在体内代谢快的药物，以使病人在术后尽快神志完全恢复正常；④维持病人生理功能稳定，注意适应证的选择，如心功能不全的病人选用芬太尼麻醉比硫喷妥钠好。

（一）普鲁卡因复合麻醉

普鲁卡因复合麻醉为在临床上使用时间较长的一种麻醉方法，因其诱导和苏醒较快，呼吸道分泌物不增多，术后并发症少而广泛应用于临床。

【适应证】①头颈、四肢、脊柱等全身浅表大、中型手术；②与肌松药合用于胸、腹腔等需肌肉松弛的手术。

【禁忌证】①对普鲁卡因过敏者；②严重心功能不全病人；③颅内压增高、肾功能不全需限制输液者；④休克或恶病质病人；⑤新斯的明可延长普鲁卡因水解，故重症肌无力病人慎用或不用。

【用药方法】

1. 术前用药：同其他全身麻醉。

2. 麻醉诱导：使用目前常用的麻醉诱导药，如咪达唑仑、硫喷妥钠、丙泊酚等诱导麻醉，加用肌松药后气管内通管。

3. 麻醉维持：

（1）药物配制：习惯配制为5%葡萄糖注射液500 ml，加普鲁卡因5 g、哌替啶100 mg，此液为1单元，需要肌肉松弛者再加琥珀胆碱200 mg。现在可以0.1%氯胺酮、芬太尼0.1～0.2 mg等代替哌替啶。从第2单元起，不用哌替啶，如需要酌情追加。

（2）使用剂量：成年人第1小时需200～300 ml，第2小时100～200 ml，以后逐渐减量。

【并发症及处理】

1. 呼吸抑制：由于复合使用肌松药和麻醉性镇痛药可引起呼吸抑制。处理：①麻醉诱导气管内插管后使用；②苏醒期注意减慢滴药速度；③完全呼吸恢复后气管拔管。

2. 血压下降、心率减慢：一旦 2 种状态同时出现，常提示心脏传导系统及心肌受抑制。处理：①停止滴入复合液；②对症处理。

3. 惊厥：普鲁卡因为局麻药，用药时出现惊厥，表示出现局麻药中毒，主要为单位时间内进药太快所致。处理：①立即停止用药；②给少量镇静止惊药物，如地西泮、硫喷妥钠；③惊厥停止后，减慢滴速或改用其他全身麻醉方法；④一旦出现心搏骤停，按心肺复苏处理。

【注意事项】①注意呼吸抑制，必须在气管内插管和呼吸管理下施行本麻醉；②严格注意用药速度，开始为 60～100 滴／min，但老年、体弱、贫血病人减量，以免引起血压下降、心动过缓等循环抑制现象；③注意普鲁卡因中毒引起惊厥，控制入量；④全身麻醉诱导后方可使用普鲁卡因合剂，以免引起心律失常；⑤高铁血红蛋白症可用亚甲蓝（亚甲蓝）纠正。

（二）芬太尼静脉复合麻醉

芬太尼具有比吗啡作用强、毒性低，对循环影响轻，时效短，术后自主呼吸恢复快等优点，故芬太尼已取代吗啡复合麻醉。

【适应证】①各种心内直视手术；② 3 岁以上小儿及成人各类大、中型手术的全身麻醉。

【用药方法】

1. 心内直视手术：

（1）麻醉诱导：先面罩去氮 5 分钟，然后芬太尼 5～15 μg／kg、咪达唑仑或丙泊酚肌松药静注，气管内插管。

（2）麻醉维持：根据手术大小，芬太尼用量分为小剂量（30μg／kg 以下）、中剂量（50μg／kg）、大剂量（100 μg／kg）3 种。麻醉维持期，在转流前经单次、分次或静滴 3 种方式的任一种注入芬太尼，以维持血流动力学平稳为原则。停止体外转流后，血流动力学平稳状态下，可酌情静注芬太尼 5～10 μg／kg。

2. 其他非心内直视手术：

（1）麻醉诱导：面罩吸氧去氮后，先静注芬太尼 2～5μg／kg，再给咪达唑仑或丙泊酚或硫酸硫喷妥钠，加肌松药后气管内插管。

（2）麻醉维持：在各种静脉麻醉维持下。或吸入麻醉维持中，分次静注芬太尼 0.1～0.2 mg，总量不超过 15～30μg／kg，以增强麻醉效果。

【并发症及处理】

1. 低血压：芬太尼对循环抑制较轻，但如存在心动过缓或血容量不足，与其他静脉麻醉药复合使用，也可出现低血压，应及时处理。

2. 心率：芬太尼也可使心率减慢，阿托品可预防。

3. 胸壁肌肉强直：芬太尼静注时可引起胸壁强直，造成通气困难，使用肌松药可改善。

4. 延迟性呼吸困难：无呼吸监测的各种术后，有可能引起延迟性呼吸困难。处理：①对此类病人芬太尼用量不能过大，最好在 30μg 以内；②严密监测呼吸情况、SaO_2，一旦出现呼吸困难，立即上氧、辅助呼吸。

（三）丙泊酚静脉复合麻醉

丙泊酚为新型快速、短效静脉麻醉药，除催眠、镇静作用外，尚可加深麻醉达到镇痛效果。

【适应证】

①单独使用，常用于门诊短小手术、无痛人流、胃镜、肠镜等；②复合用药可用于各种手术。

【给药方法】

1. 麻醉诱导：丙泊酚 2 mg／kg 静注，老年、体弱减量。需要肌肉松弛、长时间手术加用肌松药，气管内插管。

2. 麻醉维持：小手术用分次注入，大手术可采用静滴法，合用芬太尼或其他静脉麻醉药。

【并发症及处理】

1. 注射痛：静注丙泊酚时，50%～75% 的病人产生注射局部疼痛。处理：①在乳剂中加入 0.01% 利多卡因；②预先用麻醉性镇痛药；③尽量通过大静脉给药。

2. 血压下降、心率减慢：丙泊酚能产生心血管抑制，可引起剂量依赖性血压下降，心排血量降低。处理：少量给药，对症处理。

3. 呼吸抑制：丙泊酚可引起剂量依赖性呼吸频率和潮气量降低，一般时间短暂。处理：慢速给药，注意供氧。

【注意事项】

主要注意对心血管的抑制，特别是老年体弱者。

第五节 吸入麻醉

将吸入麻醉药通过机械回路吸入病人的肺泡，形成麻醉药气体分压弥散入血，进入中枢神经系统，产生抑制作用，称为吸入麻醉。其优点为易于调控，药物在体内代谢少，可控性强，安全、有效；缺点为需专用设备，环境易受污染。

【分类】

吸入麻醉的分类按使用的装置及使用方法的不同，有许多分类方法，但通常以其功能来分类。麻醉系统的功能要求考虑重复吸入的问题，按重复吸入程度及二氧化碳吸收装置的有无分为开放法、半开放法、半紧闭法、紧闭法 4 种。

1. 开放法：

(1) 开放滴入法：开放滴入法是用金属网麻醉面罩，覆盖4～8层纱布，放在病人口鼻上，只适用于挥发性液体麻醉药，常用乙醚，而氟烷、甲氧氟烷、恩氟烷可用于诱导的开始阶段。

本法装置及操作简单，呼吸阻力及机械无效腔小，适用于小儿。但乙醚对呼吸道刺激大，麻醉深度不易控制，术后恶心、呕吐发生率高，污染环境，易引起燃烧、爆炸，故目前已很少应用。

(2) 吸入法：将氧和麻醉蒸气的混合气体通过简单管状装置吹入病人的口咽或气管内，病人呼出气体，排至空气中。此法有口腔、鼻咽和支气管镜侧管吹入法。

吸入法适用于有充分自主呼吸，2岁以下小儿的麻醉维持。其优点为设备简单、呼吸道阻力小；缺点为无法加深麻醉，吹入气量大使呼吸道干燥、污染空气。

(3) 无重复吸入法：吸入相时储气囊内的新鲜气体通过吸气活瓣吸入人体，呼气相时通过另一呼气活瓣使呼出气体全部排至大气中，称为无重复吸入法。吸气与呼气活瓣构成一体，称为无重复吸入活瓣。其优点为：①无效腔及呼吸阻力小，故适用于婴幼儿；②可行辅助及控制呼吸；③用于麻醉诱导前去氮及苏醒期麻醉气体排出。其缺点为因呼气均排出，长时间使用使呼吸道干燥，丢失热量。

2. 半开放法：呼气大部分排至大气中，一部分（小于1%的二氧化碳）被重复吸入。一般不影响生理功能。吸入麻醉的通气系统中，没有重复吸入活瓣及二氧化碳装置的二氧化碳洗除回路，由麻醉机输出的麻醉气体、蒸气及氧气进入储气囊和储气螺纹管，与病人部分呼出气混合后被病人吸入。优点：可进行辅助呼吸和控制呼吸。

分类：Maplesen于1954年根据有关活瓣、储气囊、螺纹管及新鲜气体的流入位置，将此系统分为A、B、C、D、E 5种类型。因现在很少使用，不一一讲述。

3. 半紧闭法：半紧闭装置中不用二氧化碳吸收器，供气量较大，呼出气中大部分二氧化碳经回路中的通气活瓣排至大气。有不到1%浓度的二氧化碳重复吸收。本法又称为Magin系统，在北美又称为半开放法。

半紧闭装置在国外采用较普遍，主要用于氧化亚氮—氧吸入全身麻醉，类型变异较多，因我国使用较少，不予列出。

4. 紧闭法：在循环紧闭的装置中，利用低流量，使用二氧化碳吸收器的麻醉通气系统，病人呼出气体经二氧化碳吸收器全部重复吸入，不与外界相通，循环反复进行全身麻醉的方法称为紧闭法。

(1) 来回式紧闭法：由蒸发器、二氧化碳来回吸收器和储气囊组成，优点是不需用导向活瓣、呼吸阻力小，缺点为二氧化碳吸收装置紧接面部。目前已很少使用。

（2）循环紧闭法：是目前广泛使用的方法。基本结构包括新鲜气流入口，麻醉气体蒸发器，二氧化碳吸收器，呼、吸气导向活瓣，呼、吸气螺纹管，储气囊。优点：二氧化碳排除安全、气体流量小、耗费药量少，麻醉药浓度容易控制，不与外界相通，不污染环境，减少体内热量丢失，呼吸道保持湿润等。缺点：该装置呼气阻力较大，结构复杂，掌握不当，易出现故障，导致严重意外，故需掌握机器的使用方法，方可麻醉。

5. 其他：T型管装置是1937年由Ayre设计使用，为高流量的麻醉通气系统，又称为Agre-T型管装置。其特点为：①较细的竖管接气源，横管一端接气管导管，另一端开放于大气中；②T型管无活瓣，故呼吸阻力和无效腔小，故适用于3岁以内婴幼儿麻醉；③因供气流量大，消费麻醉药多，污染环境，易造成呼吸道干燥．热量丢失。

【麻醉管理】

1. 麻醉前准备工作：在麻醉开始前．麻醉医师必须把吸入麻醉需用的一切用具准备妥当。

（1）麻醉机的准备及检查：①麻醉机各部件是否齐全；②麻醉蒸发器内有无药物，注入麻醉是否正确；③碱石灰是否变色，能否继续使用；④气源是否足够，氧化亚氮、氧气接口是否正确；⑤吸、呼气活瓣是否工作正常；⑥各管道连接处有无漏气。

（2）各种用具准备：①气管内插管装置是否齐全。喉镜工作是否正常；②抽吸器有无负压，可否工作；③各种监护设备准备工作。

2. 麻醉诱导：

（1）静脉快速诱导：麻醉诱导目前均以静脉麻醉药快速诱导，用静脉药诱导迅速、平衡。

（2）面罩吸入麻醉诱导：

1）适应证：目前临床上较少使用，适用于不宜用或不能建立静脉通路的病人及不易开放静脉的小儿等。

2）给药方法：为给氧去氮后，面罩紧扣病人面部，低浓度吸入麻醉药，吸入麻醉药以氟烷为佳，因该药气味芳香，起效较快。也可选用其他麻醉药。仔细观察病人，保持呼吸道通畅，直至病人对刺激反应消失。

3）注意事项：①保持呼吸道通畅，防止呼吸道梗阻；②防止反流、误吸。

3. 麻醉维持：麻醉诱导达到足够深度后手术开始，即麻醉进入维持期。

（1）麻醉深度判断：在麻醉维持期间，麻醉深度的调节至关重要。古老的乙醚麻醉分期体征已不适用于现代的卤烷类吸入麻醉药。现代麻醉分期，临床上通常将麻醉深度分为浅麻醉、手术期麻醉和深麻醉，吸入麻醉药浓度可根据呼吸、循环、意识、感觉、运动神经及自主神经来判断（表-1）。

表-1　　全身麻醉深度判断标准

	呼　吸	循　环	运动、自主神经功能
浅麻醉	不规则，咳嗽，呼吸囊加压有阻力，喉痉挛	血压升高，心率增快	有吞咽，甚至呕吐、出汗、分泌物多，眼睑反射存在.流泪，手术刺激有体动反应
手术期麻醉	规律，呼吸囊加压，阻力降低		浅期反射基本消失
深麻醉	变浅或无呼吸	血压下降	瞳孔散大，对光反射消失

（2）注意事项：①维持足够的麻醉深度，通过观察生理征象和对手术刺激的反应来不断评估。麻醉医师应根据手术操作步骤，预见手术刺激强度来控制麻醉深度。②严密观察血流动力学变化：能辨别其变化是手术操作所致还是麻醉深度或自主神经反射所致。③掌握各种吸入麻醉药特点，选择用药。④保持足够的肺通气。维持期间，病人可以是自主呼吸、辅助呼吸或控制呼吸，要通过不断观察病人，听呼吸音，查看麻醉机和监测仪来观察通气是否充足。

【并发症及处理】

1. 呕吐、反流及误吸：

（1）原因：①吸入麻醉诱导法时出现呼吸道梗阻，用力吸气胸内负压增高，可造成反流、误吸。②面罩加压给氧进入胃内，胃内压力增高出现呕吐、反流。③孕妇腹内压增高、肠梗阻等引起呕吐、反流。

（2）预防：

1）禁食、禁饮：对减少呕吐、反流非常重要，一般术前禁饮食4～6小时，婴儿停止喂奶4小时，禁水2小时。

2）对饱胃病人，尽量采用局部麻醉或椎管内阻滞，对必须全身麻醉，又不能拖延的病人应采取以下措施：①插入胃管，尽量抽吸胃内容物；②术前服用提高胃液pH和减少胃液的药物，如西咪替丁300 mg，口服或肌注。③如可能采用清醒气管内插管后再诱导麻醉。

（3）处理：一旦在吸入麻醉药出现呕吐、误吸，要当机立断做好处理。

①立即使病人处于头低位，以便呕吐物引流；②经口腔明视下吸引和清除呕吐反流物；③尽量保持呼吸道通畅，通过面罩给氧；④气管内插管内清洗双肺内反流物，用生理盐水5～10 ml注入气管内，边注边吸反复冲洗；⑤激素治疗：早期应用有可能减轻炎性渗出，缓解支气管痉挛；⑥抗生素治疗，以防治继发性感染。

2. 舌后坠，喉痉挛：

（1）原因：

1）舌后坠原因：麻醉诱导后和麻醉毕病人尚未完全清醒，过早拔管，咬肌、下颌松弛，舌根后坠，造成梗阻，表现为鼾声及缺氧。

2）喉痉挛原因：①缺氧、二氧化碳蓄积；②硫喷妥钠等麻醉药使喉部应激性增高，各种刺激均可引起喉痉挛。

（2）处理：

1）舌后坠：一旦发现立即托起病人下颌，放入口咽通气管或再行气管内插管。

2）喉痉挛：停止一切刺激性操作，面罩加压给氧，改善通气，最后可给肌松药解除痉挛，气管插管。

3. 低氧血症：

（1）原因：①吸入麻醉药及其他静脉麻醉药均可引起呼吸抑制，通气量降低；②气管导管阻塞或插入过深；③原有呼吸道感染，呼吸道分泌物过多引起肺不张。

（2）处理：①术前抗感染治疗，改善呼吸道情况；②麻醉中加强呼吸管理，气管内插管辅助或控制呼吸；③注意气管导管通畅度，尽量吸出分泌物。

4. 高热、惊厥：

（1）原因：主要原因为室温过高，空气不流通，小儿体温调节中枢发育不完善更易引起，另外电解质紊乱、神经性疾病均可引起惊厥。

（2）处理：

1）一般发热、惊厥：降温治疗，充足供氧，给予镇静药、止惊。

2）恶性高热：现在恶性高热的发生时有报道，死亡率极高，有家族倾向。处理：①停止一切麻醉药和手术操作；②立即降温；③纠正酸中毒；④目前认为最有效的治疗药物为丹曲洛林。总之，恶性高热出现后重在监测，对症治疗。

5. 低血压：

（1）原因：①吸入麻醉引起低血压与吸入麻醉药剂量有直接的关系，如恩氟烷吸入麻醉时，血压下降是麻醉过深的表现；②术中出血过多；③内脏牵拉；④术中出现心功能不全，每搏输出量下降。

（2）处理：①原因处理；②升压治疗，可用麻黄碱 5～15 mg 静注或多巴胺 1～2 mg 静注；③输液、输血。

6. 高血压：

（1）原因：①麻醉过浅，手术刺激的应激状态；②原发性高血压本身控制不好。

（2）处理：①立即降低血压，可用硝酸甘油 0.1～0.2 mg 静注，或其他静脉使用的快速抗高血压药；②加深麻醉。

7. 心律失常：

（1）原因：①原有心脏疾病；②麻醉过浅（如麻醉浅可引起窦性心动过速或室上速）；③二氧化碳蓄积、缺氧；④有些药物混合使用（如在吸入氟烷时，使用肾上腺素类药）。

（2）处理：①根据不同心律失常对症处理；②病因治疗。

8. 吸入麻醉后期并发症：长时间吸入麻醉药可引起一些肺部并发症。

（1）原因：长时间吸入麻醉药，刺激气管黏膜，使分泌物增加，并抑制气管黏膜上的纤毛运动，使分泌物潴留，造成支气管阻塞，通气不良，可引起支气管炎、肺不张、肺炎等。

（2）处理：

1）支气管炎：多在麻醉后2天出现，表现咳嗽较剧，可有低热，一般用抗生素治疗即可。

2）肺不张：小量不张不会引起明显呼吸改变，但急性出现肺段、肺叶或一侧肺萎缩，丧失通气功能，可出现呼吸困难、缺氧而致死。处理：①麻醉结束时，尽量吸除气管内分泌物；②充分扩张肺脏，稍加压通气；③一旦出现肺不张，鼓励病人咳嗽、排痰；④纤维支气管镜清除阻塞分泌物。

3）肺炎：积极抗感染治疗，鼓励病人咳嗽排痰。

第六节 静吸复合麻醉

在静脉麻醉时，复合以吸入麻醉药共同维持麻醉的平衡，称为静吸复合麻醉。其优点为：①单纯静脉下麻醉深度标志、给药时机与剂量均较难掌握，复合挥发性吸入麻醉药可保持麻醉稳定；②静脉复合可减少或消除用芬太尼、丙泊酚等麻醉带来的术中失效；③复合吸入麻醉可减少静脉麻醉药的用量，苏醒更快，延长肌松药的作用时间，减少肌松药使用。

【操作方法】所有的静脉麻醉方法都可同时复合吸入麻醉。

1. 断续吸气，在麻醉减浅或不宜及不能迅速用静脉全身麻醉加深时，短时间吸入恩氟烷或异氟烷，还可吸入地氟烷等。

2. 持续低浓度吸入恩氟烷或异氟烷，静脉麻醉药可减量。

3. 在静脉麻醉中，持续吸入1∶1氧化亚氮与氧气，但效果不如与恩氟烷或异氟烷复合。

【注意事项】

1. 应注意药物复合的副作用。

2. 注意吸入麻醉药对呼吸的影响。

3. 注意吸入麻醉对肌松药的影响，防止呼吸恢复延迟。

4. 复合氧化亚氮麻醉时在病人有封闭体腔时（如气胸、颅腔积气、肠梗阻等）禁止使用。

5. 吸入麻醉药浓度应根据病人有无动作、血压和呼吸而调整。

（孙华苹 王宁芙 马永征 顾 华 孙文朋 孙景奎 侯贺胜）

第二章 专科病人麻醉

第一节 神经外科手术麻醉

【生理】

1.颅内压（ICP）：颅腔的周壁为坚硬的颅骨。其内存在脑组织、脑脊液、血液等内容物，形成一定的压力称为颅内压。三者的体积与颅腔容积相适应，使颅内保持着稳定的压力。ICP 正常值为 5.5～13.5 FmmHg(0.78～1.78 kPa)，持续超过 15 mmHg 为颅内压增高。临床上将颅内高压分为 3 组：15～20mmHg 为轻度颅内压增高；20～40mmHg 为中度颅内压增高；40 mmHg 以上为重度颅内压增高。颅内压在 40 mmHg 以上时，会严重影响脑血流的自身调节，使中枢神经系统缺血、缺氧，但应注意到颅内压增高引起的脑移位（如脑疝）比颅内压水平的高低影响更严重。

2.脑血流量：脑血流量（CBF）=脑血流灌注压（CPP）／脑血管阻力（CVR），CBF 的正常值为 40～50 ml／(100g·min)，CVR 的正常值为 1.6(mmHg·ml)／(100g·min)。

3.脑血流灌注压：脑血流灌注压（CPP）=平均动脉压（MAP）颅内压（ICP）。CPP 的正常值为 50～130 mmHg，低于 50 mmHg 或高于 130 mmHg 时超过脑血管的舒缩能力，难以自身调节。

4.脑氧代谢率（$CMRO_2$）：正常值为 3.0～3.5 mLl／(100g·min)。

5.二氧化碳分压（$PaCO_2$）：正常值为 35～45-mmHg(4.7～5.99 kPa)。

【手术特点】

1.多数病人伴有颅内压增高：

（1）颅内压增高的症状和体征：颅内压增高的临床症状根据病变持续时间和部位不同而不尽相同，一般表现为头痛、恶心、呕吐、视盘水肿。还可以引起一侧或双侧展神经的不全麻痹、复视、阵发性黑蒙、意识障碍。颅前窝病变引起嗜睡、神志模糊、瞳孔散大、对光反射消失、双眼上视不能；颅后窝病变引起高血压、心动过缓、呼吸不规则或减慢（"两慢一高"三联征——Cushing

综合征）、强迫体位等。若出现血压下降、呼吸衰竭则提示预后较差。

(2) 颅内压增高的处理：颅内压增高可能是由脑脊液增多、脑内血容量增多、脑容积增加或脑内占位性病变引起，它是一种继发的临床综合征。降低增高的颅内压主要目的是使其不发生脑疝和颅内压增高危象，而降低颅内压只是治疗的临时措施，根本的解决办法在于去除引起颅内压增高的原因。

1) 降低静脉压：脑静脉的外流受阻如颈部极度扭曲时，脑内血流量增加，颅内压增加。病人取头高脚低 5°～10°，即有利于保持呼吸道通畅，也有利于颅内静脉回流。

2) 药物降颅内压：①甘露醇，是降低颅内压的强力脱水剂，作用迅速，效果明显而持久。是目前应用最广泛的高渗性脱水药。它的作用机制是迅速使血浆渗透压增高，在血液和脑实质的液体之间产生渗透压梯度，将脑组织中的水分吸收入血，并通过利尿作用排出体外，从而降低颅内压。呋塞米可增强甘露醇的作用。甘露醇的常用剂量为 1～2 g/kg，10～15 分钟起效，30～45 分钟达到高峰。4～6 小时后可重复使用。但大剂量应用时应注意：引起暂时性的高血容量；血管平滑肌松弛，引起颅内、颅外血管扩张；电解质紊乱及高渗状态。小剂量多次使用甘露醇同样具有良好的降颅内压的作用，又可避免上述缺点。②袢利尿药，常用的有呋塞米，它以其利尿脱水作用使血液渗透压增高，与脑组织之间产生渗透压梯度，从而使脑组织脱水，颅内压降低。剂量为 20 mg/次，静注后 30 分钟颅内压开始明显下降，可持续 5～7 小时。利尿药的优点在于不必输入大量液体引起血容量骤增，但其降颅内压效果较差，且易引起电解质紊乱，与高渗性脱水药联合应用可提高降颅内压效果，减少副作用。③皮质激素，抑制缺氧时的毛细血管壁通透性增加，稳定溶酶体酶，改善脑代谢，对脑水肿有一定预防和治疗作用。其中以地塞米松抗炎作用最强而钠、水潴留作用最弱，为治疗脑水肿的首选药。地塞米松的常用剂量为口服 2～4 mg，3～4 次/d，肌注或静注 5～10 mg，2～3 次/d。持续应用激素可引起各种并发症，包括高血糖症、胃肠道出血、电解质紊乱、感染概率增加等。

3) 过度通气：首先确保呼吸道通畅，防止缺氧和二氧化碳蓄积。过度通气可降低 $PaCO_2$，使脑血流量减少，从而使脑容积缩小，降低颅内压。$PaCO_2$ 正常值为 35～45 mmHg，为达到降颅压的目的可将 $PaCO_2$ 降至 25～30 mmHg，每降低 1 mmHg 约使脑血流量减少 2%。

4) 脑脊液引流：腰椎穿刺放液、硬脑膜切开或脑室穿刺引流，可暂时缓解颅内压。腰穿放脑脊液时应注意速度不要过快，以免因椎管内压力下降过快而引起枕骨大孔疝。

5) 手术减压：分为内减压和外减压。内减压是指清除颅内占位性病变、血肿及严重受损无法恢复的脑组织等，以减轻对周围正常脑组织的压迫；外减压是切除部分颅骨，使颅内容物有缓冲余地。但外减压时脑组织常从骨窗膨出，可加重脑组织的移位，骨窗过小还可引起膨出的脑组织嵌顿缺血。

6）限制入量：对严重颅内压增高的病人，应适当限制液体入量。输液以生理盐水、林格液或乳酸林格液为宜。葡萄糖注射液在体内被迅速代谢，产生大量的水使血浆和细胞间液稀释．渗透压降低，在细胞外液与脑脊液和细胞之间形成渗透压梯度，使水分进入脑细胞．颅内压增高。因此应避免含糖液的输入。

7）低温：可降低脑代谢率和脑血流量，从而使脑容积减少，颅内压降低；低温还降低脑细胞的通透性，减轻脑水肿。临床常用的温度为35℃～32℃。低温治疗中应特别注意避免寒战发生，寒战可增加全身耗氧．增加颅内压，可配合冬眠药物进行低温治疗。

2. 易发生意识障碍：神经外科病人常因颅内病变或颅内压增高引起意识障碍，表现为淡漠、迟钝、嗜睡、躁动及昏迷。多由额叶、颞叶、丘脑下部、脑网状结构等受累所致。昏迷病人常并发呼吸系统并发症，如肺炎、呼吸困难、误吸、窒息等，必须及时处理。

3. 易出现癫痫：脑内易癫区受到刺激，脑皮质异常放电并扩散即产生癫痫。脑缺血缺氧、脑水肿、血肿、颅内占位性病变、脑血管病变等多种因素均可引起癫痫。反复癫痫发作或癫痫持续状态可加重脑缺血缺氧，需要抗癫痫治疗。值得注意的是多数抗癫痫药能与蛋白质结合，长时间服用抗癫痫药的病人如遇到任何能减少与蛋白结合的因素，就有可能导致毒性反应。多数抗癫痫药如苯妥英钠是肝代谢酶促进剂，与一些麻醉药合用时可能产生相互作用，使药物代谢显著减慢，不良反应加重。另外，抗癫痫药还能增强一些吸入麻醉药（甲氧氟烷、氟烷等）的摄取。这类病人手术时选择麻醉用药的原则是既保留癫痫灶源的活性，又不消除也不激活病灶的活性，慎用氯胺酮、羟丁酸钠和恩氟烷等易诱发棘波的麻醉药。对长时间服用抗癫痫药的病人还应特别注意保护肝功能。

4. 可伴有内分泌及代谢障碍：影响丘脑下部—垂体轴功能的因素，如鞍区、三脑室内或丘脑底部的占位病变等都能产生内分泌或代谢失调如垂体内分泌功能亢进或减退、血糖增高、尿崩症、水和电解质平衡失调等。一些如催乳素腺瘤、促可的松腺瘤、促性腺瘤的病人对麻醉药相对敏感，麻醉药用量需适当减少，而另一些如生长素腺瘤、促甲状腺瘤的病人麻醉药的用量则需相对大一些。

5. 手术时间较长。

【术前准备】

1. 术前评估：术前仔细了解病史及体格检查对判断病情和选择麻醉方法十分重要。①神志：通过神志判断脑受损的程度。Glasgow昏迷评分用以判断昏迷程度，各项计分相加得15，为正常；总分小于7，时间持续超过6小时，说明脑损伤严重．麻醉危险性大。②瞳孔：瞳孔由小变大而固定不变时，提示脑干受损；单侧瞳孔对光反射减弱、消失或瞳孔不等大时提示颞叶钩回疝；双侧瞳孔扩大，对光反应消失，提示枕骨大孔疝。③有无颅内压增高：颅内压增高是脑损害最严重的表现．晚期可出现昏迷和呼吸、循环功能紊乱。④有无水电解质失衡。⑤体温：中枢疾患的病人，常伴有高热，术前要控制体温，因高热使氧耗增加。⑥有无后组脑神经受损：脑干肿瘤累及后组脑神经时常有吞咽困难、饮水呛咳．易造成误吸或吸入性肺炎。

2. 术前用药：颅脑手术病人术前用药以不抑制呼吸功能，不增加颅内压为原则。对中枢神经抑制药如吗啡、哌替啶、芬太尼，因有引起或加深呼吸抑制的危险，一般不用。对一般情况尚可的病人可适当应用镇静药和干燥剂，如苯巴比妥、咪达唑仑、阿托品或东莨菪碱。对昏迷或脑外伤意识不清者，避免镇静药，但阿托品不可缺少。一般于麻醉前半小时肌注苯巴比妥钠 0.1～0.2 g，阿托品 0.3～0.5 mg。

【麻醉选择】

1. 麻醉药物选择：神经外科理想麻醉药物应包括如下标准。①保持脑血流和脑代谢率的匹配；②降低颅内压；③维持脑灌注压的稳定；④保留脑血管对二氧化碳的反应性；⑤具有脑保护作用（至少不损害脑功能）；⑥具有抗惊厥作用；⑦不影响脑电生理监测；⑧对重要脏器功能无抑制作用；⑨快速起效和苏醒；⑩价格便宜等。

（1）静脉麻醉药：

1）硫喷妥钠、丙泊酚和依托咪酯：均有剂量依赖性降低脑代谢、脑血流和颅内压的作用。其中依托咪酯对循环影响较小，在低血容量的病人也较少引起低血压，是理想的诱导用药；硫喷妥钠和丙泊酚具有起效快，麻醉作用强，停药后苏醒快，不影响术后神经功能的判断等特点，适用于麻醉诱导及维持期，大剂量快速静注可引起明显低血压，尤其是低血容量尚未纠正之前。

2）苯二氮卓类：可降低脑氧耗和脑血流量，降低或不影响颅内压，对循环的抑制较轻，适用于一般情况较差的病人。

3）氯胺酮：是目前认为唯一具有独特脑功能激活作用的静脉麻醉药，它对脑血管具有直接扩张作用，能迅速升高脑血流量，增加脑氧耗。预先应用硫喷妥钠 5 mg／kg 可消除氯胺酮对脑血流和脑氧耗的影响。由于氯胺酮的镇痛效应强，而对呼吸无明显的抑制作用，在神经外科麻醉中特别适用于术中需要保留自主呼吸的脑干手术，这是其他麻醉药物无法替代的。

4）神经安定药：降低脑血流，但对脑氧耗仅有较小影响。氟哌利多（0.3

mg/kg）和芬太尼（0.06 mg／kg）合用时，脑静脉氧含量和脑血管对 $PaCO_2$ 的反应降低。脑血流量和脑耗氧量分别降低50％和23％．对颅内压仅有轻度降低作用。

5）羟丁酸钠：静滴时，随着剂量的增加可出现代谢性碱中毒，脑血管收缩，脑血流和脑氧代谢逐渐降低，最大可达50％。而且脑血流减少的速度快于脑氧代谢的降低，故可造成暂时性、相对性脑缺血。小脑的血流则相反，随着剂量增大而增加，剂量为750 mg／kg时，小脑脑血流较对照值高58％；而脊髓的血流量是降低的。

6）芬太尼：小剂量芬太尼不影响脑血流、脑氧耗、颅内压、脑血管自身调节功能及脑血管对二氧化碳的反应。大剂量时可降低脑血流和颅内压。因芬太尼有明显的呼吸抑制作用，大剂量应用有术后苏醒延迟的缺点。不利于术后早期评价神经功能的恢复。此外，快速静注芬太尼还可引起胸壁强直而影响颅内压。

（2）吸入麻醉药：现已证实常用的吸入麻醉药（氧化亚氮、氟烷、恩氟烷、地氟烷、异氟烷、七氟烷等）均可增加脑血流和颅内压，尤其在已有颅内压增高的病人。氟烷对脑血管的扩张效应最强，恩氟烷次之，氧化亚氮、七氟烷和异氟烷的作用较弱。在1.5 MAC麻醉浓度下，氟烷和恩氟烷分别增加脑血流66％和35％，而异氟烷和七氟烷对脑血流几乎无影响。异氟烷能抑制脑代谢，对脑血流和颅内压的影响程度轻于七氟烷，对全脑缺血、局灶性脑缺血有保护性作用，且无诱发癫痫样脑发作的副作用；七氟烷较少引起颅内压增高，对不完全性缺血的脑组织有一定保护作用，两者可配合过度通气或静脉麻醉药降低颅内压，是颅脑手术麻醉较理想的吸入麻醉药。

（3）肌松药：肌松药不能通过血-脑屏障，因而对脑血管不产生直接作用。但若肌肉松弛中病人血压升高，可进一步增加颅内压增高病人的颅内压。中短效的非去极化肌松药如维库溴铵、罗库溴铵等，不引起颅内压、脑血流和脑代谢的改变，且起效快，作用消除也快，适用于神经外科病人的麻醉诱导和维持。去极化肌松药琥珀胆碱因肌纤维成束收缩可引起颅内压增高，预先应用小剂量非去极化肌松药防止肌颤，可有效预防琥珀胆碱引起的颅内压增高。琥珀胆碱不宜用于偏瘫病人，有发生高钾血症的危险性。肌松药的组胺释放作用，可使脑血流在10～20分钟内持续增加。泮库溴铵具有升高血压的作用，在脑血流自动调节机制损害和颅内病变病人．可明显增加脑血流和颅内压。阿曲库铵的代谢产物 N-甲四氢罂粟碱，具有兴奋脑功能作用，大剂量时可使脑电图转变成唤醒形式，但并不明显影响脑血流和脑氧耗。

2. 麻醉方法选择：

（1）全身麻醉：适用于绝大部分神经外科手术。理想的全身麻醉需做到诱导迅速、平稳、插管反应小、无呛咳或屏气、呼吸道完全通畅、静脉压低、脑松弛、出血少，术毕清醒快、无麻醉残留作用。全身麻醉时常在局部麻醉下上头架、切皮，从而抑制疼痛反应，减少全麻药的用量。

（2）局部麻醉+神经安定镇痛麻醉：仅适用于神志清楚、能合作、手术时间短、不影响呼吸中枢的手术。如头皮损伤缝合、单纯颅骨修补、单纯脑室引流、凸面颅内肿瘤切除术等。深昏迷的病人对疼痛反应差。对全麻药敏感，可选择局部麻醉下手术，但一定注意保持呼吸道通畅。常用的局麻药为0.5%普鲁卡因。麻醉维持主要为氟哌利多芬太尼合剂。芬太尼可按每次$1\sim2\mu g/kg$给药。

（3）针刺麻醉：凡能适应局部麻醉的病人，均能适应针刺麻醉。选穴原则遵循中医循经取穴加沿神经干取穴法。电刺激频率为200～400次／min，诱导20分钟后开始手术。术中根据需要辅助镇静和镇痛药。近年来，国内多采用经皮穴位电刺激（TAES）对合谷、鱼腰、风池穴位给予2 Hz和100Hz的交替刺激，辅以氟哌利多芬太尼合剂。用于开颅手术效果较好。也可将TAES和吸入全身麻醉复合，可以减少全麻药用量30%～50%。

【麻醉要点】

1.麻醉诱导：理想的麻醉诱导应具备如下条件。①诱导迅速，给药后神志在1～2分钟内消失。病人对插管过程无记忆；②对心血管功能抑制较轻；③下颌松弛充分，声门完全开放，有利于气管内插管；④无明显的气管内插管反应（血压升高、心率增快、心律失常、心肌缺血、动脉瘤破裂、颅内压升高、呛咳反射等）。目前，尚不能用一种药物诱导而达到上述要求，临床上多采用复合用药的方法，常用镇静催眠药+克服插管反应用药+肌松药。尤其是对于颅内动脉瘤、血管畸形、高血压脑出血等病人，一定要注意克服气管内插管反应。我们常用的药物组合为芬太尼$4\sim8\mu g/kg$，维库溴铵$0.1\sim0.12\ mg/kg$，硫喷妥钠$6\sim8\ mg/kg$或丙泊酚$2\ mg/kg$或依托咪酯$0.4\sim0.5\ mg/b$，肌肉完全松弛放置喉镜显露声门后，咽喉及气管内喷雾1%丁卡因或2%～4%利多卡因2 ml，然后行气管内插管。需要时加用艾司洛尔30～50 mg和尼卡地平0.5 mg，防止血压升高和心率增快。也可静注利多卡因$1\sim2\ mg/kg$，以减轻插管引起的心血管反应。插管后气管导管固定要牢，防止扭曲及术中滑脱。经蝶垂体瘤手术可使血水流入口腔，小脑脑桥角部位肿瘤常并发吞咽困难和呛咳，气管内插管后务必将套囊充气，以减少术后并发症的发生。生长素腺瘤的病人常有特殊面容（大鼻子、突下颌、大舌头、喉部前后径增加、环状软骨宽度减小、声门增厚、声门下狭窄等），给气管内插管带来困难，因此对这类病人要有足够的估计，可选用大号喉镜或纤维光导喉镜，气管导管的选择可比预计稍小，必要时可保留呼吸插管。

对术前估计有插管困难的病人或延髓、高颈髓病变，术前已有明显的呼吸抑制或强迫头位的病人，应采用保留呼吸的慢诱导方式。常用羟丁酸钠 50～80 mg／kg，利用其不增加颅内压、使咽喉反射迟钝、气管反射减弱、咀嚼肌和下颌松弛、不抑制呼吸等特点，配合小剂量的镇静药、镇痛药，在充分气管、咽喉表面麻醉下完成气管内插管。

2. 麻醉维持：要求镇静、镇痛好，无知觉，不增加颅内压和脑代谢，无神经系统副作用。

（1）静脉麻醉：是以静脉全麻药、麻醉性镇痛药和肌松药联合应用的神经安定镇痛麻醉。静脉麻醉药具有降低颅内压及脑保护的优点。目前常用的静脉维持药有芬太尼、舒芬太尼、阿芬太尼、氟哌利多、羟丁酸钠、硫喷妥钠、丙泊酚、地西泮、咪达唑仑等。常用的方法有：①持续短效止痛药＋间断中长效镇静药，如持续瑞芬太尼＋间断咪达唑仑（5～10 mg）；②持续短效镇静药＋间断止痛药，如持续丙泊酚 5～6 mg/(kg·h)．根据手术需要间断静注芬太尼 0.1～0.2 mg；③持续镇静、止痛，间断调节；④持续镇静、止痛，间断血管活性药（如尼卡地平、艾司洛尔）。病变部位位于延髓或高颈段的病人。麻醉过程中应减少麻醉性镇痛药的用量。

（2）吸入麻醉：由于常用的吸入麻醉药均可增加脑血流和颅内压，尤其在已有颅内压增高的病人，因此对于已有颅内压增高的神经外科病人，一般不宜单独采用吸入麻醉。相对而言，异氟烷和七氟烷是颅脑手术麻醉较理想的吸入麻醉药。使用异氟烷或七氟烷吸入麻醉时，可配合过度通气或静脉麻醉药降低颅内压。所有吸入麻醉药对脑生理功能的影响均呈浓度依赖性效应．低浓度时对脑血流动力学、脑自动调节功能等影响较小；而高浓度时，使脑血流、脑灌注、颅内压、脑血流对二氧化碳的反应性及脑自动调节功能降低，故维持麻醉深度在 1 MAC 能耐受气管内插管为宜。术中控制 $PaCO_2$ 水平，低浓度吸入麻醉下脑血流对二氧化碳的反应敏感，过度通气（$PaCO_2$ 维持在 25～30 mmHg）可使脑血管收缩，降低脑血流及颅内压。

（3）静-吸复合麻醉：是常用较理想的麻醉方式。在静脉应用丙泊酚、硫喷妥钠、地西泮、咪达唑仑、芬太尼、氟哌利多或羟丁酸钠等静脉麻醉药的基础上吸入低浓度异氟烷或七氟烷（0.5～0.8 MAC），配伍过度通气，具有麻醉深度易于调整，对颅内压无明显影响等优点。

3. 麻醉苏醒：手术结束包扎头部敷料时，可诱发病人的呛咳，导致颅内压急剧增高，脑内创面出血，所以肌松拮抗不宜过早。手术顺利，病人一般情况良好，呼吸、循环稳定，即可拔出气管导管。手术刺激强烈，术中麻醉药量偏大，术毕病人意识、呼吸恢复延迟者，主张顺其药物自然代谢，不宜应用拮抗药逆转其残余作用。拔管前应彻底清除气管和口咽内的分泌物和血液，经蝶窦垂体瘤手术可使血水流入口腔，最好待病人肌力恢复，完全清醒，不存在呼吸道梗阻的表现，吞咽反射良好后再拔管，防止误吸。手术创伤大，可疑累及呼吸中枢者；有后组脑神经损伤出现吞咽困难、呛咳反射明显减弱者；颈段和上胸段脊髓手术后呼吸肌麻痹或咳嗽无力者；严重颅脑外伤伴有脑脊液鼻漏或（和）口鼻出血者；经蝶窦垂体手术或经口斜坡手术后压迫止血或渗血较多，而病人没有完全清醒者；其他原因的呼吸功能不良术后需要呼吸机支持者，术后气管导管应予保留，必要时继续行呼吸支持治疗。术后麻醉苏醒期应尽量保持平稳，避免高血压、寒战、躁动及精神症状的出现，可静注小剂量哌替啶（25～50 mg）治疗。为了防止麻醉后恶心、呕吐，减少误吸的危险性，麻醉前可给予抗酸药。手术结束时可静注昂丹司琼 4 mg。搬动病人时要注意头部不过分转动，以免发生脑干移位，导致呼吸停止。

【麻醉管理】

1. 呼吸管理：原则是维持正常呼吸功能，适当降低颅内压，保持呼吸道通畅，防止气管导管扭曲，必须保持足够的麻醉深度，避免发生呛咳和气管痉挛。控制呼吸时，潮气量 8～10 ml/kg，呼吸次数 10～14 次/min，以保持 $PaCO_2$ 在 25～30 mmHg，吸入氧的浓度以 50%～60% 为好。长时间吸入高浓度氧可能会使肺泡表面活性物质丧失活性，术后易发生肺不张，应予重视。应常做动脉血气调节机械通气参数监测。对于脑干肿瘤、斜坡肿瘤、枕骨大孔区肿瘤等对呼吸中枢影响较大者，术中要保留自主呼吸，严密监测通气功能，必要时辅助呼吸，防止二氧化碳蓄积和缺氧。作为手术时对呼吸功能的影响包括降低上叶肺通气和加重通气/血流比值异常，虽然这些改变是短暂的，平卧后可恢复，但对已存在肺部疾患的病人，则使呼吸功能受累加重，并增加术后并发症。座位手术引起空气栓塞的概率较高，可引起肺毛细血管前、后机械性阻塞，导致肺动脉高压，肺水肿甚至急性呼吸窘迫综合征（ARDS）。空气栓塞重在预防，清醒下更易发生气栓，因此最好在气管内插管全身麻醉和控制呼吸下手术；适当升高呼吸道压力；尽早补足血容量以升高中心静脉压；组织切开时作间歇性颈静脉压迫。

2. 循环管理：术中应保持循环功能的稳定，避免血压过低或过高。对于较大颅内肿瘤、脑膜瘤、颅内动静脉畸形应做控制性降压。控制性降压可减少出血和输血，使术野清晰，利于手术操作，缩短手术时间。常用的降压药物包括：①挥发性麻醉药如异氟烷；②扩血管药如硝酸甘油、硝普钠；③钙拮抗药如尼卡地平等。控制性降压并非生理状态，降低血压是有限度的，一般收缩压或平均动脉压可降至平时血压的 2／3，平均动脉压不能低于 50 mmHg。控制性低血压没有绝对禁忌证，对有脑梗死史、心肌缺血史、严重糖尿病或颈动脉内膜炎的病人，应谨慎降低血压。一般降压期间保证尿量 >50 ml／h，心电图 ST 段无压低．脑波动良好即可。手术操作引起心血管反应较常见．刺激三叉神经可导致血压骤升和严重的心律失常；刺激舌咽神经或迷走神经导致心动过缓，甚至心脏停搏；脑桥受压导致低血压；脑干受压导致室性或室上性心律失常等．此时应及时提醒术者停止操作，一般可自行缓解，必要时可对症处理。

3. 输液：颅脑手术病人术前多经脱水利尿治疗，加上手术时间较长，术中失血、失液．极易导致有效血容量不足，诱导前应注意纠正血容量不足。通常认为在手术开始时可先做适度的扩容、血液稀释．维持血细胞比容（HCT）在 0.3 左右，有助于改善做循环灌注，节约用血。动脉管管瘤、血管畸形、闭合性脑外伤、颅底畸形等手术。整个手术全过程中的术野血都可回收利用（血液回收）；颅内肿瘤开颅期的术野血可以回收；脑膜瘤、脊膜瘤、海绵状血管瘤等良性肿瘤取瘤期的术野血回收利用是否安全有待进一步研究。术中输液可采用胶体液配乳酸林格液。比例按 1：2。忌用葡萄糖注射液，以免透过血脑屏障增高颅内压．特别是脑缺血后，高血糖会使病人预后更差。

4. 围术期脑保护：①亚低温可降低机体耗氧．降低脑血流和脑氧耗，提高脑对缺血、缺氧的耐受性，一般将鼻咽温度降至 32℃ ～ 35℃；②适当的血液稀释，维持血红蛋白（Hb）100 ～ 125 g/L，HCT 0.3 左右，降低血液黏度，有利于微循环的灌注；③应用钙拮抗药如尼卡地平、尼莫地平等均可以防止细胞外钙离子内流和血管痉挛；④一些静脉麻醉药如丙泊酚、硫喷妥钠、依托咪酯、咪达唑仑等均被实验证明具有脑保护作用；⑤适当的过度通气可减少脑血流，降低颅内压，改善灌注压和脑血流，改善脑血流自身调节机制。

5. 术中监测：

（1）呼吸监测：呼吸频率、潮气量、每分通气量、呼吸道压力、吸入和呼出的氧、二氧化碳和麻醉药的浓度、血气、脉搏血氧饱和度等。

（2）循环监测：心电图、无创血压、有创动脉压、中心静脉压、肺动脉压、心排血量、混合静脉血氧饱和度、血常规、体温、尿量、电解质等。

（3）颅内监测：颅内压、颈静脉球内血氧饱和度（SjO2）、脑血流、脑电图、霎发电位、脑氧饱和度等。

6. 体位管理：不同部位的颅脑手术需要不同的体位，无论何种体位，都要注意避免影响呼吸和循环功能。①平卧位：应保持头高 5°～ 10°防止颈部扭曲，以利于静脉回流，减轻脑水肿和手术出血；②侧卧位：避免臂丛神经的压伤和头部低坠引起的颈静脉血回流不畅；③俯卧位：安置体位前必须准备好所有垫枕，注意胸腹部及眼球不能受压，避免胸腹受压影响通气；④坐位：利于颅内静脉回流和颅后窝手术操作，但对血流动力学影响较大。双下肢应缠弹力绷带，以免血瘀下肢，同心血量减少，造成直立性低血压。座位时发生空气栓塞的可能性较大。

7. 空气栓塞的诊断和处理：空气栓塞的诊断依据为心脏杂音、心电图改变、室性心律不齐、低血压、心率增快、中心静脉压和肺动脉楔压增加等（表2-1）。空气栓塞一旦发生，危险性很大。应及早诊治（表2-2），否则可造成严重的并发症。头低位和10～20 cmH2O的呼气末正压（PEEP）可减少空气栓塞的发生率。

表2-1　静脉空气栓塞的探测方法

方法	优点	缺点
胸前多普勒	无创、敏感，能较早探测（空气进入肺循环之前）	不能定量；肥胖、侧卧或俯卧时放置困难
肺动脉置管	能定量，比呼气末二氧化碳敏感，易应用，同时测压	腔小，发生空气栓塞时经导管抽气较困难；不能定性
P$_{ET}$CO$_2$	无创、敏感、定量、用途广	不如胸前多普勒、肺动脉置管敏感，呼吸浅快、低心排血量或慢性阻塞性肺部疾病时精度受影响，不能定性
呼气末氮气	确定空气；比P$_{ET}$CO$_2$敏感	不能测到亚临床剂量的空气栓塞；过地探测到空气从肺循环的清除，低血压时精度受影响
经食管超声心动图(TEE)	敏感，能探测左心、主动脉的气栓	有创、笨重、价贵，必须持续监测，不能定量

表2-2　静脉空气栓塞的治疗

术中治疗	术后治疗
1. 立即通知术者清除空气栓子来源（关闭硬膜开口、涂抹骨蜡、冲洗术野）	1. 吸氧
2. 停吸氧化亚氮，增加氧流量	2. ECG、检查、胸透、头部CT
3. 给予静脉加压	3. 间断查血气分析
4. 经右心房导管抽吸空气	4. 如果怀疑有动脉栓塞，应做高压氧治疗
5. 心血管支持	
6. 调整麻醉深度	
7. 改变病人体位（左侧卧位）	

【注意事项】神经外科手术病人常因颅内病变本身和手术操作造成的脑组织损伤及脑功能损害，导致术后苏醒延迟。麻醉医师要正确分析苏醒延迟的原因，避免一味地拮抗，并及时与神经外科医师沟通。清醒延迟的原因主要有以

下方面。

1. 持续的麻醉作用：麻醉药物的用量越大、作用越强、同效作用药物复合越多、从体内消除越慢，麻醉后的持续作用也越强，苏醒也越慢。病人年龄越大、体重越重、术前精神状态越不好、肝肾功能越差，药物的相对作用也越强。术后清醒速度也减慢。肌松药的作用若没有完全拮抗或发生再阻滞，不但影响病人的自主通气量，而且可能发生病人已经神志清醒而不能作出运动反应，应尽力避免这种情况的发生。一般情况下，麻醉药的持续作用在停药后 1~2 小时内应该逐渐消失，病人应清醒。

2. 术后血肿：术后颅内血肿的发生率尽管很低（<1%），但应尽早诊断治疗。如果有术中止血困难、病人凝血功能不全、术中大量输血输液等因素。术后神志恢复而再度恶化，或出现局部颅内占位体征，应尽快进行头部 CT 检查，以确诊颅内血肿的发生。

3. 脑水肿和脑缺血：局灶性脑水肿或（和）脑缺血若尚未导致颅内压增高，一般不至于明显地影响全身麻醉的神志恢复。但中脑本身手术后的直接损伤，可导致术后昏迷不醒。

4. 低氧血症和高碳酸血症：术后各种原因引起的通气量不足、肺气体交换不良和脑供氧不足均可导致低氧血症和高碳酸血症，使麻醉苏醒延迟或再发性意识障碍。

5. 体温异常：术后体温过低可使麻醉苏醒延迟。而麻醉后恶性高热可使病人长时间昏迷。

6. 其他因素：循环衰竭、血糖过高或过低、水和电解质平衡紊乱等。

第二节 耳鼻咽喉科手术麻醉

耳鼻咽喉科麻醉的特点是病变常常累及呼吸道，造成病人呼吸困难。而且手术医师和麻醉师共用一个呼吸道，麻醉师处于远离病人头部位置，因此呼吸道的管理尤其重要。

一、喉镜和显微喉镜手术麻醉

1. 病变位于声门附近。术前用药避免使用镇静药，以免发生呼吸困难，予以抗胆碱药可减少呼吸道的分泌物，保持术野干燥。

2. 手术时间较短，但喉部刺激引起的心血管反应较大，手术操作要求病人保持不动。因此必须采用全身麻醉。

3. 采用小口径导管（成人 5~6 mmID）气管内插管，其优点是方便控制呼吸，满足足够通气。能进行呼吸气体的监测，可使用吸入麻醉药。导管的气囊可避免血液和组织碎片流入呼吸道,而且可提供满意的手术视野。

4. 位于声带后缘病变的手术,可能受到气管内插管的干扰,最好采用其他通气方式,如高频喷射通气。

5. 选用强效、短效麻醉药,既要有足够麻醉深度,减少术中心血管反应,又要保证术后快速苏醒、喉部反射尽快恢复以免血液和组织碎片误吸。

6. 使用短效肌松药,保持病人不动、颞颌关节松弛,有利于呼吸道内的器械操作。

二、呼吸道内激光手术

呼吸道内激光手术麻醉的主要难度在于通气方式的处理,最大的危险是呼吸道燃烧。

1. 通气方式:

(1) 气管内插管:用特制的抗燃烧气管导管或普通PVC导管用含金属成分的胶布包裹或直接使用普通PVC导管,选用小口径导管,插管位置偏深,以免激光击穿气囊。可经气管内插管给予吸入麻醉。

(2) 喷射通气:有2种途径,声门上和声门下。声门上通气可将一细导管或导针插入喉镜的侧孔,操作简单,但声带可能随气流震动而影响手术;声门下通气采用经环甲膜穿刺插入导针,可避免声带震动,但操作可能造成创伤。喷射通气时,因吸入麻醉药浓度难以调节,并污染手术室空气,应选择全静脉麻醉,使用肌松药有利于通气并保持病人不动。不主张使用过高频率通气,呼气时间过短会造成二氧化碳蓄积。

2. 呼吸道燃烧的预防和处理:

(1) 预防措施:用氮气或空气稀释吸入氧气浓度至30%以下,避免使用氧化亚氮等易燃气体,气管导管的气囊内灌注水或盐水,器械上不要沾染油渍.采用最低功率激光并使用间断模式,及时吸出激光造成的烟雾以免下呼吸道烫伤。

(2) 处理:立即停止通气.取出气管导管并与氧气源分离,行面罩通气.用水或盐水湿化呼吸道.重新气管内插管.支气管镜检查呼吸道并取出呼吸道内组织或导管碎片。

3. 注意事项:注意病人和手术室内人员对激光的防护,如戴眼罩、皮肤保护等。

三、呼吸道异物手术麻醉

1. 呼吸道内取异物手术一般需在硬支气管镜下进行,必须全身麻醉。

2. 呼吸道异物多见于婴幼儿,手术在相当狭窄的呼吸道内进行,因此不能选择气管内插管.也无法使用吸入麻醉。

3. 选用静脉麻醉药,如丙泊酚、咪达唑仑、氨基丁酸等。硫喷妥钠和氯胺酮单独用于呼吸道手术，有诱发呼吸道痉挛的危险，不予采用。可合并给予适量阿片类镇痛药，减轻呼吸道应激反应，但芬太尼有发生呼吸暂停、胸壁僵硬的可能，应从小剂量开始（2，μg／kg），稀释后缓慢静注。

4. 术中最大的危险不是麻醉药引起的呼吸抑制，而是呼吸道刺激引发的呼吸道痉挛。麻醉药引起的呼吸抑制，可经支气管镜吹入氧气，或拔出支气管镜，面罩通气，待低氧纠正后可继续手术。因此术中必须维持足够的麻醉深度，抑制呼吸道应激反应。

5. 术中可给予喷射通气，以保证供氧。可有2种途径：经硬支气管镜的侧支插入喷射导管；经鼻腔插入或经环甲膜穿刺插入喷射导管。后者可提供更方便的手术条件并更容易控制呼吸。

四、小儿呼吸道乳头状瘤手术麻醉

1. 多数病变位于声门，如小儿复发性乳头状瘤，术前常表现为严重呼吸困难，术前评估必须注意呼吸道梗阻的程度，能否进行气管内插管。术前免用镇静药和镇痛药，以免加重呼吸道梗阻。

2. 对于已严重发绀病人，任何麻醉药都会加重呼吸道梗阻，甚至窒息。这类病人首先要采取的措施是强行取出部分肿瘤组织，减轻呼吸道梗阻，然后紧急气管内插管。

3. 无严重发绀病人，应给予充分麻醉后手术。小儿哭闹会加重呼吸道梗阻，因此最好先给予吸入麻醉。达到足够麻醉深度后再进行静脉穿刺，然后根据呼吸道情况选择麻醉和通气方式。①无明显呼吸道梗阻音，可在静脉麻醉下，保留自主呼吸，提供不受干扰的手术视野，施行肿瘤摘除术或激光手术；②有轻度呼吸道梗阻者，可采用吸入或静脉麻醉慢诱导，保留自主呼吸条件下气管内插管，摘除大部分肿瘤组织，减轻呼吸道梗阻后，拔除气管导管，维持静脉麻醉，保留自主呼吸，进一步手术；③也可在吸入或静脉麻醉慢诱导后，经鼻腔插入或经环甲膜穿刺插入喷射导管，喷射通气控制呼吸条件下，维持静脉麻醉；④静脉麻醉药可选用丙泊酚、咪达唑仑等，可合用适量阿片类镇痛药，不使用硫喷妥钠和氯胺酮，因为有诱发呼吸道痉挛、加重呼吸道梗阻的危险。

五、扁桃体增殖体手术麻醉

【术前准备】

1. 重点了解有否睡眠时呼吸梗阻现象，这类病人麻醉诱导时可能发生插管困难，镇静药和镇痛药会加重呼吸梗阻，应慎用。但必须使用阿托品以提供理想的口腔内手术条件。

2. 了解家族血液病史，全面检查病人血常规及出、凝血指标。

【麻醉处理】

1. 有睡眠呼吸梗阻病人，面罩通气可能会很困难，成人应采用表面麻醉下经光导纤维喉镜引导清醒插管，儿童可采用吸入或静脉麻醉慢诱导，保持自主呼吸下插管。

2. 最好采用有特制角度的气管导管配以专用张口器，或经鼻插管，提供满意手术视野。

3. 固定张口器后必须复查气管导管位置、呼吸音及呼吸道压力。术中呼吸监测（如呼吸道压、PETCO2等）尤为重要，密切注意导管有无扭曲、受压、脱出等情况。

4. 麻醉维持可用静脉或吸入麻醉，肌松药可用可不用。扁桃体局部用局麻药加肾上腺素浸润可减少渗血，有利剥离并有术后止痛效果。

5. 术后尽早清醒拔管，有睡眠呼吸梗阻病人可留置导管，待完全清醒，局部水肿消退后拔管。

【术后处理】

1. 术后出血是最主要的术后并发症，多发生在术后9小时内。由于血液大多被咽入胃内，出血量难以估计。如心率加快、血压下降、皮肤湿冷表明有低血容量性休克。

2. 如需再次手术止血，术前必须尽量补充血容量，而避免麻醉术前用药。

3. 麻醉重点考虑胃内血液反流造成呼吸道梗阻和低血容量性休克。①能合作病人先放置粗胃管吸清胃内血液后，清醒插管或麻醉诱导插管。不合作病人采用环状软骨压迫手法，静脉快速诱导或吸入麻醉诱导后气管内插管，插管后仍需放置胃管，以免拔管时呕吐误吸。②选用对循环抑制作用较小的麻醉药，如氯胺酮、依托醚酯或吸入麻醉药，诱导快速输液补充血容量。

4. 术后呼吸道反射完全恢复后才能拔管，头低位并转向右侧，以免胃内残留血液呕吐误吸。

六、耳科手术麻醉

1. 氧化亚氮和中耳压力：由于氧化亚氮的第二气体效应，使用时氧化亚氮进入中耳鼓室内速度大于空气撤离速度，可引起鼓室内压力明显升高，停止使用时又造成负压，剧烈的压力变化可能使鼓膜移植片移位甚至鼓膜破裂，破坏手术效果。因此在放入鼓膜移植片前15分钟应终止吸入氧化亚氮。

2. 手术视野清晰度：中耳显微手术需要无血清晰的视野，特别是放置鼓膜移植片时，应施行控制性降压。可采用吸入麻醉药或血管活性药，维持平均动脉压60 mmHg左右。

3. 面神经监测：耳科手术最强调面神经的识别和保护，如术中需要行面神经监测，则应尽量减少肌松药的使用。

4. 术后呕吐：中耳手术术后呕吐和眩晕较常见，麻醉维持和术后镇痛尽量减少阿片类药的使用，手术结束时可预防性给予止吐药。

5. 麻醉维持：使用挥发性吸入麻醉药可保持足够的麻醉深度，并可减少肌松药和阿片类药的用量，避免氧化亚氮的使用，还可用于控制性降压，是耳科手术较为理想的麻醉药。

七、头颈部位肿瘤手术麻醉

【术前准备】

1. 病人多数为老年人，有吸烟和嗜酒史，常伴有慢性阻塞性呼吸道疾病、高血压、冠心病、酒精性肝硬化等，除非肿瘤已造成严重呼吸道困难，手术应在尽可能改善全身情况后进行。

2. 肿瘤压迫或阻塞呼吸道、放疗后纤维化、既往手术瘢痕等均可能导致麻醉插管困难，术前访视应根据体形、张口度、咽后壁可视度、颈部活动度和呼吸道通畅情况综合判断插管难度。术前颈部 X 线或 CT 了解颈椎和气管情况，喉镜检查（间接喉镜、直接喉镜或纤维喉镜）详细了解咽和喉部的情况。

3. 有呼吸道梗阻或肺功能障碍者，免用镇静药和镇痛药。抗胆碱药会使痰液黏稠，阻塞已狭窄的呼吸道，可推迟至麻醉诱导时给药。

【插管方式的选择】

1. 估计无严重呼吸道阻塞者，可选择静脉快速诱导，喉镜直视下插管。

2. 预计有呼吸道阻塞者，应行表面麻醉下清醒插管，可选择光导纤维喉镜引导插管，或喉罩引导插管。

3. 严重呼吸道阻塞者，宜在局部麻醉下行气管切开。然后全身麻醉诱导、经气管切开口插管，以免强行插管引起肿瘤组织出血或脱落带入下呼吸道。

4. 需术中将经口插管换成经气管切开插管者，换导管后必须复查双侧呼吸音及导管深度，以免因距气管隆嵴距离较短而造成导管插入支气管。

【术中监测】

1. 除常规心电图、血压、脉搏氧饱和度监测外，应强调术中呼吸监测，包括 $PETCO_2$ 和呼吸道阻力的动态观察，对判断导管的位置、阻塞、扭曲和接头脱开有极重要意义。

2. 放置动脉导管做动脉血气分析和连续动脉血压监测。

3. 中心静脉置管有利于心功能监测或大量输血，如颈部手术术野恰好包括颈内静脉，可经肘部大静脉插入长导管深入上腔静脉。

【麻醉维持】

1. 无特定麻醉给药方案，根据病人反应和手术要求合理选择药物以克服外科手术刺激，维持心血管状态稳定。

2. 如术中需行神经监测，则尽量减少使用肌松药。

3. 必要时控制性降压以减少手术渗血。但有心肺并发症者应谨慎。

4. 颈部手术可能刺激颈动脉窦，引起血压下降和心动过缓。一旦发生，立即停止手术刺激，静注阿托品，必要时局部给予局麻药浸润。

5. 颈静脉切开时，应注意避免静脉空气栓塞。

【术后处理】

1. 术后拔管应慎重，颈部水肿或血肿压迫气管、后鼻孔纱条填塞都可造成呼吸道阻塞，应留置气管导管。估计会有气管塌陷者，应预防性气管切开。

2. 应施行术后镇痛，但必须注意在确保呼吸道通畅的情况下进行。

八、颅底手术麻醉

【术前准备】

1. 了解颅内压增高表现（头痛、恶心、视盘水肿、脑神经功能缺陷等）。镇静药和镇痛药有可能导致通气不足和二氧化碳潴留，加重颅内高压，术前给药可以免用。

2. 颅底肿瘤或外伤病人可能有颈椎固定、头部不能后仰、颞颌关节僵硬等情况，可能使气管内插管困难。

【麻醉处理】

1. 气管内插管时咳嗽、挣扎或反复插管均会加重颅内压增高。术前评估有插管困难者，在呼吸道表面麻醉下行光导纤维喉镜引导插管；颅底外伤病人，插管过程中应注意避免头部后仰，无插管困难者采用静脉快速诱导插管。琥珀胆碱引起的肌震颤会升高颅内压，如选用琥珀胆碱，应先用非去极化肌松药预处理。

2. 麻醉药物的选择必须考虑对脑生理的影响。吸入麻醉药均增加脑血流、升高颅内压，唯有异氟烷扩脑血管作用最弱，合并过度通气时，可使颅内压不升或降低。静脉麻醉药硫喷妥钠、咪达唑仑、依托咪酯、丙泊酚均有减少脑血流、降低颅内压作用，唯有氯胺酮明显升高颅内压。

3. 应注意手术体位对颅内压的影响，如侧颅底手术长时间过分头侧位，可能压迫颈内静脉，颅内压逐渐升高。

4. 增加通气，降低 $PaCO_2$ 可降低颅内压。但 $PaCO_2$ 过分低，可能导致脑血管痉挛，脑血流不足。术中监测血气和 $PETCO_2$，维持 $PaCO_2$ 在 30 mmHg（4.0 kPa）左右。

5. 术中行控制性降压可减少渗血，提高显微镜下手术视野清晰度。降压方法首选异氟烷吸入，既可维持足够麻醉深度，又能避免使用肌松药，特别有利于术中进行脑神经监测。

【术后处理】

1. 是否留置导管应根据病人的清醒程度和呼吸道情况判断，因为清醒病人对导管不能耐受，会引起颅内压增高。低通气和二氧化碳蓄积也会升高颅内压。

2. 拔管时尽量减少对呼吸道的刺激，以免咳嗽引起颅内压升高。

3. 术后应予以镇痛，但必须保持呼吸道通畅，注意镇痛药引起低通气会升高颅内压。

第三节 眼科手术麻醉

眼科手术的麻醉需满足下列要求：确保足够镇痛，保持眼延髓性麻痹。减少术野渗血。预防眼压升高，避免眼心反射，注意眼科用药与麻醉药相互作用，平稳复苏，术后止吐、止咳。由于头部位置让给手术医师，麻醉师必须注意术中呼吸道管理。

【病理生理与药理】

1. 正常眼压的形成：①眼压的维持取决于房水的产生和引流间的平衡。房水由后房脉络膜血管丛产生，通过瞳孔流入前房，经小梁组织吸收，引流入巩膜外静脉，最后汇入海绵状窦和颈内静脉。②眼压维持眼球一定的形态和张力，正常值为 1~22 mmHg，超过 25 mmHg 为眼压异常增高。

2. 影响眼压的全身性因素：① $PaCO_2$ 增高，脉络膜血管扩张，眼压升高；$PaCO_2$ 减少，脉络膜血管收缩，眼压降低。②低氧血症时眼压升高。③血压的急剧升降引起眼压轻度增减。④深吸气时，眼压可下降 5 mmHg。⑤呕吐、咳嗽、挣扎导致眼压急剧增高达 30~40 mmHg。⑥精神紧张时，眼外肌张力高，眼压增高。

3. 麻醉药对眼压的影响：

（1）静脉麻醉药：①氯胺酮可能引起眼球震颤和眼睑痉挛而升高眼压；②依托咪酯本身有降低眼压作用，但如发生肌阵挛可使眼压急剧升高；③硫喷妥钠、丙泊酚、咪达唑仑等均降低眼压。

（2）吸入麻醉药：①挥发性吸入麻醉药，均剂量相关性地降低眼压，其可能机制为抑制中枢控制中心，减少房水产生，促进房水引流，降低眼外肌张力，降低血压；②氧化亚氮，由于氧化亚氮的第二气体效应，可改变玻璃体视网膜手术时注入眼球内的气泡体积，引起眼压明显升降。

（3）阿片类镇痛药：①药物本身对眼压无影响；②引起的恶心、呕吐可升高眼压；③与静脉麻醉药合用于麻醉诱导可减轻插管引起的眼压升高；

（4）神经肌肉接头阻滞药：①去极化肌松药氯化琥珀胆碱可引起眼外肌颤搐，明显升高眼压；②非去极化肌松药不影响或降低眼压。

4. 眼科用药对麻醉的影响：眼科用药多为滴眼剂，虽总量较少，但若经鼻泪管流入鼻腔，由鼻腔黏膜吸收，也可能产生全身副作用，或与麻醉用药产生相互作用，手术和麻醉过程中应予注意。

（1）扩瞳药：①抗胆碱药，如阿托品、东莨菪碱、后马托品、托吡卡胺等。为滴眼剂。副作用有发热、口干、面色潮红、心动过速、皮肤刺激感等。②拟交感药，去氧肾上腺素、肾上腺素等，为滴眼剂。后者可配成1:200 000盐水溶液。术中前房灌注扩瞳，吸收入体循环可引起心动过速、高血压。

（2）降眼压药：①乙酰唑胺，碳酸酐酶抑制剂，减少房水生成，降低眼压，静注有排钾利尿作用，用此药病人术前应测血电解质。②甘露醇，渗透性利尿药，静滴，用于严重眼压增高的紧急处理。对于心脏储备功能差的病人，由于血容量的突然增加，可能诱发心衰。③拟胆碱药，毛果芸香碱滴眼，乙酰胆碱术中注入前房，为缩瞳药。副作用产生于药物的拟副交感效应，包括心动过缓、低血压、支气管痉挛。④胆碱酯酶抑制药，滴眼剂，起缩瞳作用。因为对血浆假性胆碱酯酶的抑制，可延长去极化肌松药乙酰琥珀胆碱和酯类局麻药的效应。⑤β受体阻滞药，如噻吗洛尔、甲他洛尔等。滴眼剂用于治疗慢性青光眼，由于体循环的β阻滞效应可产生心动过缓和支气管痉挛等副作用，可能加重房室传导阻滞和充血性心衰。

5. 眼心反射

（1）临床表现：由于眼外肌受牵拉或眼球受压迫引起，表现为突发性的窦性心动过缓、心动过缓伴室性异位心律、房室传导阻滞甚至心搏骤停。

（2）反射途径：为三叉迷走通路，由三叉神经眼支传入，经第四脑室感觉神经元，从迷走神经传出。

（3）易发生条件：斜视手术、视网膜手术和眼眶肿瘤摘除术；浅麻醉状态、缺氧或高碳酸血症。

（4）处理方法：常规心电图监测，立即停止手术操作，保证恰当的呼吸道通气，确定足够的麻醉深度，必要时静注阿托品或其他加快心率药物。

（5）预防措施：阿托品作为术前给药肌注对眼心反射无预防作用，阿托品0.4mg静注有可靠地预防眼心反射效应，作用可持续30分钟。局麻药球后阻滞无抑制眼心反射作用。

【术前准备】

1. 术前评估：①眼科病人年龄分布呈两极化，以老年人或婴幼儿为主。老年人可能伴有高血压、心脏病、糖尿病、慢性肺部疾病等，婴幼儿中早产儿比例较大或可能伴有其他先天性疾病。②眼科手术创伤小，对生命危险不大，死亡率低。③术前访视除常规病史、体格检查和实验室检查外。无特殊要求。④眼球开放性损伤病人应慎重衡量眼科手术的紧急性和术前准备的充分性两者的关系。大多数病人不需要立刻手术,饱胃病人应给予充分禁食时间(4~6小时),绝对不能使用催吐或插胃管。这类动作会急剧升高眼压,引起眼内容物流失而导致失明。

2. 术前用药:包括镇静药和阿托品。避免使用阿片类镇痛药,因为这类药物可能引起恶心、呕吐而增高眼压。儿童术前可给予咪达唑仑和氯胺酮口服糖浆,婴幼儿可予以咪达唑仑鼻腔滴入。

【麻醉选择】

1. 局部麻醉:绝大多数成人手术时间短于2小时。可以在局部麻醉下进行。其优点是术后恶心、呕吐少,恢复快,并提供术后镇痛作用。局部麻醉常用球后阻滞,可达到眼球及眶内组织完全麻痹,但其常见并发症是球后出血。需眼睑麻痹可合用面神经阻滞。焦虑病人可辅以静脉镇静剂。

2. 全身麻醉

(1)适应证:儿童、过分焦虑或无法合作成人,伴有其他严重疾病,手术时间较长或操作复杂等。

(2)麻醉用药:无特定麻醉用药方案。选用气管内插管,可使用吸入麻醉药—肌松药的平衡麻醉;选用喉罩,则不用肌松药。

(3)注意事项:①避免诱导时引起眼压升高的因素,如面罩压迫眼球、咳嗽、肌紧张、挣扎、去极化肌松药、浅麻醉下插入喉镜、缺氧、高碳酸血症、高血压等。②术野位于头面部,为保证呼吸道通畅,应气管内插管或放置喉罩。特别是婴幼儿,由于呼吸道狭窄,气管内插管可能引起声门水肿,呼吸道阻塞,放置喉罩可能是较好的选择。③为预防插管引起眼压升高,应保证足够麻醉深度、咽喉部表面麻醉、静注利多卡因1.5 mg/kg等。

(4)拔管指征:大多数眼科手术病人无呼吸道处理困难,可在呼吸恢复后、完全清醒前拔管,避免咳嗽、挣扎引起眼压升高。

3. 特殊情况麻醉处理

(1)小儿眼科检查:避免吸入麻醉药的降眼压作用造成测量误差,采用氯胺酮合并丙泊酚静脉麻醉对眼压较小。

(2)眼内手术:确保眼延髓性麻痹,应用非去极化肌松药,控制呼吸。

(3)斜视手术:术后呕吐较常见,手术结束前应静注抗呕吐药。

(4)视网膜手术:在开始眼球内注气前15分钟、注气后10天内禁止使用氧化亚氮。

(5)急症饱胃病人的眼球开放伤:①应同时考虑误吸和眼内容流失的危险;②不使用清醒插管,咳嗽和挣扎会引起眼压急剧升高而导致眼内容流失;③采用环状软骨压迫手法.非去极化肌松药预处理后,静脉麻醉药琥珀胆碱快速诱导气管内插管；①术毕，清醒前放置粗胃管，吸清胃内容物，意识完全恢复后拔管。

【术后处理】

1. 眼科手术一般无严重术后疼痛（除眼眶肿瘤摘除术），故无须术后镇痛。如合用长效局麻药球后阻滞，可以提供术后镇痛效果。

2. 术后呕吐较常见，可预防性给予止吐药。

3. 全身麻醉病人术中应注意给健康眼涂油膏，并闭合眼睑，避免发生干燥性角膜炎或角膜擦伤。

第四节 口腔及颌面手术麻醉

【手术特点】

1. 手术部位在呼吸道入口处，术中异物、分泌物和血液有误入呼吸道的危险，加上病人头部位置的变动和麻醉医师的远距离操作，给呼吸道管理带来不利。

2. 颅颌面手术操作邻近脑组织，分离和暴露过程中易使脑组织受到牵拉，可造成脑损伤和脑积水，继而导致颅内压增高，甚至危及生命。

3. 口腔、颌面及颅脑部血管丰富、止血困难，多次截骨、多部位或大创面手术、血管纤维瘤手术、复杂的颅颌面手术等都会造成大量失血。

4. 颅、面、颈部神经丰富，手术操作易诱发不良神经反射，常见的有眼-心迷走神经反射和颈动脉窦反射。

5. 显微手术在口腔颌面手术中应用广泛，游离皮瓣、肌肉、骨骼瓣、神经移植和复杂的颅颌面肿瘤或畸形修复等手术，均需采用显微外科技术。

6. 正颌手术操作复杂，涉及上下颌骨的切开、移植、复位和固定，常需作颌间结扎以保持移植骨块于功能咬合位，呼吸道梗阻和出血是这类手术的严重并发症。

7. 受口咽部组织肿胀或解剖改变、失去颌骨支撑、颌间结扎固定等因素影响，有些病人术后需留置导管或做预防性气管切开术。

【术前准备】

1. 小儿病人：①检查先天性颌面畸形小儿有无并存的重要脏器畸形及其功能改变；②检查先天性唇腭裂小儿有无喂养困难造成营养不良、发育迟缓；③伴急性上呼吸道感染和严重贫血的小儿，应暂缓手术。

2. 中老年病人：①对原已有内科并发症的病人，需着重了解其心肺等脏器功能损害的严重程度，与内科医师共同制定术前治疗方案，以提高病人的手术麻醉耐受力；②恶性肿瘤病人全身状况差，常出现消瘦，并伴有贫血、营养不良和低蛋白血症，术前应尽可能予以改善和纠正。

3. 呼吸道困难：口腔颌面外科病人中，呼吸道困难较为常见而严重，术前应准确预测并选择好合适的诱导方法和插管技术。易发生呼吸道困难的常见疾患有先天性颅颌面畸形、口腔颌面肿瘤、颞下颌关节强直、阻塞性睡眠呼吸暂停综合征、外伤、感染、肿瘤造成口腔颌面畸形或缺损、手术或放疗引起呼吸道附近解剖结构改变、颌颈部肿瘤压迫致气管移位等。

4. 颌面创伤：①术前应尽可能了解其创伤的范围及程度，估计其创伤后失血量；②检查有无引起呼吸道梗阻的因素存在包括血块、异物堵塞呼吸道或下颌骨骨折等；③检查有无意识状态的改变，有无其他外伤如颈椎骨折、胸部外伤等存在；④询问病人原来的健康状况和最后进食时间。

5. 禁食和禁饮：选择性手术前均应按常规禁食、禁饮，6 个月以下小儿为 4 小时，6 个月～2 岁小儿为 6 小时，大于 2 岁小儿为 8 小时，成人为 8～12 小时。

6. 心理准备：术前应尽可能解除病人的恐惧、焦虑情绪，不良心理活动的抑制与阻断，对减少麻醉用药量、维持生理状态稳定和减少术后并发症都有重要意义。

7. 麻醉前用药：①局部麻醉、区域阻滞和全身麻醉前常用麻醉性镇痛药、神经安定药和抗胆碱药。全身麻醉病人中，为减少胃内容物反流、误吸造成的危害，有时也使用抗酸药。②麻醉前用药宜在麻醉诱导前 1～2 小时口服或肌注给予。③1 岁以内的婴儿在麻醉前无须使用镇静药物，1 岁以上的小儿可视具体情况在麻醉前给予镇静药物。④高龄、有严重肺病、呼吸道受损、休克或颅内压增高的病人，可不使用麻醉前用药。

【麻醉选择】 口腔颌面外科手术麻醉要求平稳、镇痛完全，常不需要特别的肌肉松弛作用。

1. 局部麻醉对生理干扰小，易于管理，适用于部位浅表、范围较小、时间短的手术。

2. 几乎整个颌面部区域手术都可采用神经阻滞麻醉，其缺点在于手术区疼痛感受器的阻滞不易完善。

3. 对于精神紧张、焦虑者，可在局部或区域麻醉的基础上，经静脉辅助应用镇静、镇痛药物以完善麻醉效果。

4. 由于病变和手术部位邻近呼吸道入口。气管内插管全身麻醉应是口腔颌面外科手术最理想的麻醉选择。

【麻醉要点】

1. 为确保安全，常需采用气管内插管全身麻醉，并根据手术需要选定插管径路。颅底、眼眶、鼻部、上颌骨、上颌窦手术宜经口插管。下颌骨、腮腺区、口腔内手术宜经鼻插管。

2. 在颅颌面手术的围术期处理上，有效控制颅内压增高，积极防治脑水肿至关重要。

3. 围术期中应注重长时间、大范围手术给病人带来的生理变化。

4. 对于多部位、历时长、创面大的手术，应注意加强对循环的监测和管理，及时补充血容量。

5. 在预计有严重失血可能的手术中，常需采用控制性降压技术。

6. 对失血量大或需开颅的手术，还需实施低温麻醉。

7. 应警惕不良神经反射，在尽力完善麻醉的同时，需关注手术医师的操作步骤，加强心电监测，及时发现，及时防治。

8. 显微手术操作精细复杂，要求麻醉平稳、镇痛完善，保持术野绝对安静。

9. 对于施行微血管吻合的手术，还应注意维持血流动力学稳定，避免吻合血管痉挛与血栓形成，并加强麻醉恢复期内对移植组织的监护。

10. 对施行先天性颌面畸形整复手术的小儿，应注意检查其有无并存其他重要脏器的畸形，还须根据不同时期小儿的生理解剖特点，选择好合适的麻醉方法和监测手段。

11. 对估计术后可能发生呼吸道梗阻的病人，应留置气管导管或施行预防性气管切开术。

【麻醉管理】

1. 由于病变部位的影响，麻醉诱导后易发生呼吸道困难，无插管把握时需保留病人的自主呼吸，忌用肌松药，在浅麻醉甚至清醒状态下施行气管内插管。

2. 术中病人头部周围被术者占据，头位常因手术操作而变动，应严密观察，及时发现导管的扭曲、折叠、滑脱及接口脱落等异常情况。

3. 在历时较长的手术中，加强对循环系统的监测十分重要，除常规项目如心电图、脉率、动脉压、尿量等，对重大手术和危重病人还需进行血流动力学的创伤性监测，如中心静脉压、周围动脉压和肺动脉压的测定。

4. 持续监测颅内压是颅颌面手术的常规监测项目，根据动态的监测结果，可做及时调整，将颅内压控制在一个安全范围内。

5. 在口腔、颌面及颅面恶性肿瘤根治、颅颌面严重畸形修复、巨大血管瘤切除等手术中，为减少手术失血量和保持术野清晰，常需采用控制性降压。

6. 低温技术在颅颌面手术中较为常用，可降低机体的氧耗量，增加脑组织对缺血、缺氧的耐受力，有效地进行脑保护。

【注意事项】

1. 唇腭裂手术：①采用气管内插管全身麻醉，以吸入麻醉为主要诱导方法。由于这类小儿有并存呼吸道困难的可能，故应在确认维持面罩通气无困难后方可给予肌松药。②氯胺酮麻醉可引起呼吸道分泌物增加，还可抑制喉反射、抑制呼吸、增高颅内压，麻醉中要密切观察；对于同时伴有心血管畸形并已有明显心功能损害的小儿，使用小剂量氯胺酮有发生严重循环抑制的可能，应慎用。③除咽成形术应选经口插管外，大多唇腭裂手术可选用经口插管，也可选用经鼻插管。④局麻药混合 1 : 200 000 的肾上腺素作局部浸润可减少术中创面出血，但应警惕氟烷麻醉下有发生心律失常的危险，肾上腺素用量须限制在 3～5μg/kg 的剂量范围，以策安全。⑤术后创面组织水肿、舌后坠易造成急性呼吸道梗阻发生，为避免损坏修复创面，应尽可能地减少口内吸引和放置口咽通气道，采用牵拉舌缝线的方法可防治舌后坠。⑥咽成形术后，因腭咽腔明显缩小、局部组织肿胀可出现鼻腔通气不畅、睡眠时严重打鼾甚至呼吸道梗阻症状，这类小儿应慎用术后镇痛。

2. 口腔颌面肿瘤手术：①多选用气管内插管静吸复合全身麻醉，除上颌肿瘤手术经口插管外，其余手术已经鼻插管更为常用。②有可能影响病人维持术后呼吸道通畅的手术如大范围联合切除术，双侧颈部手术，经口、咽、喉部手术及下颌骨切除术等，可在术前或术毕时施行预防性的气管切开术。③有些肿瘤手术如进行上颌骨和颞骨切除时，止血十分困难．术中要准确估计失血量，及时输液输血。④颅底深层和颞岩部肿瘤切除手术以及切除肿瘤后需用游离组织皮瓣修复缺损创面的手术，均需在显微镜下进行精细操作，应注意显微手术的麻醉特点。⑤颞下窝、后颅底部位的肿瘤常可累及颈内动脉，术中多采用暂时阻断或结扎动脉的方法以减少出血。在麻醉处理上，需使动脉血压维持于较高水平，避免因低血压状态下侧支循环灌注不足而造成脑局部缺血。⑥有些晚期肿瘤病人须进行双侧同期治疗性颈部淋巴结清扫术，要结扎双侧颈内静脉．使病人有颅内压增高的危险。故常需使用低温技术，术中取 15°～30°头高位以减少头部血液滞留．连续监测颅内压并适当采取降颅内压措施。涉及颅前窝或颅中窝的手术即颅颌面联合根治手术。在围术期管理上兼有口腔颌面外科和神经外科的特点，颅内压增高是颅内操作的重要障碍，对于这类病人，术中和术后防治颅内压增高十分重要。

3. 口腔颌面外伤后手术：①口腔、颌面部外伤后，常会出现急性上呼吸道梗阻，迅速清理呼吸道、维持呼吸道通畅是紧急救治的首要步骤。在颌面损伤中，上颌骨骨折合并颅脑损伤发生率较高。对于有明显颅脑损伤的病人，出现昏迷并非手术麻醉的禁忌证，但昏迷病人手术麻醉的风险将大大增加。③所有的颌面损伤，除非摄片确认无颈椎损伤存在，均应被认为同时伴有颈椎损伤。在搬运病人和麻醉手术过程中需采取制动措施，避免做颈椎的屈伸或旋转运动而使病情恶化。④在上颌骨骨折中，LeFort I 型骨折为低位骨折，可经口插管，单侧骨折时还可选对侧经鼻插管；LeFort II 型骨折和 LeFort III 型骨折均为受相当大的外力作用后引起,常伴有颅底骨折,经鼻插管被列为禁忌。⑤下颌骨骨折时,可经鼻插管,对张口不受限的病人也可经口插管。⑥颌面骨骨折可造成张口受限或完全不能张口,如下颌骨角部骨折、髁状突骨折以及颧骨、颧弓骨折碎片压迫颞肌或阻碍喙突运动等,常应选择经鼻插管。⑦上颌骨骨折常合并口、鼻黏膜损伤、出血,骨折段向下后方移位,可将软腭压至舌根部,使口咽腔缩小,引起呼吸困难,插管时应予以注意。⑧下颌骨骨折如颏部双发骨折或粉碎性骨折、双侧颏孔区骨折后发生移位,可使舌根后退,有引起呼吸困难甚至窒息的可能,尤应引起关注。

4. 颞下颌关节强直手术:①最为突出的问题是因颞下颌关节强直、张口极度受限造成气管内插管困难。②"假性"强直者多为疼痛引起颞肌和咬肌反射性痉挛所致,在全身麻醉下可出现缓解,张口度恢复正常;"真性"强直则多有关节损伤、粘连或融合等解剖结构改变,麻醉后不会出现缓解,故需在浅麻醉或清醒状态下插管,保留自主呼吸。③通常选用经鼻插管,并根据具体情况选择困难插管技术,如盲探插管、纤维光导镜引导插管、逆行引导插管等。

第五节 腹部外科手术麻醉

一、腹部外科手术麻醉的特点

1. 腹部脏器的功能主要是消化、排毒、免疫、内分泌等,腹部脏器的疾病必将导致全身营养状况下降和机体生理功能减退,使手术和麻醉危险性加大。因此,术前应尽可能改善病人全身营养状况。

2. 严重的消化道疾病导致大量水、电解质丢失,造成酸碱平衡失调,水、电解质紊乱。纠正上述紊乱是消化道手术术前准备的重要内容。

3. 消化道肿瘤、溃疡或食管胃底静脉曲张,可继发大出血。麻醉前应根据生命体征和实验室报告补充血容量和细胞外液。

4. 消化系统的感染性疾病,尤其是胆道系统的感染将加重肝功能损害。

5. 腹部手术中急症的比例较高。病情多样,且时间紧迫,需要在短时间内判断病人的全身情况。

6. 消化道疾病导致胃肠蠕动异常,胃排空减慢,麻醉诱导及维持中易发生呕吐及误吸。

7. 某些情况下,如大量腹水、巨大肿瘤等,在腹膜打开时会引起腹内压的突然变化,导致血流动力学的异常改变。

8. 腹腔脏器受交感神经和副交感神经的双重支配,腹腔脏器受到牵拉时,往往会出现一系列的内脏牵拉反射。

二、常见腹部手术的麻醉

(一)胃肠道手术麻醉

【术前准备】

1.补充全血及白蛋白,以提高病人对手术的耐受性,促进术后恢复。

2.尽可能纠正水、电解质紊乱,以利于围术期平稳和术后胃肠道功能的恢复。

3.胃肠减压和适量镇吐药可防止麻醉中的呕吐与误吸。

【麻醉选择】

1.硬膜外阻滞:①注意控制麻醉平面,以不超过T3为宜,以免影响呼吸功能;②术中牵拉反应严重的,可给予辅助用药,如依诺伐、地西泮或咪达唑仑等;③当硬膜外阻滞效果欠佳不能满足手术要求时,应及时改为全身麻醉,切忌盲目追加局麻药或静脉麻醉药(表2-3)。

表2-3 腹部手术硬膜外阻滞

手术	阻滞范围	穿刺点	置管方向
疝修补术	L、S~T10	L2~L3	头向置管
阑尾手术	L1~T8	T12~L1	头向置管
肠手术	L1~T6	L9, L10~L11, L12	头向置管(范围广可置双管)
泌尿系统手术	L、S~T6	L2, L3~T9, T10	头向置管(范围广可置双管)
胃、肝、胆、胰、脾手术	T12~T4	T8~T9	头向置管

2.全身麻醉:①适用于所有的腹部手术病人.特别是高龄和危重病人;②对休克与心血管系统疾病病人,应使用血流动力学影响小的药物;③有肝肾损害的病人,应尽可能使用非肝肾代谢的药物。

【麻醉管理】

1.麻醉监测应包括常规监测、有创监测和血液实验室检查。

2.腹部手术切口长,易造成水分丢失和体温下降,故在术中应注意保温,对输注的血制品和补液应进行加温。

3.麻醉后病人应在麻醉后监护室(PACU)完全清醒后再送回病房,转运过程中继续监测病人的生命体征。

(二)胆道系统手术麻醉

【术前准备】

1.对心、肺、肝、肾进行重点检查,对并存的疾病进行全面的内科治疗。

2.胆道疾病病人往往伴有黄疸升高和肝功能损害,导致凝血功能异常。应予以及时治疗。

3.对于因维生素K1吸收障碍所导致的凝血功能异常,术前可补充维生素K1。

4.黄疸过高的病人,术后肝肾综合征发生率较高。可于术前行穿刺引流。

5.阻塞性黄疸病人的迷走神经张力较高,易引起心动过缓。术前用药可包括阿托品。

【麻醉选择】

1. 全身麻醉：是胆道手术较安全可靠的麻醉方法，无牵拉痛，术中供氧充分。对有肝功能损害者，避免使用氟烷。

2. 硬膜外阻滞：一般行 T8～T9 间隙穿刺置管，阻滞平面控制在 T4 以下。术中胆心反射所致心动过缓者，可用阿托品处理。

【麻醉管理】

1. 完善麻醉监测。

2. 胆道手术有可能使纤溶活性增强，伴有肝功能异常者，更易发生异常出血。故术中应监测凝血功能，必要时补充新鲜血浆、血小板或冷沉淀。

【注意事项】

1. 继续观察生命体征，按时进行血液实验室检查。

2. 继续保肝、保肾治疗。

3. 对老年病人、肥胖病人和肺部疾病病人，应注意防治肺部并发症。

4. 胆总管引流的病人。应计算引流量，注意每天补充水、电解质。

（三）门静脉高压手术麻醉

【病理生理】

1. 肝硬化和肝损害。

2. 高动力型血流动力学改变：容量负荷和心脏负荷增加，动静脉血氧分压差降低，肺内动静脉短路及门肺静脉分流。

3. 出、凝血功能改变，有出血倾向和凝血障碍。

4. 低蛋白血症：腹水，电解质紊乱，水、钠潴留和低钾血症。

5. 脾功能亢进。

6. 肝肾综合征。

【术前准备】

1. 增加肝糖原，修复肝功能，减少蛋白质分解：给予高糖、高热量，适量蛋白质和低脂饮食；为改善肝脏细胞功能，还可补充多种维生素。

2. 有出血倾向者可给予维生素 K 或新鲜血浆，以纠正出凝血时间和 PT。

3. 大量腹水病人术前应补充白蛋白或新鲜血浆，并适当利尿、补钾。

【麻醉选择】原则上全身麻醉和硬膜外阻滞均可，但以全身麻醉为宜。麻醉药物应选用对肝脏影响小的药物，氟烷禁用于有肝损害或疑有肝炎者；异氟烷体内代谢小，不影响肝功能。可考虑选用；一些在肝内代谢的药物，如芬太尼、维库溴铵等药物，应适当减小剂量。

【麻醉管理】

1. 维持有效血容量：补液中应增加胶体溶液的比例，以避免胶体渗透压过低，引起组织水肿。

2. 维持血浆白蛋白浓度：可输注白蛋白或血浆。

3. 维护血液氧输送能力：须保证血容量、每搏量、HCT、血红蛋白和氧离曲线正常。

4. 补充凝血因子：包括新鲜血浆、血小板和冷沉淀等。

5. 处理大量出血：在门脉分流术中，出血量 >2000 ml，并非少见，应注意及时补充血容量。

6. 保证镇痛完善．避免应激反应。

（四）胰腺手术麻醉

【术前准备】

1. 急性胰腺炎通常采用内科治疗，但当保守疗法无效，尤其是坏死性胰腺炎出现腹膜炎症状时，应及时手术切开引流，清除坏死组织。

2. 胰腺外分泌肿瘤多伴阻塞性黄疸症状，术前可经皮穿刺行胆汁引流。并补充蛋白质、维生素等．调整全身状况，增加麻醉与手术的耐受力。

3. 胰腺内分泌肿瘤较少见，主要有胰岛素瘤、胃泌素瘤等，临床上具有相应的内分泌改变，术前可做对症处理。

【麻醉方法】全身麻醉应为胰腺手术的主要麻醉方法。但对某些全身状况好、电解质紊乱得到纠正，且血压平稳者，可选用连续硬膜外阻滞。

【麻醉管理】

1. 急性坏死性胰腺炎，病情多凶险，中毒症状严重。除有水、电解质紊乱外，还有血流动力学改变。术中应监测血压、CVP 以及体温等，以判别其血容量、外周循环与心肌泵功能。尽可能补充血容量，使血压升到维持肾功能所必需的水平。扩容以血浆和血浆代用品为主，并根据电解质监测结果进行调整和纠正酸中毒。

2. 胰腺肿瘤若伴黄疸者，可参照胆道疾病黄疸的处理。此外，血糖可因肿瘤的性质和手术操作的影响而产生瞬间变化。如胰岛素瘤切除前表现为低血糖，而切除后可能立刻表现为高血糖，这就需要定时监测血糖。

【注意事项】

1. 急性坏死性胰腺炎者，术后应继续给予生长抑素和抗感染治疗。及时清除和引流坏死组织，并通过深静脉进行胃肠外营养支持，维持电解质平衡。

2. 胰腺肿瘤切除后，在一段时间仍需做血糖监测，尤其要注意反跳现象。

（五）肝叶切除术麻醉

【术前准备】

1. 肝脏肿瘤病人术前不一定都有肝功能异常，很多病人是在体检时发现的。

2. 对有肝功能损害的病人，术前可给予高糖、高热量、低脂及多维生素营养，以增加肝糖原的合成．改善肝功能。

3. 腹水较多者，在纠正低蛋白血症的同时．适当利尿。

4. 凝血障碍者可输新鲜血浆或凝血因子。

【麻醉选择】

1. 全身麻醉：适用于所有的肝脏手术。静脉和吸入麻醉药联合使用是一种较好的选择。吸入麻醉药中异氟烷对肝血流的影响较小；丙泊酚易于调控，是较为理想的静脉麻醉药；肌松药阿曲库铵的代谢不经肝肾途径，是首选的肌松药。

2. 全身麻醉与硬膜外阻滞复合麻醉：这种方法对全身的干扰少，手术野暴露清楚，肌肉松弛效果好，全身麻醉药物的用量小。肝血流所受的影响也小，还便于进行术后硬膜外止痛，是一种理想的麻醉方式。

【麻醉管理】

1. 血流动力学改变：肝脏手术中为减少出血，往往施行全肝或部分肝门阻断，阻断后会导致全身有效血容量的突然减少，引起低血压，故在阻断前需及时补充液体，减少肝门阻断导致的干扰。必要时使用升压药。阻断开放后，有可能使过多的液体回流至心脏，导致心脏前负荷过重，应注意利尿或用硝酸甘油降低心脏前负荷。

2. 缺血再灌注：阻断开放后，由于血液淤滞产生的大量酸性物质及代谢产物，会对心脏产生明显的抑制作用，使得血压下降，心率减慢，CVP上升。应及时根据实验室结果纠正酸中毒和电解质紊乱，必要先给予肾上腺素。

【注意事项】

1. 术后继续进行保肝、利胆治疗。

2. 纠正凝血功能障碍。

（六）腹腔镜手术麻醉

【手术特点】

1. 人工气腹的影响：腹腔镜手术需行人工气腹。其主要影响包括：膈肌抬高，通气量下降；二氧化碳吸收导致呼吸性酸中毒；心脏舒张功能受限，心排血量下降；二氧化碳易弥散，手术操作中若有损伤，可能会引起气胸或皮下气肿。

2. 体位影响：手术部位的不同往往需要不同的体位支持。头高位时，心排血量下降明显；头低位时，加重呼吸功能影响。

3. 手术意外：经皮穿刺时。有可能造成腹腔内大血管损伤。一旦发生，情况十分危急，应做好应急准备。

【术前准备】除严重的肺功能障碍者，均适合行腹腔镜手术，术前准备同常规开腹手术。

【麻醉选择】硬膜外阻滞时，气腹会使病人产生较强的不适感，故绝大多数麻醉医师喜欢选择全身麻醉。

【麻醉管理】术中应维持足够的通气量，以维持血氧浓度，避免呼吸性酸中毒。同时应维护血流动力学稳定。必要时，可要求手术暂停，使二氧化碳从创口排出，待病人情况稳定后再行手术。

【注意事项】

1. 在复苏过程中应继续给予足够的通气量，防止低氧血症。

2. 对有恶心、呕吐者可给予甲氧氯普胺片昂丹司琼予以治疗。

第六节 胸腔手术麻醉

【手术特点】

1.胸腔手术病人年龄大者居多，术前一般情况差，特别是食管癌因进食困难，常合并严重营养不良、低蛋白血症和水、电解质紊乱；术前肺功能异常者常见，急症胸部外伤、肺癌、气管内肿瘤术前常合并呼吸功能不全。因此，术前评估和准备非常重要。

2.胸腔手术大多是开胸手术，开胸后因胸内负压消失，常出现纵隔摆动和反常呼吸。需气管内插管人工控制呼吸消除纵隔摆动和反常呼吸。胸腔手术如肺叶切除、食管癌根治术，术中常挤压肺部，易导致手术侧肺感染向健侧肺扩散；手术操作对肺部的反复刺激可导致支气管痉挛。

3.胸腔剖开后胸膜表面体液额外丧失，胸腔手术过程可能失血较多，因此术中、术后输液偏多，并需充分补血。另外胸腔手术采用侧卧位较多，气管导管较易扭折、脱出或堵塞；体位不当易致上臂过伸或肩垫压迫引起臂丛所属神经损伤。

【术前准备】

1.麻醉前评估：

（1）一般情况评估：对开胸手术病人必须做全面的病史复习和体检，尤其对可能增加术后肺并发症的几个因素（表2-4）更应重视。

表2-4 术后并发症的相对发病率

肺功能异常，正常	23 / 1
吸烟 / 不吸烟者	4/1
年龄>60 / <60 岁	3/1
体重超重（>20%）/ 不超重	2 / 1

（2）呼吸情况评估：应着重了解病人肺功能损害程度与储备功能、呼吸道分泌物、呼吸道感染情况。

1）首先了解病史和体征：有无呼吸困难、发绀、杵状指，有无呼吸功能不全，每天分泌物量，X线检查，血气分析。

2）几种简易的心肺功能测定：①吹火柴试验，病人在张口而不噘起嘴唇的口型下吹气，如能吹灭唇前 5～7 cm 远的火柴火焰，说明此病人第 1 秒时间肺活量（FEV1）大致正常，否则可能存在呼吸道阻塞性肺部疾病。②屏气试验，在平静呼吸后屏气时间能达到 15～20 秒。或深呼吸数分钟后再深吸气，屏气时间不能达到 30 秒，至少可提示心肺功能储备不足。③体力负荷试验，除用于心脏功能测定外，在一定程度也可反映肺功能的优劣。应用"转动踏板"法测定时，如病人在转速为 1.3 m／s，倾斜 10°的条件下，不能坚持踏完 2 分钟，行全肺切除术时的危险性很大。

3）肺功能测定：对开胸手术病人尤其对老年人尤其必要，最大自主通气量（MVV）及第 1 秒用力肺活量较能说明问题（表 2-5）。

表 4-5 中病人符合其中任何 1 项，开胸手术尤其是全肺切除术应特别慎重。

表 2-5　肺手术危险性的肺功能测定值

最大通气量（MVV）	<预计值的 50%
第 1 秒时间肺活量（FEV$_1$）	<2 L 或 <总时间肺活量的 50%
残气量／肺总量比值	>50%
呼吸空气条件下 PaCO$_2$	>45 mmHg

（3）循环系统情况评估：了解病人有无高血压、冠心病、心功能不全、心律失常病史，如有则需做相应处理。询问病人如能承担家务劳动或登 3 楼无显著气喘者，且憋气试验超过 30 秒者，说明病人心肺功能尚可，反之代偿能力欠佳，更进一步检查是心脏 B 超，了解心脏结构和心功能检查。

2. 麻醉前准备

（1）全身情况准备：包括一般情况准备，增强营养，纠正贫血及水、电解质紊乱，吸烟者应停止吸烟 2 天。长期卧床者应争取下床活动以改善肺功能储备。

（2）呼吸系统准备：积极改善呼吸功能，术前适当呼吸锻炼，控制呼吸道感染，尽量减少分泌物，进行咳痰练习等。

（3）循环系统准备：高血压病人术前需进行适当的抗高血压治疗；缺血性心脏病的病人，术前应采取预防心肌梗死发生的措施，如麻醉前用硝酸甘油贴剂；并发肺心病的病人，术前应控制肺部感染，强心利尿，控制水肿，但应用洋地黄制剂时，需注意洋地黄中毒。

【麻醉选择】　目前多认为胸腔内手术以气管内或支气管内插管人工控制呼吸较为安全。诱导多采用咪达唑仑 硫喷妥钠、丙泊酚、芬太尼等加肌松药。维持麻醉为上述药物分别间断静注，吸入卤族类麻醉药恩氟烷、异氟烷等。

【麻醉管理】

1. 监测要求：对于一般胸腔手术均应进行心电图（ECG）、血压、SpO_2 和呼气末二氧化碳分压（$PETO_2$）或血气分析的监测，对病情危重者尚需进行血流动力学（包括心排血量、肺动脉压等）监测，单侧肺通气时 $PETCO_2$ 及血气分析尤为重要。

2. 全身麻醉过程麻醉深度的掌握：在胸腔内手术过程中，于切皮、刮除肋骨骨膜、剖开胸腔前及肺门周围探查等阶段，刺激均较强烈，麻醉均应适当加深。尤其是探查肺门周围时。如麻醉深度不够易致过度应激反应、血压剧烈波动、心律失常等。

3. 呼吸管理：根据胸腔手术特点，呼吸管理应注意以下几个方面。

（1）确保呼吸道通畅，防止向健侧肺扩散感染：剖胸后的肺萎缩及手术操作，均可能把病灶处分泌物或血挤压到气管甚至对侧总支气管，肺组织切除操作过程中尤其切除支气管时，可能有分泌物或血流入健侧肺，引起呼吸道阻塞及肺不张，因此麻醉中随时进行呼吸道吸引，保持呼吸道通畅非常重要。此外防止因体位变动、导管移动而致气管导管扭曲，斜口贴于气管壁而致呼吸道梗阻，防止气管导管脱出或插入过深误入支气管，防止各种原因引起的支气管痉挛，对保持呼吸道通畅很重要。

（2）进行正确的呼吸管理：胸腔手术一般均应采用气管内插管全身麻醉，应用肌松药下人工控制呼吸。它可避免手术侧肺萎缩，减轻或避免纵隔摆动及反常呼吸的发生。胸内手术中多需吸入高浓度氧及足够的通气量（10 ml／kg），由于剖胸后肺与胸廓顺应性均降低，吸气正压应稍高于非胸腔手术，稍高的吸气力可使不张的肺泡再扩张，改善 VA／Q 比值，防止术后肺不张。术后应监测 PaO_2 和 $PaCO_2$，尽量保持其在正常水平。

4. 输液输血管理：胸腔内手术因创面失液较多，再加上开胸后一侧胸内负压消失导致回心血量减少，全身麻醉控制呼吸采用的间隙正压通气升高肺内压，也可致回心血量下降。因此，胸内手术除非有禁忌证，一般早期要快速输入一定量的液体（成人约 500 ml），为增加回心血量可适当逾量输血输液，估计术中可能出血多的病人，应行中心静脉压监测来指导输血输液。

5. 双腔气管导管的应用：双腔气管导管在胸腔手术中应用越来越多。它可防止分泌物及血液向健侧肺扩散，可方便手术的顺利进行。在应用中应注意以下几点：①尽量缩短单肺通气时间，患侧肺应间断被吹张，以防止术后肺不张的发生；②单侧肺通气时潮气量适当降低，呼吸频率加快，避免过高呼吸道压，维持较理想的每分通气量；③单侧肺通气时必须有 SpO_2 和 $PETCO_2$ 监测，最好能定时血气分析；④如遇缺氧、二氧化碳蓄积，应立即恢复双肺通气。

【术后处理】

1. 气管内全身麻醉病人应在自主呼吸完全恢复且潮气量符合生理要求，肌肉松弛作用完全消失，神志基本清醒后，方可拔除气管导管；在循环欠佳的病人，尚应在循环功能恢复稳定，血压平稳后才可拔管。在未拔管前，应继续机械通气或手法辅助呼吸，直到拔管为止。拔管前应尽量吸净呼吸道内分泌物及血液，并在基本吸净后应加压通气以配合术者重建手术侧胸膜腔正常负压。支气管内插管或双腔导管插管的病人，在未达到上述拔管条件前，应把支气管插管插到气管内或把双腔导管拔除，改插气管内导管。如术后达不到上述拔管条件，需带管送回监护室。

2. 病人完全清醒后如仍需处于侧卧位，一般手术侧应向上，但在全肺切除病人，手术侧应向下。

3. 术后切口痛可影响呼吸运动，降低潮气量及肺活量，因此术后镇痛措施较其他部位手术更为重要。除应用常规的麻醉性镇痛药外，尚可应用连续硬膜外镇痛法。

【注意事项】

1. 胸部创伤：胸部创伤较为常见，且伤情较为复杂。麻醉前应迅速在短时间内对全身受伤情况作较全面的了解，对发现的情况应做出迅速的处理，如张力性气胸在麻醉前需行胸膜腔闭式引流术，心脏压塞者应行心包穿刺引流或麻醉后迅速切开心包减压。创伤性膈疝或饱胃者应迅速插胃管做胃肠减压，胸部创伤病人麻醉前同时应注意其他部位创伤及脏器创伤。

2. 肺部手术：肺叶切除术后对呼吸、循环生理影响较小，其麻醉处理基本上已如前述。全肺切除术一侧肺组织全部切除后。余肺换气面积只剩下原来的一半，而肺血流量却可能增加1倍，因此VA／Q比值明显下降。严重影响肺血的氧含量。手术侧胸腔内空洞无物，纵隔及健侧将向手术侧明显移位，可严重影响心肺功能。因此，除胸内手术的一般麻醉处理外，需进行一些特殊处理：①全肺切除后的通气量和通气压力应有别于其他手术，应稍低于肺叶手术。②缝闭胸腔时应在术侧胸腔内灌注适量的等渗盐水，防止纵隔移向术侧。③术毕安置胸膜腔引流管应放于前胸上部，禁用负压引流。④全肺切除后输液输血应适当控制，最好在CVP监测下。⑤术中、术后应加强呼吸、循环的监测，防止呼吸、循环功能衰竭。对术前分泌物多者即所谓"湿肺"病人及肺癌病人术前有支气管侵犯者，最好应用双腔气管导管，防止健侧肺污染，甚至堵塞健侧主支气管。术毕注意患侧肺复张，防止气胸致肺萎缩。

3. 食管癌根治术：食管癌病人一般年龄大，心肺功能储备差，长期进食困难致营养不良、贫血、低蛋白血症，水、电解质紊乱，术前应予以纠正。麻醉诱导及维持同胸部手术麻醉处理，但应特别注意药物对循环的抑制。为方便手术多选用双腔气管导管。术中分离食管时可因心脏受压或迷走神经兴奋致血压下降、心动过缓、心律失常甚至心脏停搏，应高度注意。如发生此情况应暂停手术进行相应处理。分离粘连时可致对侧胸膜破裂，大的容易发现，小的空气易进难出致张力性气胸，术中听诊非常重要。处理方法勾扩大裂口，健侧用力鼓肺排气后再修补。

4.纵隔肿瘤切除术：纵隔肿瘤一般来讲，麻醉与一般胸腔手术相比无特殊，但体积大的压迫气管或支气管，术前有被动体位、呼吸困难的病人一定要注意，最好采用表面麻醉下行清醒气管内插管，而且插管的深度必须超过受压部位。如不能则采用在股动、静脉部分转流后再麻醉方安全。如纵隔肿瘤压迫大血管、心脏，在分离肿瘤时．因刺激或压迫大血管．心脏可引起血流动力学剧烈波动、心律失常，应严格观察，及时对症处理。

5.胸腺肿瘤切除术：胸腺瘤是纵隔肿瘤的一种．但胸腺瘤可并发重症肌无力，因此处理不同于纵隔肿瘤。术前准备应充分了解呼吸肌、吞咽肌的肌力，肌力明显低下者应使用抗胆碱酯酶药新斯的明或溴吡斯的明，测定通气功能及X线胸片了解肺功能。肺功能明显低下者宜延迟手术。

术前用药：重症肌无力病人呼吸储备低，术前用药应慎重。病情轻者可用适量苯巴比妥钠、地西泮均可，以小剂量能镇静，又不抑制呼吸为原则，病情重者镇静药最好不用，但阿托品都用。

麻醉方法的选择：麻醉诱导现多主张平衡麻醉方法，静脉麻醉药如丙泊酚、依托咪酯、硫喷妥钠及吸入药氧化亚氮、恩氟烷、异氟烷均可应用，但麻醉深度不宜过深。过去长期认为非去极化肌松药加重肌无力的症状。而被视为禁忌，而去极化肌松药用后无异常反应，认为是本症唯一可用的肌松药。但近年来的研究和临床证明可使用非去极化肌松药，如阿曲库铵，但应减量（为正常者的1／3～1／2）。有的病人可不用肌肉松弛。术毕，自主呼吸恢复良好，病人清醒可拔除气管导管，但应注意监护。防止病情反复。自主呼吸恢复不好的应控制呼吸或辅助呼吸，直至能安全拔管。此时间长短不一，我院有1例病人术后呼吸支持长达1个月。

6.气管内肿物切除与气管重建术：气管切除与重建术的麻醉处理较复杂，要进行手术的病人术前多伴有呼吸困难或呼吸道梗阻，因此麻醉前应借助于胸部X线片及CT了解肿块的大小、位置（尤其距隆嵴的距离），以及呼吸道堵塞的情况，术前常规行通气功能测定。

麻醉诱导方式视呼吸道梗阻程度而采用清醒气管内插管或麻醉诱导后气管内插管术。对于呼吸道梗阻尚未构成通气显著困难者，如肿物位置较高，可先行气管内插管。如选用较细导管,可试行将管端通过肿物,但不宜勉强,管端不易通过肿物时,可将其置于肿瘤之上,以免损伤肿瘤致出血或肿瘤组织脱落造成呼吸道的梗阻。手术期间切断气管时,需将第2根气管导管自气管断裂处插入。如肿瘤侵及隆嵴、气管下段,此时可将第2根气管导管直接插入一侧的支气管断裂处,吻合口后壁吻合完毕即可拔出第2根气管导管,并将最初插入的气管内导管向下插入至一侧支气管内或通过吻合口,并以此导管维持通气。假如第2根导管插入一侧支气管行单肺通气时出现低氧血症,可采取未通气侧的支气管内插管并通气。手术结束后,一定证实吻合口无漏气才能关胸。

第七节 心脏及大血管手术麻醉

一、麻醉管理问题

1. 心功能储备能力下降:心血管病病人心肌收缩力、心肌的氧供需平衡往往已处于相当程度的代偿状态,其心功能储备能力下降,因此麻醉及术中维持其血流动力学的稳定非常重要。应细心观察术中的每一个变化,以便在开始发生变化时就能察觉,甚至在发生变化前就能预测。以利于及时、正确地处理。

2. 各种心脏疾患引起的血流动力学障碍和有关危险:各种心脏疾患引起的血流动力学障碍不同,麻醉医师在术前应了解其特点。尤其是有右至左分流的病人,即使使用高浓度氧吸入,仍存在低氧血症。此外,静脉输液管道中的微量气泡即可造成脑血管或末梢血管的栓塞,麻醉医师应对此有所警惕。

3. 手术切口对血流动力学的影响:无论是正中胸骨切开还是肋缘下切口,均可使心脏、大血管移位,使心室容量减少,后负荷增加,静脉回心血量减少,造成循环和呼吸功能的紊乱。麻醉医师应严密观察血流动力学的变化,必要时提醒手术者注意。

4. 因手术操作所致的大出血:心功能减退的病人对出血的代偿能力有限,因此术前对出血量应有充分的预计,尤其是心脏及大血管出血时,输血、补液不能延误。术前必须选择至少 >18 G 的留置针,以保证静脉通路通畅。

5. 术前治疗药物与术中用药的关系:术前用利尿药的病人容易发生水、电解质平衡紊乱;用强心苷的病人术中容易发生心律失常;用β受体阻滞药或钙拮抗药的病人容易导致术中低血压,并可使心肌在复搏后收缩无力;用华法林等抗凝血药的病人则可使术中出血增多等。术前常用药物的停药时间见表2-6。很多情况下因治疗需要而不能停药,因此我们的体会是术前是否停药以维持病人术前最佳状态为原则。

表 2-6 术前常用药物的停药时间

药物	停药时间
洋地黄制剂	术前 24 小时
β受体阻滞药	术日晨
钙拮抗药	术日晨
利尿药	术前夜
阿司匹林	术前 9 周
华法林	术前 2~3 天

6. 麻醉药的选择：麻醉性镇痛药因其对心血管系统影响轻微，曾作为心脏麻醉的主要用药，但随之带来的长时间呼吸抑制使术后机械通气及重症监护室（ICU）滞留时间延长，医疗费用增加。近 10 余年来随着新药开发、外科手术技术的提高及新术式的应用，选用各种麻醉药物（包括麻醉性镇痛药、苯二氮卓类药物、丙泊酚、硫喷妥钠、吸入麻醉药等）进行平衡麻醉，减少麻醉性镇痛药物的总剂量，缩短机械通气及 ICU 滞留时间，降低医疗总费用已成为心脏麻醉的主流。多种不同的麻醉管理方法（全身麻醉或联合椎管内阻滞）已安全用于心脏手术病人。虽然各种麻醉药物的作用部位和机制不同，但在心脏麻醉中均可达到目标血流动力学。因此，用于非心脏外科手术的麻醉药对于心脏手术病人同样是安全、有效的。其关键有 2 点：①监测；②麻醉医师应掌握心脏病人病理生理、麻醉药和心脏病人术前常用治疗药物的药理学基础知识以及对术中各项监测参数变化的正确认识、判断和处理。

二、先天性心脏病手术麻醉

先天性心脏病病人多为小儿，因此在先天性心脏病病人的麻醉中要注意小儿与成人的区别。如低氧血症时成人往往首先出现心动过速，然后才是心动过缓直至心脏停搏；而小儿心动过缓则为最早出现的症状。又如在正常情况下，成人左心室舒张末容量（即前负荷）增加时，心排血量增加，而小儿尤其是婴幼儿则无此正相关，而与心率呈依存关系。

【术前准备】

1. 术前评价：术前评价的主要项目见表 2-7。

表 2-7 术前评价的项目

病史
了解现病史及目前的治疗用药情况（如洋地黄类、β受体阻滞药等）
有无活动受限
有无并发症（如肺炎、脑脓肿、栓塞等）
有无既往手术（如姑息性手术）及麻醉的并发症等
体格检查
体重、身高（是否与实际年龄相符）

> 呼吸道、胸廓有无畸形
> 有无呼吸困难、发绀、呼吸频率增快、异常呼吸音
> 有无异常心音
>
> 辅助检查
> 　胸部 X 线
> 　心电图
> 　心脏超声检查（应注意分流的有无及分流量、肺动脉压及心功能）
> 　心导管检查（应注意各心腔的氧饱和度、分流量、肺动脉压及是否合并其他的心内畸形）
> 　血常规、血生化、血细胞比容（HCT）等
> 　肝肾功能、尿检查
> 　凝血功能检查

2. 术前禁食、禁水：小儿容易发生脱水和低血糖，尤其是发绀型心脏病儿，如禁水时间过长，可使血液黏度进一步升高，故应根据不同的年龄实施不同的术前禁食、禁水时间（表 2-8）。

表 2-8　小儿术前禁食、禁水时间

	禁食（含牛奶）	禁水
新生儿	4 小时	2 小时
1～6 个月	6 小时	4 小时
6～36 个月	8 小时	6 小时
>36 个月	术前日就眠后	术前日就眠后，即>8 小时

3. 术前用药：应尽可能少用肌注的方式给药，当病儿合作时无须用镇静药，不合作时则经口或经直肠给药，不得已时才肌注给药。镇静药或东莨菪碱不但可使术后苏醒延迟，而且可延长术后的经口摄食时间，故无特殊理由，可以不用此类药物。现代麻醉已不同于乙醚时代，多数药物无刺激呼吸道、增加分泌物的作用，相反应用抗胆碱药所致的呼吸道过分干燥反而有害。如为抑制迷走反射而用药，应经静脉给药效果才确切，肌注往往无效。此外，镇静药或麻醉性镇痛药作为术前用药。多有不同程度的呼吸抑制作用，因此用药后必须加强观察。如出现明显的呼吸抑制应及时处理，以防通气量不足造成低氧血症使肺血管阻力增大，尤其是对存在右向左分流的病人可使分流量加大，病情恶化。对于不合作的病儿尤其是存在右向左分流的病儿，可让病儿父母抱着病儿在手术室门口，由麻醉医师用氯胺酮 5 mg／kg 和阿托品 0.02 mg/kg 的混合液行肌注，较为安全。

(1) 常用药物：①阿托品，0.01～0.02 mg／kg，体重<5 kg 的病儿 0.1 mg 即可。②东莨菪碱，0.01～0.02 mg/kg。既往前 2 种药物均在麻醉前 30～60 分钟肌注，现为了避免用药后的不适感多在麻醉诱导时由静脉内给药。③镇静药．地西泮 0.4～0.6 mg/kg，麻醉前 30 分钟口服或咪达唑仑 0.15～0.3

mg/kg，麻醉前 15 分钟口服。④麻醉性镇痛药，吗啡 0.05～0.15 mg/kg，麻醉前 30～60 分钟肌注。值得注意的是小于 18 个月的病儿术前用药容易导致呼吸抑制和呼吸道梗阻。

（2）监测：无创监测应包括如下项目。①ECG；②无创血压；③体温；④脉搏血氧饱和度；⑤呼气末二氧化碳分压（PETCO2）；⑥必要时应用经食管超声、脑电、脑氧饱和度监测等。

有创监测应包括以下项目。①动脉压；②中心静脉压；③必要时肺动脉压、左心房压等。

【术中管理】

1. 保证呼吸道通畅：小儿的气管导管较细，容易扭曲，气管导管的位置应固定妥当。如插入过深容易造成单肺通气，过浅又容易脱出。对于幼儿，所用的气管导管一般不带气囊。管径以正好通过声门、在 15～20 cmH2O 的压力下有轻微漏气为宜。小儿的气管管径小，且在声门下最狭窄，故当气管内插管在声门下受阻时应换细 1 号的气管内插管，切忌粗暴硬插。

2. 通气：与小儿的功能残气量相比，小儿的氧耗量和二氧化碳的产生量相对较多，因此与成人相比，通气不足所致的影响出现较早。尤其是通气不足引起酸中毒、低氧血症时可使肺血管阻力增大，应予以重视。小儿机械通气时建议用 10～15 ml/kg 的潮气量。术中再根据血气分析结果调整。

3. 吸入气的湿化：吸入干燥的气体不仅对呼吸道黏膜有损伤，而且可使分泌物干燥，由此可形成自身呼吸道的狭窄、闭塞，引起术后的肺部并发症。因此在麻醉管理中应注意吸入气的湿化问题，简易的方法可使用小儿人工鼻。

4. 体温的保持：体外循环中体温的变动很大．在停止体外循环后要注意保温，有条件时可使用变温毯和输血加温器对体表和输入液体加温，以防体温过低对末梢循环及凝血功能造成不利。

5. 输血和输液：术前应计算好小儿的正常液体需要量、允许出血量等，术中根据监测及时补充失血、失液量，注意单位时间的输入量，避免超负荷输注。

（一）非发绀型心脏病手术麻醉

非发绀型心脏病主要有房间隔缺损（ASD）、室间隔缺损（VSD）、动脉导管未闭（PDA）、主动脉缩窄、主动脉窦瘤等。此类病人在病程早期无发绀。

【病理生理】

1. 房间隔缺损：因心房间隔缺损，造成心房水平的左向右分流。分流量取决于缺损的大小和两房间的压力差。因肺循环能容纳大量的血液，即使在肺循环的流量已为体循环的 2～3 倍．仍能维持正常的肺动脉压；而长时间、大量的左向右分流，则可使肺动脉内膜逐渐增生、中膜增厚，形成肺动脉高压，右心负荷增加；若此时病变仍未矫正则可使肺动脉压越来越高，右心不堪负荷使右心房压超过左心房压，而导致右向左分流。

2. 室间隔缺损：在正常情况下，左心室的收缩压可达到 120 mmHg，而右心室收缩压只能达到 30 mmHg，两者有悬殊的差异。因此当室间隔缺损时，存在左向右分流。分流量的大小及分流的方向取决于缺损的大小和两心室间的压力差。小的室间隔缺损，左向右分流量小，对血流动力学的影响小，肺血管阻力正常或略偏高；中等或较大的室间隔缺损，则可产生大量的左向右分流，肺血流量增多，肺血管阻力增高，肺小血管内膜和中膜增厚，直至发生器质性改变，右心室负荷增大而肥厚；巨大室间隔缺损，左向右的分流量大，肺循环血流量大而使肺小血管较早即出现阻力增大，内膜及中膜增厚，肺间质也出现纤维化。随着右心室压力的升高，接近甚至超过左心室压，左向右分流量减少，出现双向分流，最后形成右向左分流。

3. 动脉导管未闭：因动脉导管未闭构成了主动脉和肺动脉间的一条异常通路，体循环血液向肺循环分流，分流量的大小则取决于导管的粗细和肺循环的阻力。左向右分流使肺循环的血流量增多，左心系统的回心血量增加，左心室的容量负荷增加，导致左心室肥厚、扩大，甚至心力衰。肺循环的血流量增加，使肺血管收缩，肺动脉压增加，随之肺血管内膜及中膜发生增厚，肺动脉压进一步增高，右心室负荷增加，可引起右心室肥厚、扩张，甚至右心衰。

4. 主动脉缩窄：主动脉缩窄一方面使左心室后负荷增加，另一方面为了保证全身的血液供应，左心室必须增加作用，这样使狭窄的近心端血压升高，左心室肥厚、劳损，甚至出现左心衰，脑部血管也因长期高血压的影响而产生动脉硬化；缩窄远端则血流减少，血压降低，甚至测不到。冠脉则可因心室肥厚及心室内压的增高而使血供减少，容易发生心肌缺血。近心端的血流通过锁骨下动脉的分支与胸部和下半身的动脉沟通，形成广泛的侧支循环，增粗的侧支循环动脉不仅可压迫附近的器官，而且可使术中出血增多。

5. 主动脉窦瘤：系主动脉窦壁在主动脉压力作用下因先天发育缺陷、外伤或细菌性心内膜炎等原因。使主动脉窦壁变薄呈瘤样扩张。如瘤体破至邻近心腔、心包腔或肺动脉，产生心腔内分流时即称为主动脉窦瘤破裂。窦瘤因常破入右心房、室，故可产生大量的左向右分流，引起心腔容量负荷增加，心室代偿性肥大。如窦瘤扩张致主动脉瓣环扩张，可使主动脉瓣移位或脱垂，产生主动脉瓣关闭不全，主动脉的压力因大量的左向右分流及主动脉瓣关闭不全，可使舒张压降低、脉压增宽，容易导致动脉供血不全。此外，如瘤体过大，压迫右心室或左心室流出道，则可造成心室负荷增加，冠脉供血不足，心肌缺血甚至心肌梗死。

【麻醉管理】

1. 房间隔缺损、室间隔缺损、主动脉窦瘤：①避免肺动脉压增高，保证动脉血氧合。在 ASD、VSD 及主动脉窦瘤破裂的病人，其肺血流量增加的程度决定了其疾病的轻重，因此在麻醉管理上应尽可能避免其肺动脉压增高。合并肺动脉高压的病人，因肺血增多，术前常有反复呼吸道感染的病史。此类病人分泌物可能较多，麻醉中必要时应予以呼吸道内吸引，以保证呼吸道通畅。术前吸氧有益于降低肺血管阻力，改善全身状况。术前应用硝普钠或硝酸甘油等血管扩张药降低肺动脉压尚有争议。麻醉中在保证体循环血压的情况下可持续微泵输注扩血管药物以降低肺动脉压，但应掌握合适的剂量，避免与麻醉药协同作用后造成体循环低血压。在体外循环前为保证动脉血的充分氧合，可用100％的纯氧来行机械通气，避免应用氧化亚氮加重肺动脉高压。②避免体循环低血压。麻醉用药多采用对心肌抑制较轻的芬太尼。在年幼病儿，大剂量芬太尼容易造成血压下降。故推荐少量多次（0.05 mg／次）或微泵持续给药 [10μg／（kg·h)]。对于无右向左分流，或存在左向右分流、心功能良好的病儿，为了使术后早期拔除气管内插管可用吸入麻醉药为主的麻醉方法，如以氟烷或七氟烷吸入缓慢麻醉诱导，待病儿进入麻醉期后连接各种监测仪、建立静脉通路、给予泮库溴铵或维库溴铵或阿库溴铵后行气管内插管，术中以吸入麻醉药为主要的维持用药，但避免吸入浓度过高造成低血压。③ASD、VSD 修补后要注意心脏的传导系统有无受损，对可疑病人应置临时起搏导线并在关胸前确认起搏导线安置位置正确、起搏功能正常。④主动脉窦瘤扩张所致的主动脉瓣关闭不全时在麻醉管理中应兼顾主动脉瓣关闭不全的某些特点，防止冠脉供血不全。

2. 动脉导管未闭：①因手术多采用右侧卧位，术野狭小，心脏受压容易造成血压下降、心动过缓、心律失常．而 PDA 一旦破裂后果则不堪设想，故手术者必须动作轻柔，麻醉医师应尽可能创造良好的手术条件，对于年龄大、动脉导管较粗的病人，在分离导管开始就应适当实施控制性降压。降压可用硝普钠、硝酸甘油或三磷腺苷等便于调节的血管扩张药。②术中应避免输液过量。③因术中肺部受压，要注意防止通气不足。避免低氧血症引起肺血管收缩甚至造成急性心功能不全。④对于婴幼儿要注意保温。⑤PDA 结扎后舒张压应该上升（有时收缩压也上升），经食管听诊杂音应消失。⑥对近年来广泛开展的 PDA 封堵术病人的麻醉在处理上应遵循 PDA 病人的麻醉管理原则，但在实施中应根据介入手术的特点及不同病人的需求，采用监测下的麻醉管理（monitored analgesia care，MAC），即镇静（小剂量咪达唑仑或丙泊酚）、镇痛（小剂量镇痛药联合局部麻醉）加监测，备用气管内插管等抢救物品，简化麻醉操作，如有创动脉压监测可利用介入手术放置导引导管外鞘连接压力监测。因手术创伤小，几乎无失血，更应严格控制输液量，在封堵前即开始扩血管、降压，防止封堵后的高血压。

3. 主动脉缩窄：①用异氟烷、七氟烷麻醉对于血压的调控更为有利。②手术通常采用右侧卧位，术中需阻断左侧锁骨下动脉的场合较多，故应行右侧桡动脉穿刺置管测压，同时行股动脉或足背动脉穿刺置管以监测下半身的血压。③由于侧支循环丰富，术中出血量多，应及时补充。④在主动脉阻断时，后负荷的急剧增高容易造成急性心功能不全，因此在阻断开始前的即刻起即应加深麻醉，适当应用扩血管药物。值得注意的是，重度主动脉缩窄时因侧支循环过于发达而在主动脉阻断时，血压的升高程度较轻。在主动脉阻断解除前几分钟，应开始扩容，使循环血量增加，并备好多巴胺等升压药，以防止开放后的低血压。⑤为了防止高位主动脉阻断后的并发症，提高手术安全性，这类手术现多在左心转流下进行，为便于手术操作，麻醉采用双腔气管内插管，萎陷手术侧肺，此时应遵循单肺通气的原则。⑥术中存在膈神经损伤的可能，术者和麻醉者均应有所警惕。⑦手术结束后，发生高血压的情况较多，必要时应使用血管扩张药。

（二）发绀型心脏病的麻醉

发绀型心脏病主要的疾病有法洛四联症、完全性肺动脉闭锁、主肺动脉右心室起始症（右心室双出口）、大血管转位症、单心室、Ebstein畸形等。

【病理生理】

1. 法洛四联症：法洛四联症主要的解剖异常在于肺动脉狭窄、主动脉骑跨、室间隔缺损和右心室肥大。其血流动力学特点为：①肺动脉狭窄使右心室流出道狭窄，肺血流量减少；②右心室血液直接进入骑跨的主动脉，使动脉血氧分压降低；③肺的血流量取决于右心室流出道、肺动脉狭窄的程度及体/肺血管的阻力比，即体循环血管阻力降低、肺血管阻力增高时右向左分流增加，肺血流进一步减少，低氧血症及代谢性酸中毒加重。

2. 完全性肺动脉闭锁：从右心房来的静脉回流血，经未闭的卵圆孔或存在的房间隔缺损，进入左心房或左心室。此类病人肺血流的多少有赖于未闭的动脉导管或其他的侧支循环。由于存在右向左分流及肺血流的明显减少，故病人往往表现为明显的发绀。

3. 右心室双出口（double outlet right ventricle，DORV）：血流动力学的变化随室间隔缺损和主动脉、肺动脉间位置关系的不同及有无肺动脉狭窄而有所不同。若无肺动脉狭窄，肺血流量增多，可无发绀；伴有肺动脉狭窄时，血流动力学的改变类似法洛四联症。总的特征是经室间隔缺损的左向右分流是左心室的唯一出口，右心室压与左心室压几乎相等。

4. 大动脉转位：是一组复杂的先天性心脏畸形，其主要特征是主动脉口和肺动脉口同左、右心室的连接关系异常和（或）这两根大动脉之间的关系位置异常。其从形态学上可分为4型：单纯型（TGA）、功能矫正型、解剖矫正型（MGA）、解剖功能双矫正型。

（1）单纯型完全性大动脉转位（TGA）：系两条大动脉与心室的连接互换，即右心房→右心室→主动脉，左心房→左心室→肺动脉，形成体循环和肺循环分别循环的非生理状态，婴儿要存活必须有赖于心内左向右和右向左（如房间隔缺损、室间隔缺损）的双向分流（有效分流）。分流量越大，有效血流越多，血液混合越充分，存活的可能性越大。不矫正则不能长期存活。

（2）功能矫正型大动脉转位（简称矫正性大动脉转位）：系心房心室连接不协调、心室大动脉连接也不协调，即心室的出入口均不协调，呈单纯心室反位，但血流的生理功能正常。主动脉接受形态右心室（功能左心室）来自左心房的肺静脉氧合血，肺动脉接受形态左心室（功能右心室）来自右心房的体静脉血。因此，如无并存心内畸形的矫正性大动脉转位，其基本病变本身无临床生理意义，也无须手术矫正。但无心内畸形的矫正性大动脉转位少见，常并存室间隔缺损、肺动脉瓣或瓣下狭窄，或有三尖瓣发育不全、关闭不全等畸形需要手术治疗。

5. 单心室：又称共同心室、双入口心室。即心脏的一侧或两侧心室窦部和（或）室间隔缺如，仅有一个心室腔，有或无流出腔，一个心室腔通过两个房室瓣口或共同房室瓣口同时接受左、右心房的血液。常合并其他心内畸形，尤其是心脏的传导系统走行异常。其病理生理改变主要取决于单心室腔内体、肺静脉血液混合的程度及从单心室向主动脉和肺动脉排血阻力。如无肺动脉狭窄时，血液在单心腔内混合少，发绀轻，肺血多，容易发生心衰。如肺动脉狭窄严重，则血液在单心室腔内混合多，肺循环血液少，发绀重。

6. Ebstein畸形（三尖瓣下移畸形）：其病理特征是三尖瓣位置下移，使三尖瓣狭窄或关闭不全，造成右心室发育不全。下移的三尖瓣将右心室分为房化室壁和功能右心室。

【麻醉管理】存在右向左分流的病人，当右向左分流增加时，低氧血症加重，可使心动过缓、心搏骤停的危险性增加。因此，麻醉管理的共同目标是：避免体循环阻力下降，防止肺血管阻力增加。

1. 防止麻醉药引起的低血压：麻醉诱导及维持仍选择对心肌抑制较轻、对肺血管无明显影响的芬太尼为主，辅以低浓度吸入麻醉药或小剂量丙泊酚、咪达唑仑等及非去极化肌松药。麻醉用药应从低浓度、小剂量开始，观察病人的血流动力学反应后再确定进一步的用药量，避免用药量过大造成的低血压。对于肺血流量减少的病人，吸入麻醉药的作用出现延迟，而静脉麻醉药的作用出现较早且作用增强，因此静脉麻醉药的用药量应减少。低浓度异氟烷或七氟烷的吸入可使右心室流出道狭窄缓解，但吸入浓度过大则可使体循环阻力下降，右向左分流增加，故在应用时应根据血压来调整。

2. 避免肺血管阻力增加的因素：病儿哭闹、浅麻醉下气管内插管或吸引、代谢性酸中毒、机械通气的潮气量过大等均可使肺血管阻力增加，而低血压可引起右向左分流量增加，使肺循环的血流量进一步减少而加重低氧血症。麻醉管理上应避免上述不利因素。对于哭闹的病儿可在病房口服咪达唑仑糖浆 0.5 mg／kg，使病儿入室后安静，结合术前 30～60 分钟在静脉穿刺部位给予经皮吸收局麻药涂剂或贴剂有益于消除穿刺痛；或用氯胺酮（2～5 mg／kg）作基础麻醉，使病儿入睡后再行静脉穿刺。对肺血流减少的病人，在矫正前可用低潮气量、稍快频率维持适当的每分通气量（$PaCO_2$ 维持在正常低限），以避免呼吸道压增高、肺毛细血管受压造成的肺血流的进一步减少。

3. 纠正代谢性酸中毒、防止呼吸性酸中毒：严重发绀病人，术前常已存在代谢性酸中毒，应在麻醉诱导后根据血气分析的结果予以纠正。对肺血流量减少的病人，$PaCO_2$-$PETCO_2$ 的差值增大。单纯根据 $PETCO_2$ 调节通气量往往造成通气量不足而形成呼吸性酸中毒，故此类病人的麻醉管理上血气分析必不可少。

4. 防止血细胞比容（HCT）过高、血液黏度增加造成的不良影响：对严重发绀、HCT>0.60 的病人，术前及术中要防止脱水，避免 HCT 的进一步增高。术前禁水时间不宜太长，必要时应尽早静脉内补液，术中应及时补充失水量，必要时可放出血液，补充液体和血浆，使 HCT 维持在 0.50 左右。

5. 术中及时补充失血量：当术中遇到循环血量减少、血压降低使右向左分流增加，输血、输液来不及时，为了避免血氧、血压过低造成的不良后果，可用去氧肾上腺素 0.05～0.1 mg／次静注维持血压。当然，及时输血、输液仍为主要的治疗，应用去氧肾上腺素则为临时应急措施。此外，可补充适量的 5% 碳酸氢钠，即可以扩容又能治疗低血压所致的代谢性酸中毒，避免肺血管收缩。

6. 对于婴幼儿应避免心动过缓，必要时可用阿托品和儿茶酚胺类药物对症处理。对严重肺动脉高压的病人，需要增强心肌收缩力时可选用对肺血管影响较小的异丙肾上腺素或多巴酚丁胺，应用多巴胺时需注意可能使肺血管阻力增加。

7. 降低肺血管阻力的药物：对严重肺动脉高压的病人，术前吸氧、应用硝普钠或前列腺素 E1 等血管扩张药可使肺动脉压降低，麻醉中应持续微泵给药，但应掌握适宜的剂量，从最小剂量开始滴定给药，避免体循环血压降低。一氧化氮（NO）经肺吸入后可使肺血管阻力明显下降，而对体循环无作用，故适用于肺血管阻力增高及需要扩张肺血管的病人，磷酸二酯酶Ⅱ抑制药氨力农或米力农对降低肺动脉压、增强心功能有益，但要注意合用扩血管药物后造成动脉压过低。

8. 其他特殊问题：①对完全性肺动脉闭锁病人，体循环阻力降低或血量减少、心肌收缩力减弱均可使经PDA分流至肺循环的血流减少，发绀加重，应予避免。②颈动脉导管依存性的病儿应避免高浓度吸氧，可应用前列腺素E1，PaO_2维持在40～50 mmHg即可。③单心室病人，发绀与肺血流呈依存关系。由于心脏畸形的关系，传导系统的位置多有异常，手术操作易使传导束受损。④Ebstein畸形多合并有预激（WPW）综合征，术中容易发生快速性心律失常。麻醉管理上还应避免应用增快心率的药物。此外，可考虑从麻醉诱导开始就静滴利多卡因，以防止室性心律失常的发生。

9. 不合作病儿（尤其是存在右向左分流的病儿）常用麻醉方法：①肌注氯胺酮2～5 mg／kg及阿托品0.02 mg／kg，使病儿入睡；②接各种无创监测仪并记录基础值，给氧；③建立外周静脉通路及桡动脉穿刺置管建立有创动脉压力监测；④芬太尼10～20μg/kg；⑤泮库溴铵或维库溴铵0.1 mg/kg（或阿库溴铵2.5 mg／kg）；⑥气管内插管，人工呼吸（低潮气量、略快频率维持$PaCO_2$在正常低限的通气量）；⑦置胃管；⑧芬太尼（10～20μg／kg）必要时辅助吸入0.2%～1.2%异氟烷或0.2%～1.7%七氟烷，间断追加肌松药；⑨行血气分析检查，根据结果调整呼吸机参数并纠正代谢性酸中毒；⑩体外循环前，大血管插管所致的出血、手术操作对心脏的压迫均可引起明显的低血压，应及时予以纠正；体外循环后，因右心室心肌切口、补片等可使右心室功能减退，肺血流量增多使左心系统负荷增大，及时应用血管扩张药，降低前、后负荷，对左、右心室功能的恢复均有利，同时应保持稍快的心率（90次／min），以维持适宜的心排血量，因此，应合理选用血管活性药。

三、瓣膜手术麻醉

【术前准备】

1. 术前访视：

（1）查阅病历：了解病人的现病史、诊断与治疗措施及效果。

1）重点了解有无心衰、胸痛发作史，发作的频度、严重程度及治疗措施；有无意识障碍和神经系统症状及活动受限等状况。

反复心衰常常提示瓣膜病变已损害心肌功能，并可影响肺脏、肝脏、肾脏等重要脏器功能。神经系统症状常提示脑供血不全、脑栓塞。

心源性恶病质系由于心脏疾患使组织供血不全引起的全身营养不良。此类病人常有多器官功能减退。麻醉前用药及麻醉中用药应注意减量。

2) 掌握目前治疗用药情况，特别应注意与麻醉药之间的相互关系。术前常用的治疗药物有：①洋地黄类药物和利尿药，心脏瓣膜疾病的病人术前常用洋地黄类药物和利尿药来控制心衰。洋地黄中毒的血药浓度为 2 ng/ml 以上，但个体差异很大，特别是受血钾、血镁、血钙浓度的影响。常用的利尿药有排钾利尿药如氢氯噻嗪，有时合并用保钾类利尿药如螺内酯等。洋地黄类药和利尿药一般术前不停药，但必须保持电解质正常，必要时应补钾及补镁。②血管活性药，术前除非心功能极差、血压难以维持的病人需要用兼有血管收缩作用的血管活性药以外，一般不用血管收缩药。相反，为了改善末梢循环、减轻心脏负荷，现常使用扩血管的药物。麻醉医师对于术前使用的血管活性药，应了解其作用机制，以便对麻醉中可能出现的低血压有所准备。③抗心绞痛药，常用硝酸盐类药、β受体阻滞药和钙拮抗药。此类药兼有血管扩张作用，一般持续用药至术前。注意点同血管扩张药。对用β受体阻滞药或钙拮抗药的病人，麻醉中应注意可能发生的心动过缓。④抗心律失常药，术前心律失常控制后即应停止使用该类药物。但有少数病人可能持续用药至术前。麻醉医师应熟知所用药物的作用、副作用和与其他药物间的相互作用，以便对可能出现的意外做好准备。⑤抗生素，许多抗生素可增强和延长非去极化肌松药的作用，特别是使用新霉素溶液冲洗创面或心包腔者多见，应予以注意。

3) 了解其他合并疾患及重要的过去史、过敏史、手术麻醉史及家族史，特别是对伴有糖尿病、高血压、哮喘等病者，在麻醉药物选择及术中处理时应考虑这些疾患的特殊性。

4) 结合病史、心电图、心脏彩超、胸部 X 线、心导管、心脏造影等检查结果判断心功能。对于心胸比例 >0.8、射血分数（EF）<0.5、FS<0.3 及有冠脉供血不足的病人，术中应特别注意保持心肌氧供需平衡，防止心肌抑制和心律失常。瓣膜病病人常伴有肺动脉高压、肺静脉压升高、肺血管外水分增加，细支气管和肺泡水肿，肺的弥散能力和顺应性降低等，术前必须行肺功能检查和血气分析，以有利于术中和术后机械通气时的参数选择和处理。对有肝、肾功能不全的病人，术中用药应考虑对肝、肾功能的影响。肝功能不全者术中凝血功能减退，出血量增多；肾功能不全病人体外循环时可考虑加用超滤或搏动性体外循环（尚有争议）。

(2) 访视病人：收集病历记录以外的病情资料，做与麻醉相关的检查（如气管内插管有无困难、各种穿刺部位有无异常、心肺听诊、Allen试验、屏气试验等）。对麻醉、术中的问题给予必要的解释并取得病人的信任与合作，消除或减轻病人的紧张程度。

（3）填写术前访视单：对术前的检查工作做一系统复习与检查，防止遗漏，并对术前病人的情况做出正确的评价，下术前医嘱。

（4）术前用药：

1）术前晚催眠药：常用地西泮 5～10 mg，睡眠前口服。

2）术前用药：①抗胆碱药，主要为防止术中神经反射和抑制呼吸道分泌物。常用东莨菪碱 0.08 mg/kg 或阿托品 0.01 mg/kg，术前 30 分钟肌注（对于瓣膜病变以狭窄为主的病人应避免用阿托品）。由于此类药物可使病人产生不适感，故一般不用．必要时在麻醉诱导时经静脉给予。②麻醉性镇痛药．除了有镇痛、镇静作用外，还有降低代谢、减少氧耗的作用，对心脏病的病人有利。但应避免药物过量引起的呼吸、循环抑制，特别是二尖瓣狭窄的病人，可因呼吸抑制、缺氧而诱发严重的肺动脉高压。对于病情严重者应减量，并于术前用药后吸氧。常用的有吗啡 0.1 mg／kg 或哌替啶 1 mg／kg，术前 30 分钟肌注。对合并有哮喘者应避免使用吗啡。③镇静药，地西泮的镇静、健忘作用强，对循环抑制轻，且具有抗痉挛的作用，一般于麻醉前 1～2 小时口服 5～10 mg；咪达唑仑镇静、催眠、健忘作用强，对术前高度紧张的病人，可于术前 1 小时肌注 0.05～0.1 mg/kg；H1 受体阻滞药具有镇静、抗过敏、支气管扩张、血管扩张等作用。常用异丙嗪 25 mg 术前 30 分钟肌注。

（5）术前禁食及禁水：一般于术前夜 21 时开始禁食及禁水。

2. 手术室前的准备：

（1）器械准备：

1）麻醉机：检查电源、气源、二氧化碳吸收器、回路、人工呼吸器、吸入麻醉药等。

2）插管用品的准备：咽喉镜、合适的气管导管、牙垫、胶布、听诊器、插管用管芯、口咽通气道或鼻咽通气道、利多卡因软膏、喷雾器及局麻药、润滑油、气管导管气囊用注射器等。

3）监测方面：①心电监测及所需电极、导电胶等；②血压（无创监测应选用合适的袖带，有创监测导管回路、传感器等的准备及校零）；③CVP 或漂浮导管用测压系统回路管道、传感器的准备及校零；④脉搏血氧饱和度仪及探头；⑤气体监测仪校正后备用；⑥体温监测及探头的准备；⑦心排血量测定用的冰及生理盐水的准备；⑧ACT 监测仪及专用试管的准备。

4）除颤器：应处于随时可用状态。

5）输液方面的准备：液体、输液导管、三通开关、延长管、输液泵、注射泵等。

（2）药品准备：

1）麻醉药：恩氟烷或异氟烷或七氟烷、芬太尼、吗啡、丙泊酚、地西泮或咪达唑仑、氟哌利多或氟哌利多醇等麻醉、镇静药及泮库溴铵或维库溴铵或阿库溴铵等。

2）心血管活性药：多巴胺、多巴酚丁胺、肾上腺素、异丙肾上腺素、阿托品、维拉帕米、尼卡地平、尼莫地平、硝酸甘油、硝普钠、前列腺素E、利多卡因等。

3）其他药物：呋塞米、氯化钾、碳酸氢钠、氯化钙或葡萄糖酸钙、硫酸镁、肝素及鱼精蛋白等。

应根据病人的病情，选择适当的药物，在病人入手术室之前抽在注射器内备用。

【麻醉管理】

1. 入手术室至麻醉诱导：①入手术室后连接ECG、无创血压、SpO2，记录基础值后面罩吸氧。②局部麻醉下开放静脉通路，静注咪达唑仑1.5～3 mg、芬太尼0.1 mg加强镇静。重症病人减量，注意用药后的呼吸抑制。③局部麻醉下建立左侧桡动脉有创血压监测，并抽血行血气分析、血电解质、ACT、HCT等检查。

2. 麻醉诱导至手术开始：在ECG、SpO2、有创血压的监测下开始麻醉诱导。应根据瓣膜病变的特殊性按下列原则处理。

（1）二尖瓣狭窄：

1）血流动力学特点：①由于左心室充盈受限，心排血量明显减少。房颤、心室率增快时，因充盈时间缩短，使心排血量进一步减少；②左心房压上升引起的肺淤血、肺水肿及长期左心房淤血易形成血栓；③风湿性心脏病合并一定程度的心肌损害，易发生心衰、心律失常。

2）麻醉管理要点：①左心室充盈有限，应避免心动过速和心动过缓，特别是心动过速可使心排血量进一步减少；②在未建立有创动脉压监测前，应适当控制液体，防止肺水肿，必要时可加用呼气末正压通气；③注意左心房血栓脱落形成栓塞。

（2）二尖瓣关闭不全：

1）血流动力学特点：①心动过缓可使反流量增加；②左心室射血不全和反流使心排血量减少；③末梢血管阻力增加时则心排血量进一步减少。

2）麻醉管理要点：①避免心动过缓（心率稍增快使反流量减少）；②降低末梢血管阻力（合用血管扩张药）；③适当补充液体维持有效血容量；④重症病人应积极行主动脉气囊反搏（IABP）治疗。

（3）主动脉瓣狭窄：

1）血流动力学特点：①心动过速可使心脏负荷增大，每搏量减少；②伴左心室肥大时心肌收缩力降低。

2)麻醉管理要点：①避免心动过速，维持正常心率；②避免末梢血管扩张，低血压时可用单纯α受体兴奋药来维持血压，以保证心肌供血；③防止心肌缺血；④维持有效的循环血容量。

（4）主动脉瓣关闭不全：

1)血流动力学特点：①主动脉瓣关闭不全时舒张压降低，冠脉血流量减少，容易诱发心肌缺血；②心动过缓时反流量增大，心排血量进一步减少；③末梢血管阻力增大时反流量增大。

2)麻醉管理要点：①避免心动过缓，维持心率稍稍增快状态；②末梢血管阻力的管理，既要防止阻力上升引起的反流量增加，又要防止血管过度扩张、舒张压过低引起的冠脉供血不足；③维持有效循环血量。

临床上有的病人常常是既有狭窄又有关闭不全，这时要看以哪种病变为主来决定处理原则，尤其是肌松药和血管活性药的应用，可在麻醉中根据病人对药物的血流动力学反应，随时调节用药的种类及剂量，以维持最佳血流动力学状态。

3. 麻醉诱导：肌松药泮库溴铵多用于瓣膜病变以关闭不全为主的病人。维库溴铵或阿曲库铵多用于瓣膜病变以狭窄为主的病人。泮库溴铵或维库溴铵的用量：0.1mg／kg；阿曲溴铵的用量：0.25～0.5 mg／kg。

在芬太尼使用前先用小剂量肌松药可防止芬太尼的胸壁僵硬作用。芬太尼一般为10～30μg／kg，缓慢静注，半量注入后再注入全量肌松药，根据病人血流动力学的反应决定芬太尼的总用量。对血压偏高的关闭不全病人可辅助吸入麻醉药或丙泊酚。完全肌肉松弛后行气管内插管，听诊两侧呼吸音，调节气管导管位置，气囊注气至无漏气后妥善固定。连接麻醉呼吸器、PET CO2 监测仪，吸入50%的氧-空气行人工呼吸，调节人工呼吸器参数，维持 PETCO2 在正常范围，并在人工呼吸15分钟后行血气分析再确认。

麻醉诱导后留置导尿，行中心静脉穿刺，必要时置入漂浮导管行肺动脉压和心排血量监测。此外，安放各部位体温监测探头，必要时插入胃管等。此时，麻醉医师的精力往往集中在中心静脉穿刺等操作上，特别是在操作不顺利时，千万不可忽视对病人全身状态的监测。在消毒前再次检查各静脉、动脉回路，注意病人的体位，防止不必要的损伤。

4. 麻醉诱导后至体外循环开始的麻醉：麻醉诱导后一般以芬太尼10μg／（kg·h）开始静脉持续注射，辅助吸入低浓度的吸入麻醉药恩氟烷（0.3%～1.6%）或异氟烷（0.2%～1.2%）或七氟烷（0.3%～1.7%）维持麻醉。肌松药按需追加（泮库溴铵或维库溴铵2～4 mg/次，阿库氯铵12.5～25 mg/次）。在消毒与切皮前、特别是在胸骨切开前及主动脉插管前加深麻醉，对血压偏低的病人以追加芬太尼为主．对血压偏高的病人除追加芬太尼以外可适当增加吸入麻醉药的浓度但应避免过高浓度对心肌的抑制。必要时可用血管扩张药来控制血压，一般用酚妥拉明 0.5～1.0 mg/次，或用硝酸甘油 1～5 μg/（kg·min）。或硝普钠 0.1μg/（kg·min）开始静注。对严重肺动脉高压的病人可用前列腺素 E1 0.1～0.2μg／（kg·min）。对心率过快的病人也可用钙拮抗药尼莫地平 2μg/kg·min）。胸骨切开后．撑开器撑开胸骨止血．在心包膜尚未切开前．容易发生心律失常．麻醉医师必须高度警惕．除了维持适宜的麻醉深度外，尤其要注意血流动力学的稳定。以保证心肌的氧供需平衡．必要时可用利多卡因 1 mg/kg 静注。对于心包切开后心肌应激性较高的病人．可考虑利多卡因 20～40μg／（kg·min）静脉内持续注射，另外可合用极化液和能量合剂及适量的镁离子。对心律失常的治疗首先要看是否影响血压，排除浅麻醉、缺氧、高碳酸血症等原因，对心脏操作不可避免的频发的室性心律失常仍首选利多卡因，必要时持续维持，并可在心脏表面局部喷雾使用。对室上性心律失常所致血压明显下降时，可选择 α 受体兴奋药，例如去氧肾上腺素 0.01mg 静注，使血压升高，反射性引起心率减慢。对于芬太尼所致的心动过缓，一般在选择肌松药时用泮库溴铵来拮抗，必要时也可用阿托品。在中心静脉压（CVP）、肺动脉压、肺动脉楔压（PAWP）的监测下，适当补液以保证有效的循环血量。对于心功能差的病人可用小剂量多巴胺 [3～5μg／（kg·min)]，不但有利于心功能的维持，也有利于肾脏的灌注，增加尿量。肝素要求经由中心静脉或右心房注入，肝素注入后可引起血管扩张、血压下降，麻醉医师必须注意。此外，肺内分流增加可能使 PaO2 降低，故在肝素注入后可适当提高吸入氧浓度来维持通气。肝素注入 5 分钟后测定 ACT 值，画出肝素反应曲线。同时抽血行血气分析和电解质检查。体外循环开始前追加芬太尼等麻醉药和肌松药。

5. 体外循环开始至体外循环结束：体外循环开始后停止输液。将漂浮导管拔出 2 cm，以防止持续在楔压位造成对肺的损伤。随着上、下腔血液的体外引流，肺血流逐渐减少，通气量可逐渐降低，至主动脉阻断时完全停止人工呼吸。目前，体外循环中有气管导管开放于大气的做法，也有用 5 cmH2O 的正压防止肺萎陷的做法，我们一般采用后一种方法。瓣膜置换手术中常变换手术台的位置，此时应注意各个压力监测传感器的零点问题。把测压传感器固定于手术台的头架上（右心房水平位），可免去经常校正零点的麻烦。体外循环中的监测包括动脉压。上、下腔中心静脉压，尿量，体温，ACT，电解质，血气分析，瞳孔及球结膜的观察等。体外循环中麻醉药和肌松药的追加，一般芬太尼 0.2 mg/h，泮库溴铵或维库溴铵或哌库溴铵 2～4 mg／h 或阿曲库铵 12.5～25 mg/h。对体外循环中动脉压过高（灌注压 90 mmHg），末梢循环不良的病人应及时使用血管扩张药。在追加麻醉药时也可考虑用吗啡 5～10 mg。必要时加用地西泮 5～10 mg。有时为了加强体外循环中的脑及重要脏器保护，也有用硫喷妥钠 2～4 mg/(kg·h) 或丙泊酚 1～2 mg/(kg·h)。体外循环中麻醉医师还应观察心内操作。心内操作接近结束时，行气管内吸引做好人工呼吸的准备。停用血管扩张药和对心肌有抑制作用的药物。并协助手术医师行心内排气。关闭左心房时肺内加压。在准备开放主动脉前降低头部位置。在开放的瞬间压迫两侧颈动脉，防止气栓、血栓等引起的脑栓塞。此外，一般在温度恢复，血气分析、电解质正常的情况下，心脏可自动复搏。对于室颤病人可用体内 20 J 除颤。必要时从体外循环机内加用利多卡因 1～2 mg/kg 药物除颤。对于静息的心脏或心动过缓的病人可使用起搏，一般在房室传导尚未恢复时用心室按需同步型（demand type, synchronous）起搏；在房室传导恢复后则用心房固定非同步型（asynchrcmous）起搏，频率一般为 90 次/min。在心脏复搏后，逐渐增加心脏负荷。此时根据心肌收缩力，前、后心脏负荷，选用适宜的血管活性药来辅助心血管功能，一般首选多巴胺 2～5μg/(kg·min)。多数病人单用多巴胺即可。少数病人需要加用其他血管活性药；多巴酚丁胺 2～5 μg/(kg·min) 常作为二线药物被选用。对心功能严重不全的病人，可选用兼有正性肌力作用和血管扩张作用的氨力农 [1～5μg/(kg·min)] 或米力农 [0.1～0.5μg/(kg·min)]，必要时可选用肾上腺素或去甲肾上腺素，用量为 0.05～0.1μg/(kg·min) 开始。对于用缩血管药治疗的病人常合用扩血管药，以防止末梢灌注不良。当肺血流逐渐增加后，开始行人工呼吸，潮气量由小至大，以准备脱离体外循环。对危重病人在脱离体外循环前，放置左心房测压管，将左心房压（LAP）作为应急的指标之一。停机前再次检查呼吸机参数、动脉压，肺动脉导管再定位，比较肺动脉楔压与左心房压的差值，对所用的药物再检查，逐渐脱离体外循环。对于停机后 LAP 或 PAWP 明显增高、心肌收缩无力、血压下降的病人，应及时寻找原因，调整心血管活性药的种类及剂量，必要时重新辅助循环。对严重低心排血量者应考虑 IABP 或心脏辅助泵来支持循环功能。

6. 体外循环脱离后至手术结束：根据血流动力学监测结果维持与调整心血管活性药的用量。体外循环结束后根据 LAP、PAWP、CVP 由体外循环机从供血管继续输血。此时抽血行 ACT、血气分析、电解质、HCT 等检查。依据 ACT 反应曲线确定鱼精蛋白的用量，根据血气分析的结果调节吸入氧气浓度及其他呼吸参数，必要时加 PEEP。并依据 HCT 及出血量决定输血，根据尿量及电解质结果补钾。在鱼精蛋白注入后，停止经体外循环机输血。鱼精蛋白的作用可能会产生一过性低血压和肺动脉高压，除应缓慢注入外，必要时麻醉医师应及时调节心血管活性药，避免循环状态恶化。剩余的机血可经静脉输入。机血全部输入后再次抽血检查 ACT、血气分析、电解质、HCT 等，必要时追加鱼精蛋白。输血原则上以 HCT 不超过 0.32 为宜，以利于末梢循环的改善。维持血气分析、电解质的正常对防止心律失常有重要意义。对于尿量偏少的病人，除维持循环状态以外，可用呋塞米 20～40 mg／次。

体外循环后的麻醉维持一般追加芬太尼 0.2 mg／h、泮库溴铵或维库溴铵 2 mg／h 或阿曲库铵 12.5～25 mg／h。对心功能良好者可合用吸入麻醉药及丙泊酚等。

在关胸前再次测定血流动力学各个指标，并作比较，调节血容量和心血管用药，为 ICU 的转送做准备。

7. 手术结束至 ICU 的转送：转送前应确保血容量，维持适当的麻醉深度，必要时追加芬太尼和肌松药。心血管活性药应用微量注射泵持续给药。在便携式心电、脉搏血氧饱和度、有创动脉血压的监测及便携式人工呼吸机（简易呼吸囊备用）支持呼吸下转送至 ICU。此外，特殊病人还应准备必要的急救药物。

8. 至 ICU 后的处理：①连接 IUC 的 ECG、SpO_2、动脉压、肺动脉压监测，并行各传感器零点校正，测定心排血量；②开放所有的引流管，观察并记录出血量及尿量；③向主管医师交代病人术中的血流动力学、用药情况及人工呼吸等问题；④胸部 X 线检查后再确认气管导管的位置及心、肺功能情况。

四、冠脉手术麻醉

【病理生理】

1. 心肌的氧耗与冠状血流：正常成人心肌平均重为 350 g，冠状血流为每克心肌 0.7～1.0 ml/min，占心排血量的 5%～10%。运动时，心肌的氧耗可增加 5～6 倍。冠状动、静脉氧差为 11%～14%，冠状静脉窦氧含量为 5%。正常心肌氧耗量为 6.5～10.0 ml／(100g·min)，占心肌氧供的 70%，故心肌氧耗增加时，必须依靠冠状血流量的增加来满足心肌氧需的增加。即依据代谢的需要心肌需氧和供氧的平衡主要由冠状血流量来调节。如果冠脉有狭窄，当氧需增加时，因冠状供血不能因需要增加可造成心肌缺血。心肌局部缺血与冠脉的局部损害程度相关。心肌缺血在 ECG 上首先表现为 T 波倒置，ST 段压低，心肌损害时表现为 ST 段抬高，心肌坏死时则出现 Q 波。心肌受刺激可引起各种心律失常，如各种前期收缩、心动过缓或过速、房室传导阻滞等。

2. 与心肌供氧相关的因素：

（1）冠状灌注压：冠状灌注压以舒张压-左心室舒张末压，主要受主动脉压和心肌收缩力的影响。心脏收缩时，冠脉受压。收缩期左冠脉受压，毛细血管床受压。有报道收缩期的冠状血流仅占总冠状血流的 7%～45%。收缩期对心肌的压迫各个部位不同，心内膜下受压最大，心外膜最小。因此，收缩期心外膜血流大于心内膜下，舒张期则相反。

在冠状血管阻力不变的情况下，低血压可使舒张压下降。舒张压下降，可使冠脉灌注压下降，冠状血流量下降，使心肌供氧减少；如舒张压下降显著影响心脏自身供血，则可造成心功能不全，导致左心室舒张末压力（LVEDP）升高。左心室舒张末张力增加，一方面减少心脏氧供，另一方面增加心脏氧耗，使心肌的氧供需平衡更陷于不利状态。

（2）冠状循环的自我调节功能：随着代谢增加的需要，冠状血流量最大可增加4倍，由此而维持一定的心肌氧分压。但在冠状灌注压<50 mmHg或>150 mmHg时，心肌则丧失自我调节功能。心肌血流的自我调节能力心内膜不如心外膜。心肌的自我调节功能有代谢和神经学说。①代谢学说：认为冠状血管含氧量下降时，血 H+、K+、乳酸、P2+ 增高，PaCO2 升高，代谢性酸中毒、前列腺素等释放可使冠脉扩张，冠状血流增加，供供增加；②神经学说：认为冠状血管含丰富的自主神经末梢，α 受体兴奋使冠状动脉收缩，β 受体及迷走神经兴奋则使曲美他嗪张。但在受损的冠状血管内膜交感神经和迷走神经兴奋均可引起冠脉（主要是粥样硬化处）痉挛、收缩。

（3）冠脉狭窄：正常心脏，因冠状血管的自动血压调节功能存在，故当管腔内 90% 狭窄时，仍可因自动调节功能而代偿。高度狭窄时，因代偿已使血管呈全部开放状态，使冠脉血流量与灌注压呈依存关系。如灌注压降低可使冠脉血流量降低，此时可耐受的灌注压的低限有赖于侧支循环，一般以舒张压 60 mmHg 为界。麻醉状态下，因氧耗同时下降，病人耐受低血压的值下移。

（4）舒张期间：在舒张期大于收缩期时，冠状贯注的效果最佳，尤其是心内膜下更明显。临床上心动过速可使舒张期缩短，从而使心肌供血时间缩短。

（5）动脉血二氧化碳分压：当 PaCO2 低于正常时，冠脉收缩，心肌血流减少；而 PaCO2 升高，则使冠脉扩张，心肌血流量增加。

（6）动脉血的携氧能力：动脉血的氧含量（CaO2）由 PaO2、血红蛋白（Hb）和氧的溶解度所决定。而动脉血的携氧能力则由 CaO2 × 流量所决定。氧离曲线受温度、pH、血中二氧化碳分压的影响．为促进心肌氧供，2，3-DPG 尤其引起人们的注意。

3. 可减轻因冠脉狭窄引起心肌损害的有关因素：

（1）增加心肌供氧的因素：

1）直接因素：①冠脉再灌注（手术或溶栓）；②提高动脉血氧分压；③碳氟化合物。

2）通过侧支循环：①用甲氧明、去氧或去甲肾上腺素提高冠脉灌注压；② IABP；③扩张冠状血管（钙拮抗药、硝酸甘油、前列腺素）。

(2) 降低心肌氧需：①β受体阻滞药；②心衰时应用强心苷；③IABP；④对高血压病人降低后负荷；⑤限制钙的输入；⑥降温。

(3) 增加血浆渗透压：甘露醇、高渗糖。

(4) 增强无氧代谢（假说）：糖促胰岛素—钾溶液、高渗糖。

(5) 增强能量物质转运至缺血区域（假说）。

(6) 防止自体溶解和异体溶解过程（假说）。

(7) 糖皮质激素。

4. 与心肌氧耗相关的因素：

(1) 主要因素：①收缩期左心室壁张力；②收缩速度；③心率。

(2) 次要因素：①基础代谢率；②去极化及钙内流所需的能量。

5. 可加重冠心病病人心肌损害的因素：

(1) 心肌氧需增加：异丙肾上腺素、地高辛（无心衰时）、心动过速、发热。

(2) 心肌供氧减少：缺氧、贫血、侧支血流减少、硝普钠、其他缩血管药（包括异丙肾上腺素）、冠状血管收缩（吲哚美辛）。

(3) 底物降低：低血糖。

6. 心肌的能量代谢：

(1) 正常心肌代谢：心肌与骨骼肌不同，许多能量底物均可作为代谢用，如游离脂肪酸、葡萄糖、乳酸、丙酮酸、酮体、醋酸、氨基酸等。虽然基质可自由通过细胞膜．但基质动脉血内的浓度、人体对氧的利用状态等限制了对基质的利用。尤其是对游离脂肪酸和葡萄糖的利用。正常情况下，心肌处于有氧代谢的状态，基质经三羧酸代谢生成二氧化碳、水和ATP。ATP在蛋白质、核酸的合成、肌肉的收缩方面起着重要的供能作用，Na^+-K^+-ATP泵也需ATP供能。

在有氧代谢下，游离脂肪酸可供给心肌60%以上的能量。由于心肌细胞对游离脂肪酸的摄取与动脉内的浓度呈依存关系，故游离脂肪酸在350 μmol/L以下时不能摄取。1 mol的软脂酸可产生129 mol的ATP。

游离脂肪酸并非能量的唯一来源，受细胞内葡萄糖的影响较大。脂肪酸分解可抑制糖的摄取和糖原分解。另一方面，葡萄糖在有氧代谢下仅提供心肌10%的能量，乳酸、丙酮酸提供能量不足30%~40%，而在代谢亢进或缺氧时则明显增多。

葡萄糖进入细胞内必须有胰岛素的存在，在动脉血葡萄糖>3.3 mmol/L时，当能量需要增加或缺氧时，葡萄糖易进入细胞内。1分子的葡萄糖经有氧代谢可产生36分子的ATP，而在无氧代谢时仅产生2分子的ATP。

(2) 缺血状态的心肌代谢：如心肌缺血状态持续存在则脂肪酸的代谢不能

进行，葡萄糖的摄取、糖原分解亢进，使糖原和ATP枯竭、乳酸堆积。由糖原分解和无氧代谢产生的ATP仅为正常代谢时的10%，如这种状态持续存在，则这些能量仅能维持心肌细胞的生命而难以保证维持正常的心肌收缩功能。此外，心肌缺血时，携氧及营养物质和代谢产物的转运功能均下降。

（3）糖尿病病人的心肌代谢：糖尿病病人因胰岛素缺乏使糖异生和糖原分解增加，肝脏向细胞外液释放糖增加，血糖增高，而胰岛素缺乏，使葡萄糖不能透过细胞膜进入细胞内，这样尿中排泄增加。这种现象不但使体内蛋白质无意义地消耗，而且使血中酮体增加，形成酮症酸中毒，造成酸碱失衡。糖尿病病人较正常人对游离脂肪酸作为能量来源的比重增加。当缺氧时，由于糖尿病病人已存在的无氧代谢障碍，对心肌功能的维持产生更不利的影响。

【麻醉管理】

1. 术前评估：

（1）一般状况：心脏储备能力的评价。平时的活动情况与心绞痛的发作频率，心绞痛的诱发因素，有无吸烟或戒烟史。

（2）术前治疗用药：术前许多病人可能正在用亚硝酸盐类药、利尿药、地高辛、钙拮抗药、抗心律失常药。为了防止心肌缺血发作加重诱发围术期心肌梗死，现在一般主张延续应用术前治疗药物直至手术日晨。但要注意术前治疗药物与麻醉药物相互作用可能导致麻醉诱导后的严重低血压。因此应依据病人情况必要时酌情减量。

（3）心导管检查：可确认术前的心功能。如 $EF<33\%$、$LVEDP>18$ mmHg，则围术期的危险性甚高。手术的危险性还与冠脉的阻塞部位、支数及程度密切相关。左主冠脉（LAD）的阻塞危险性增大，因窦房结的血液供应来源于右冠脉和左回旋支，故这两支狭窄容易导致窦房结功能障碍。房室结的血液供应90%来源于右冠脉，10%来源于左冠脉的回旋支，这两支冠脉狭窄可发生房室传导阻滞。其他如伴有室壁瘤等可致室间隔缺损、瓣膜功能障碍、75岁高龄病人、女性、肥胖、充血性心衰、经皮腔内冠脉成形术（PTCA）失败或心肌梗死后7天内等均使手术危险性增加。

（4）其他检查：ECG 上如有缺血变化和多发、多源性室性心律失常，围术期容易发生低心排血量综合征。电解质紊乱，尤其是伴低钾、贫血、肝肾功能不全、X线检查异常等与其他疾病有同等重要的意义。

（5）合并其他疾病：此类病人术前常有高血压，术前控制血压甚为重要。伴有糖尿病、高脂血症、脑血管障碍、肺部并发症等病人的危险性增加。

2. 麻醉处理：以维护心肌氧供需平衡为目标，力求围术期血流动力学的平稳。血流动力学的改变程度与围术期死亡、中枢神经系统并发症及急性心肌梗死关系密切。值得注意的是，冠心病病人的冠脉术前在扩张冠脉的药物治疗下其扩张已近极限，因此围术期必须从降低氧耗着手来达到心肌氧供需平衡。术中氧耗增加的主要原因为心率增快和血压增高。对此首先用足够深的麻醉来减轻因应激等伤害性刺激所致的内源性儿茶酚胺等物质过度释放，避免冠脉痉挛，增加冠脉血流量；同时深麻醉降低代谢、降低机体对氧的需求，使氧供需更趋于平衡。但同时要注意避免血压过低。血压应维持在满足机体脏器灌注的最低限度。心率应控制在能够维持血压的最低限度，使心脏有足够的舒张期保障自身灌注。此外，对冠心病病人应维持适宜的血红蛋白（避免使 Hb<90 g/L）和血容量，尤其是在非体外循环心脏搏动下（off-pump）进行冠脉手术（OPCAB）时，对心室顺应性减退的病人，增加前负荷只能增加氧耗反而使心脏每搏量下降，造成心脏舒张末期压力升高，使心肌氧供需失衡。

（1）术前用药：包括术前治疗药物（硝酸盐类药、β受体阻滞药或钙拮抗药）和麻醉前用药。维持术前治疗药物避免术前停药引起血流动力学波动和心肌氧供需失衡，并应用镇静、镇痛药物充分镇静，防止病人术前紧张应激引起的氧耗量增加。术前用药常应用吗啡 10mg、东莨菪碱 0.4～0.5 mg，入手术室前 30～60 分钟肌注。

（2）麻醉药和肌松药：结合病人心功能情况及术后处理计划（是否需要实施"快通道"等），以芬太尼、丙泊酚、咪达唑仑、依托咪酯等联合静脉和吸入麻醉（恩氟烷或异氟烷、七氟烷、地氟烷）。在切皮、锯胸骨、主动脉插管及体外循环前加深麻醉。虽然吸入麻醉药有一定的心肌抑制作用，但其血管扩张作用有益于血压的控制。肌松药可根据心率的变化灵活选用。

（3）监测：同其他心脏手术．尤其要动态观察 ECG 上 ST 段的变化；经食管超声心动图（TEE）可观察室壁运动、心功能及心腔内有无气体，能较早（约 15 秒）发现心肌缺血引起的舒张功能受损，同时可直观地反映血容量及心肌抑制的程度。在下列病人应采用 Swan-Ganz 导管监测：EF<40%，近期发生过心肌梗死，合并室间隔缺损、室壁瘤、二尖瓣反流及心衰、急症手术、再次手术，同时进行其他复杂手术。

（4）术中用药：对于冠心病病人应用强心药有不同的争议。但在术中发生低心排血量综合征时，可选用多巴胺或多巴酚丁胺，甚至肾上腺素来支持心功能；还可用磷酸二酯酶抑制药如氨力农、米力农等。对顽固性低心排血量综合征可试用甲状腺素。

因冠心病病人术前常使用抗高血压药治疗，因此在麻醉诱导后与麻醉药的协同作用，加上外科手术的刺激，病人常出现血压偏低的情况，虽然心肌氧耗也降低，但如果血压下降严重影响冠脉灌注压时，应使用α受体兴奋药，多用去氧肾上腺素 5～50 hog／次来提升血压，以保证冠脉的灌注压。使用血管扩张药根据不同病人术前治疗用药、冠脉病变的性质及术中血压与心率情况，选用硝酸甘油 [0.5～2 μg／(kg·min)] 或尼卡地平 [0.2～1μg／(kg·min)] 或地尔硫䓬 [0.5～1μg／(kg·min)]，防止各种原因引起的冠脉痉挛。心率过快时可应用短效、可调性好的 β 受体阻滞药艾司洛尔，但要注意可能发生的心肌抑制。室性心律失常时，利多卡因为首选，必要时持续静滴，无效时再选用其他药物。必要时电转律。

3. 冠脉痉挛：其原因根据自主神经功能紊乱学说和血栓素 A2、前列腺素不平衡学说，心脏的 α 受体受刺激后，血小板游离、血栓素 A2 释放导致冠状血管收缩。表现为一过性 ST 段抬高 1～2 mm，发作后 X 线造影无冠脉狭窄的证据。心脏手术中如冠脉内有气栓可出现同样的症状。麻醉处理上应避免浅麻醉，维持正常血气，保证冠脉灌注压，使用硝酸盐类或钙拮抗药。

4. 非体外循环下冠脉旁路移植术（off-pump coronaryartery bypass，OPCAB）：对麻醉技术要求更高。与外科医师密切联系、配合是保证此类手术病人血流动力学稳定的基础。尤其是在阻塞冠脉或翻动心脏时可造成血流动力学波动，在此过程中常见动脉压、每搏量、心排血指数下降，中心静脉压、肺动脉压、体血管阻力升高。血流动力学变化的程度与正在手术的冠脉及心脏位置有关，最多见于吻合旋支及其分支和对角支及右冠脉。右心室受压使前负荷下降，左心室流出道受阻。其纠正方法包括：①头低脚高位；②补充血容量；③右胸膜打开（避免心脏受压和大静脉右心室扭曲）；④重新暴露；⑤应用升压药。这些变化通常是一过性的，但有 10% 的病人因血流动力学恶化需要中转体外循环（CPB）下行冠脉旁路移植术（CABG）。在移植后可能需要小剂量利尿药来纠正液体超负荷。对高危病人术前开始应用 LABP。

五、慢性缩窄性心包炎心包剥脱术麻醉

慢性缩窄性心包炎是指心包在发生炎症后不能迅速控制而迁延成慢性，使脏层和壁层心包广泛、大量的纤维结缔组织增生甚至钙化，形成坚硬的外壳，紧裹心脏，使心脏的舒张功能受限。

【病理】

1. 心脏舒张功能受限，回心血量减少，使每搏量减少，心排血量有赖于心率来维持。

2. 心脏长时间受压，舒张期冠脉供血受限，导致心肌本身营养代谢障碍，使心肌收缩功能减退。

3. 长时间静脉回流不畅，静脉系统淤血，造成末梢循环功能不良，尤其是肝脏功能受损，使凝血功能下降，严重者可伴有低蛋白血症、全身水肿，当出现腹水或胸腔积液时可使呼吸功能受损。

4. 长时间心功能不全使交感神经兴奋、末梢血管收缩，尤其是肾血管收缩，肾素-血管紧张素系统的激活、可导致血管阻力增加，体循环血管阻力（SVR）明显高于正常。

【麻醉管理】

1. 在心包膜切开前，心脏舒张功能受限。回心血减少使起搏量降低，有赖一定的心率来维持心排血量。另外，本病病人心肌的收缩功能也受损，故在麻醉处理上应尽可能避免对心肌抑制的麻醉药，可用对心血管抑制较轻的芬太尼、地西泮、咪达唑仑来施行麻醉。针对芬太尼减慢心率的副作用，可在术前使用阿托品的基础上，于术中用泮库溴铵，不但可达肌肉松弛的作用，而且可发挥其轻度交感神经兴奋使心率稍增快、心肌收缩力增强的作用，以保持血流动力学的稳定。值得注意的是，此类病人的循环时间延长，静脉麻醉药的作用往往延迟出现。应避免用药操之过急而造成药物过量，产生对心血管的抑制作用。

2. 心包切开后，长时间舒张受限的心脏可因前负荷突然增加、心脏扩张过度而使心肌损害进一步加重而造成急性心衰。为改善末梢循环，防止心包膜切开后心脏前负荷的急剧增加，可从麻醉诱导后即持续给予小剂量硝酸甘油或硝普钠。

3. 心包膜切开后，随着循环功能改善，细胞外液向血管内转移。如按常规量输液，有可能造成前负荷过度而发生急性心衰。故应在持续血流动力学监测下，结合HCT和Hb测定结果指导输液，避免过度输液和不必要的输血。如容量负荷过大。必要时应予以利尿。

六、Q-T延长综合征行颈胸神经节切断术麻醉

ECG上从QRS波群的起点到T波的终点称为Q-T间期，即为心室除极与复极过程总共所需的时间。Q-T间期的长短随心率的快慢而有显著的差异。心率越慢，Q-T间期越长。女性的Q-T间期长于男性和儿童。ECG上测得的每个心动周期以秒计算的时间，K为一常数，等于0.40 ± 0.05。Q-T间期的正常上限，男性为0.42秒，女性为0.43秒。

Q-T延长综合征的主要特点是ECG上的Q-T间期明显延长，通常可分为先天性和后天性2种。先天性Q-T间期延长综合征可能与染色体异常的遗传性疾病有关，可伴有或不伴有先天性耳聋；后天性Q-T间期延长综合征则继发于心肌炎、心肌栓塞、房室传导阻滞、低钾血症、低钙血症、低镁血症和药物过量（如奎尼丁）等。Q-T延长综合征的机制尚未完全明了，多数临床医师接受Yanowitz等的研究观点，认为Q-T间期延长与左右交感神经节支配的不平衡有关，使此类病人容易出现心律失常。而一旦出现室性期前收缩，因Q-T延长之

故容易发生 R-on-T 现象而导致室颤。由于潜藏着猝死的危险，故近年来在胸腔镜下接受颈胸神经节切除的病人越来越多。

【麻醉管理】

1. 术前用药应加强镇静，防止病人紧张而诱发心律失常。

2. 病人手术前除了常规用药、监测仪的准备外，应备好除颤器及抢救用药。对术前室颤频繁发作者应备好临时起搏导管。

3. 麻醉诱导可用硫喷妥钠、芬太尼、氟哌利多或氟哌利多醇、地西泮，避免使用氯胺酮。肌松药可用不增快心率的维库溴铵或阿库氯铵，不宜用泮库溴铵。琥珀胆碱因可使心肌的兴奋阈值下降而不宜使用。麻醉维持可用恩氟烷、异氟烷、七氟烷。

4. 可在麻醉诱导后或麻醉诱导前（根据病人麻醉前的精神状态而定）行颈睫状神经节阻滞，以减轻手术刺激，避免术中的心律失常。

5. 根据胸腔镜手术的特点，选择合适的双腔气管内插管，经听诊或纤维支气管镜定位后妥善固定，避免气管内插管过深或过浅，调节通气参数使血气分析维持在正常范围。在单肺通气时若胸腔镜术野显露良好，可使无通气肺处于 3～5 cmH2O 的微膨状态。若为了显示术野必须使肺萎陷时则应间断膨肺，以防术中低氧血症及术后肺不张。

6. 应用新司地明、阿托品拮抗非去极化类肌松药的作用时，要注意可能诱发的心动过速。

七、大血管手术麻醉

（一）胸部大动脉瘤手术麻醉

【病理生理】主要分为两大类，一类为胸部真性动脉瘤，另一类为胸部假性动脉瘤。真性动脉瘤主要是由动脉硬化性病变、梅毒、化脓性炎症、外伤等引起主动脉壁内膜及中膜的破坏，但外膜完整，因中膜受损使管壁薄弱，而管腔内压力使薄弱区管壁向外凸出，进行性扩张，体积增大而形成梭状或囊状主动脉瘤。由于瘤体增大可压迫周围组织，如气管、肺、喉返神经等而产生症状。此外，主动脉弓部动脉瘤可影响脑供血而产生症状。当出现严重压迫症状或破裂时则需急诊手术。假性动脉瘤（又称主动脉夹层动脉瘤）为动脉壁中层囊性病变基础上形成的夹层血肿。病因尚不清楚，老年人发病者多有高血压；年轻人则在马方综合征、先天性主动脉缩窄症中多见；妊娠、黏液性水肿病人也有发病。其他如主动脉脓肿、创伤或动脉造影剂误注入动脉内膜等也可引起本病。有时夹层远端再破入内膜与主动脉腔贯通，形成双通道主动脉，或夹层动脉瘤内血肿机化而使病情缓解。如瘤体的直径急剧扩大，甚至穿破外膜，则可导致大出血而危及生命。瘤体最常破入心包腔内，形成心脏压塞，或破入左侧胸膜腔或纵隔，而需紧急手术。假性动脉瘤根据病变的部位分为 3 型。Ⅰ型：病变发生于升主动脉，扩展范围超过主动脉弓部到降主动脉，此型最常见，占 60%～70%；Ⅱ型：病变局限于升主动脉，此型最少见；Ⅲ型：病变从降主动脉左锁骨下动脉开口远端开始，包括或超过胸主动脉，占 20%～30%。

【手术治疗】

1. 真性动脉瘤：根据瘤体部位的不同而有不同的手术方式，如有单纯瘤体切除、人工血管重建，也有人工血管重建同时形成主动脉瓣或置换。

2. 假性动脉瘤：根据分型及病变程度选用不同的术式。

Ⅰ型：在体外循环（CPB）下、心脏停止后，横向切开升主动脉，分离出伪腔并切除，再行端端吻合。端端吻合不能施行时，则用人工血管重建。如病变涉及主动脉瓣则应同时行主动脉瓣成形或置换。如主动脉弓部病变严重，则应在脑分离体外循环下行全弓置换。有些升主动脉和降主动脉病变严重的病人，则需将病变血管全部放置，人工血管置换并吻合胸部和腹部的主要血管。

Ⅱ型：在 CPB、心脏停止后，横向切开升主动脉，分离出伪腔并切除，再端端吻合。端端吻合不能施行时，则用人工血管重建。此类病变涉及主动脉瓣较多，多需同时行主动脉瓣成形或置换。

Ⅲ型：夹层动脉瘤局限时可直接用补片修补，也可局部用人工血管置换术。动脉瘤病变广泛则需行病变血管旷置，全人工血管重建并吻合胸部和腹部的主要血管，此时 CPB 多采用股静脉—股动脉或左心房—股动脉转流，也即在主动脉阻断下端由 CPB 维持灌注，而阻断的上端则由保留的自主心搏供血。

【麻醉管理】

1. 术前处理：

（1）怀疑大动脉瘤破裂或夹层动脉瘤有扩大趋势而急诊入院者：应立即给予以下处理。①行血流动力学监测，常规 ECG、SpO2、有创血压、CVP（必要时漂浮导管监测）；②行血气分析、血电解质、血生化等检验；③测定尿量（必要时应予导尿）；④对症处理，镇痛、控制血压。如果病情允许则行 CT、大血管造影等检查以确定手术方式；⑤对于动脉瘤破裂、主动脉关闭不全、心泵功能或脑、肾等重要脏器受损的病人，应在输血、稳定循环的同时，争取尽快手术。

（2）择期手术病人：①检查循环系统并作出评价。对合并高血压的病人应用药物控制。了解冠脉供血情况，了解有无心绞痛、心肌梗死及治疗措施。②检查呼吸系统并作出评价。此类病人多为老年人，合并呼吸系统并发症的较多。对吸烟病人应禁烟，必要时应用支气管扩张剂及抗生素。对瘤体压迫有呼吸困难、血痰、咯血史的病人，在麻醉诱导时应注意可能出现险情。③检查中枢神经系统并作出评价。对有意识障碍、偏瘫病史的病人应行脑血管检查，尤其是准备行脑分离体外循环的病人 willis 环的血流应无障碍。④检查肾脏功能并作出评价。此类病人瘤体影响。肾动脉或不明原因。肾功能下降的情况较多，使术后肾功能不全的危险性增加。术前应予充分的估计，必要时行肾血管重建术。⑤检查主动脉其他分支有无供血障碍。

2. 麻醉诱导：伴有休克时应在输血、补液的基础上，用循环抑制较轻的芬太尼、肌松药诱导，必要时适量应用升压药，以维持冠脉等重要脏器的灌注。若病人血压过高，则可用丙泊酚、硫喷妥钠、地西泮、芬太尼、吸入麻醉药诱导，必要时应用降压药控制血压。

3. 麻醉维持：主要用芬太尼、肌松药维持麻醉；血压过高时可用吸入麻醉药。

4. 术中监测：除常规心脏手术麻醉监测外，还应根据不同手术要求监测不同部位的动脉压、颈内动、静脉氧饱和度，脑诱发电位，脊髓诱发电位等。

5. 注意事项：

（1）气管内插管的选择：对于Ⅲ型夹层动脉瘤在分离时有时需要萎陷一侧肺，以利于手术操作和防止肺损伤。此时需行双腔气管内插管，单侧肺通气。应注意导管的确切位置，并在单肺通气时防止低氧血症。单肺通气时通气／血流比值（VA／Q）明显失去匹配，(a-et) CO_2 差值增大，应行血气分析来维持正常通气。

（2）主动脉阻断时的注意事项：在主动脉阻断时，应防止心脏后负荷急剧增加所致的心肌耗氧量增加，尤其在伴有心肌缺血或主动脉关闭不全时，后负荷增加可使循环情况进一步恶化，故在阻断前 5～10 分钟就应开始应用血管扩张药。可用硝酸甘油 0.5～3μg／(kg·min)，阻断时应缓慢、逐渐阻断。

（3）主动脉阻断开放时的注意事项：主动脉阻断开放时，由于血管腔的快速开放，阻断时心室扩张及缺血造成的心肌损害的影响及大量代谢产物的回流，可发生严重的低血压。为此，术者应缓慢开放主动脉钳，麻醉医师则在主动脉开放前加快输血、补液速度以补足血容量，开放后适量应用正性肌力药，并根据主动脉阻断时间补充 5% 碳酸氢钠 50～200 ml。酸性血经缓冲后，会引起 $PETCO_2$ 的一过性增高，应增加通气量，排出过多的二氧化碳。待呼吸、循环稳定后行血气分析，依据检查结果再做调整。

（4）脑保护：主动脉全弓置换时，现常用逆灌（经上腔静脉）或顺灌（经左颈总和右头臂动脉）行脑分离 CPB，以保护脑功能。麻醉者在此时主要应注意：①低温应确切；②弓部阻断前用 硫喷妥钠 3～4 mgl／(kg·h) 以降低脑代谢；③监测上腔静脉压、颞浅动脉压及颈内动、静脉的血氧饱和度，以调节灌注流量．并保持 CPB 中 $PaCO_2$ 在 40～45 mmHg，以防止脑血管收缩所致的脑缺血。

（5）肾功能的保护：除维持一定的灌注压外，在阻断前可用甘露醇（0.33 g

／kg，其可能的机制为自由基清除作用）或呋塞米，也有用钙拮抗药预防肾血管的痉挛。

（6）对瘤体破裂大出血的处理：对处于休克状态的病人，应首先在局部麻醉下置入CPB供血管，然后再开始麻醉诱导。使手术开始后可利用主动脉瘤破裂的出血马上进行转流。

（二）腹主动脉瘤手术麻醉

【术前准备】

1. 术前评价及准备：同"胸部大动脉瘤手术麻醉"。

2. 术前充分了解手术计划。对预计主动脉阻断时间超过1小时者应准备低温麻醉。

3. 对无硬膜外阻滞禁忌证的病人可在术前1日，行硬膜外穿刺留置导管，便于术中血压的控制及术后镇痛。

【麻醉管理】

1. 麻醉诱导及维持同胞主动脉瘤病人的麻醉处理。如合用硬膜外阻滞应注意与全麻药协同作用后可能发生的低血压。因此，硬膜外用药要避开麻醉诱导期，用药量应从小剂量开始，用药后加快补液，防止硬膜外阻滞后血管扩张所致的低血压。

2. 若采用控制性降温需在降温前加深麻醉，以防寒战、血管收缩使降温不匀而造成微循环不良。

3. 在主动脉阻断前应开始使用硝普钠或其他速效血管扩张药，以防止阻断后负荷急剧增高所致的心功能不全。肾下主动脉阻断后出现肾衰竭的机制尚不清楚。因此，对主动脉阻断前应用利尿药有持反对意见者。但在临床实践中，仍倾向于应用呋塞米或甘露醇，使阻断期间有足够的尿量，也有用钙拮抗药作肾功能保护的报道。虽有报道脊髓的预后不受阻断时间、低温或是否用体外循环或分流的影响，为了避免或减少术后截瘫的发生率，外科医师做血管修补时要更加仔细，缩短主动脉的阻断时间仍是脊髓保护及肺功能保护的重要措施。

4. 对病程长、侧支循环丰富的病人，即使在主动脉阻断下切开动脉瘤体，也可造成大出血，麻醉医师应予以警惕，做好快速输血、补液的准备。此外，还可回吸收术野的出血，经抗凝、过滤（有条件洗涤）后回输给病人。

5. 主动脉开放时大量血液流向重建后血管的远端，加之阻断期无氧代谢产物大量回流后的血管扩张，可使有效循环血量不足而出现明显的低血压，甚至休克。所以在主动脉开放前就应开始输血、补液，开放后若遇明显低血压，除了加快输血、补液的速度外，还可使用α受体兴奋药去氧肾上腺素来升高血压，必要时还可用多巴胺等药物来维持循环功能。此外，应行血气分析检查，根据血气分析结果补充适量的碳酸氢钠。

（三）大动脉瘤腔内隔绝术麻醉

腔内隔绝治疗大动脉瘤为 20 世纪 90 年代新开展的一项从动脉腔内导入人造血管支架移植物，从动脉腔内治疗大动脉瘤的新技术。由于其创伤小、恢复快等优点，很快得到病人的青睐。但由于其手术的微创性，使原来因伴有其他严重内科疾患致手术禁忌证的病人也列入了手术对象，加之腔内血管置入过程中类似常规手术主动脉阻断与开放在短时间内反复交替多次进行，因此对麻醉医师保障病人生命安全的工作提出了更高的要求。为取得手术的成功，提高病人的生活质量和降低医疗费用，不仅要求麻醉医师术前全面了解病情，充分评估并予以准备，使其全身状况理想化，更要求麻醉医师了解手术操作的全过程，于术中严密观察手术步骤和监测仪，根据 X 线屏幕所显示腔内血管支架置入、释放和贴附状况，准确判断血流动力学参数变化的意义，灵活、快捷地应用血管活性药物调控血压，使血流动力学稳定。术后不仅是围术期发生心肌缺血最危险的时段，而且也潜在出、凝血功能障碍及其他部位缺血的危险，应予以严密监测，以便及时发现问题并治疗。

【术前准备】 同"胸部大动脉瘤手术麻醉"。

【麻醉管理】

1. 麻醉诱导：要求意识迅速消失，放置喉镜和气管内插管时，要求达到快速血流动力学稳定。既要防止过度应激的高血压．也要防止抑制过度或与术前抗高血压药协同作用所致的严重低血压。为此我们倡导用小剂量咪达唑仑 2～3 mg，先使病人安静入睡，然后用芬太尼 1.5～2μg/kg、丙泊酚 0.5～1.5 mg/kg（视病人体质情况）、某些病人视血压情况必要时加吸 1.5% 异氟烷行麻醉诱导，在维库溴铵 0.15 mg／kg 充分肌肉松弛后，喉头利多卡因局部喷雾下行气管内插管，基本可避免麻醉诱导、气管内插管所致的应激反应．对某些术前血压控制不理想的高血压病人，在气管内插管前可用艾司洛尔（10～25mg）或尼卡地平 1.0 mg，或柳胺苄心定 5 mg 以减轻插管所致的高血压反应。麻醉诱导后早期要防止全麻药及术前抗高血压药物协同作用引起严重低血压，必要时可用适量麻黄碱 5 mg/次，静注，使血压回升。值得注意的是切忌操之过急，在升血压的同时要注意避免心率增快。

2. 麻醉维持：一般吸入 1.0%～1.5% 异氟烷维持。在腔内手术完毕后停止吸入麻醉药，用丙泊酚 8 mg／(kg·h) 的维持量并逐渐减量至 2 mg／(kg·h)。

3. 术中血压的调控：

（1）腔内血管支架置入时：常需部分阻断股动脉，由于导入鞘管直径也较大，可能导致下肢缺血与血压增高。若手术需要阻断一侧股动脉置入腔内血管时则使下肢缺血及血压增高更为明显。此时应加深麻醉，使呼气末异氟烷浓度达到1.3，MAC值，避免因麻醉过浅造成降压困难；同时用微泵经中心静脉给予硝酸甘油1～5μg／（kg·min）或硝普钠0.2～5μg／（kg·min)。我们倡导应用硝酸甘油，在血压下降的同时，能维持更高的冠脉灌注流量，保障心肌血液供应。

（2）在腔内血管支架释放的瞬间，为了腔内血管支架的准确定位，防止移位造成内漏，应尽可能使血压降低，以减少血流对血管的冲击。胸主动脉腔内隔绝术对血压的要求更高于腹主动脉。此时应加快扩血管药的输注速率，必要时静注硝酸甘油1～5mg，使支架释放前动脉收缩压尽可能下降（只要满足心肌自身灌注），达到所要求的血压后术者释放腔内血管支架。支架释放后有时需要应用球囊导管扩张，使腔内人造血管与自身血管紧密贴附。随着气囊的扩张，主动脉阻断，要防止血压过高，后负荷剧烈增加对心脏的不利影响，此时应继续降压，而当气囊回缩时（相当于主动脉开放），要防止血液快速流向下半身所致的严重低血压，这时应停止降压，暂时关闭吸入麻醉挥发罐，必要时用升压药多巴胺1～2mg静注。由于气囊扩张与回缩多次交替进行，因此要适时进行降压与升压。在此过程中应特别注意监测ECG上心率和ST段的变化，释放后若血压过低致ST段明显变化，可让术者扩张气囊部分阻断血流使近端血压回升，若血压过高致明显心动过缓时应回缩气囊，待循环稳定后再进行，这时外科医师与麻醉医师之间的配合对维持血流动力学的稳定格外重要。由于此类病人高龄，较多合并冠心病，术前心率在药物控制下偏慢，对心动过缓的耐受能力较好。但是在胸主动脉瘤腔内隔绝术时，气囊扩张阻断近端主动脉，血压在降压药作用下调控满意．但可造成明显心动过缓，且持续至气囊回缩（主动脉开放）、血压恢复至降压前水平后，有时血压持续下降。可能是气囊扩张致主动脉内压力增高。压力感受器兴奋反射性引起心率减慢、心肌收缩力下降和血管扩张所致。必要时静注阿托品0.1～0.5mg以防止反射所致的心动过缓。在腔内支架放置完毕，必须待全身血流动力学稳定后再行血管造影检查支架位置。

（3）大动脉阻断开放时：当血管造影确定腔内支架满意后，取出导入鞘管，修复股动脉，使下肢血流完全恢复。大动脉开放时血流动力学的变化取决于其阻断时间、阻断程度及有效循环血量。若完全阻断时间长，缺血组织代谢产物乳酸及肾素-血管紧张素、氧自由基、心肌抑制因子等释放可引起明显的血流动力学变化。

因此，为了避免术中血流动力学的剧烈波动，要求麻醉医师熟悉外科手术步骤，术中严密观察并与外科医师交流，适时调整液体和血管活性药，并注意。肾等重要脏器功能的保护。我们的经验认为麻醉诱导后即予以小剂量多巴胺 [1～2 μg／(kg·min)] 及尼卡地平 [0.5 μg／(kg·min)]，以利于增加尿量、增加造影剂的排出，以保护肾功能。

4. 术中肝素化处理：根据腔内手术的特殊性，要求在导管置入前先应用肝素 0.5 mg／kg，术中必要时少量增加，使整个操作过程中 ACT 保持在 250～300 秒。腔内导管全部拔除后根据 ACT 监测结果，必要时用鱼精蛋白拮抗肝素的作用，但切忌过度。近来我们应用 Sonoclot 凝血与血小板功能监测仪于腔内隔绝术中，为指导抗凝与增加血小板保护提供了客观依据。

5. 内环境的调控：术中根据监测血压、中心静脉压、尿量及血管扩张程度补充血容量。若无意外出血，一般出血量在 200ml 以下，因此术中仅需补充平衡盐液及少量羧甲淀粉。在腔内血管放置前、后应行血气分析，更好地维持机体的酸碱平衡。体温不仅影响血流动力学的稳定性也影响其他生理功能，甚至影响预后。术中输液加温有助于维持病人的正常体温。术毕体温正常也是拔除气管内插管的条件之一。

6. 麻醉苏醒期的管理：腔内手术完毕后停止吸入麻醉药，用丙泊酚 8 mg／(kg·h) 维持并逐渐减量至 2 mg／(kg·h)。由于术中较少应用肌松药，一般病人的自主呼吸恢复较早。当自主呼吸恢复满意后，应在备好口咽或鼻咽通气道及再次插管用具的情况下拔除气管内插管。麻醉拔管后面罩吸氧，继续观察并停止丙泊酚输注，必要时置入口咽通气道或托下颌防治上呼吸道梗阻。待病人完全清醒后，鼻导管吸氧下，氧饱和度能维持在麻醉前水平，呼吸、循环稳定后才能考虑转送病人。若计划在 ICU 内拔管，则持续应用丙泊酚 4 mg／(kg·h) 镇静。

在苏醒过程中若有血压升高、心率增快的趋势应及时用药物如艾司洛尔、尼卡地平或柳胺苄心定控制。此外，还应考虑到随着病人的清醒，麻醉药物所致的血管扩张作用逐渐减退，可能呈现相对血容量过多的倾向，对术中尿量偏少的病人，应使用小剂量呋塞米利尿以减轻心、肺负荷。

7. 由 DSA 室向 ICU 的转送：必须在 ECG、SpO2、IABP 的监测下转送。对清醒病人应在鼻导管吸氧下转送，对未清醒或镇静病人，应在辅助呼吸下转送。转送途中麻醉医师应严密观察血流动力学和呼吸变化，并将术中准备剩余的多巴胺、肾上腺素等急救药品准备在手。

（四）颈动脉内膜剥离术（颈动脉狭窄血管重建术）麻醉

【术前准备】颈动脉狭窄病人多为老年，常合并有高血压、冠心病等心血管疾病、慢性阻塞性肺部疾病、糖尿病等，麻醉前应对呼吸、循环、脑、肾脏及代谢等全身状况有全面的了解。术前应用镇静药可防止因焦虑引起的高血压、心肌缺血及心肌梗死，有效控制血压可减少脑卒中的发生。对慢性阻塞性肺部疾病病人应用支气管扩张剂、抗生素可降低术后肺部并发症。对糖尿病病人在术前制订出适当的用药方案，对防止术后肾功能不全和心肌损害具有重要意义。

【术中管理】

1. 麻醉方法的选择：可选用区域阻滞或全身麻醉。区域阻滞包括颈丛阻滞或颈部硬膜外阻滞或局部麻醉，其优点是在颈动脉阻断时，可依据病人的清醒状态来判断脑血流是否合适。有报道术中神经系统变化的发生率为2.4%～35%，这些变化可经及时分流或增加血压而逆转。缺点是病人在清醒状态下耐受手术，可有疼痛或不适感，心动过速的发生率较高，可诱发心肌缺血甚至心肌梗死。因此全身麻醉仍为此类手术主要的麻醉方法。

2. 麻醉用药上的特点：为了保留脑血管的自我调节功能，控制血压在一定范围（50～150 mmHg）内格外重要。由于本病病人同时患有心脏疾病的较多，故可选用对心肌抑制较轻的药物如芬太尼、咪达唑仑、氟哌利多等来施行麻醉诱导，然后以低浓度异氟烷或七氟烷来维持麻醉，或用静脉内持续输注丙泊酚来维持麻醉。既可避免麻醉诱导时的应激过度，又有利于术后的早期清醒。术中血压的控制则可利用麻醉药、血管活性药的作用及相互作用来调节，对麻醉药引起的血管扩张应在监测下及时补液。此类病人用药后起效缓慢，用药剂量个体差异较大，应从小剂量开始，观察病人的反应后再调节。

3. 颈动脉狭窄解除前的管理：由于颈动脉狭窄使脑血流减少，在狭窄解除前为了保证脑的血液供应，宜使动脉血压维持在较病人平时血压稍高的水平。为此，可在CVP监测下补液，必要时应用多巴胺等升压药。虽然高碳酸血症可使脑血流量增加，但对于缺血区域的脑血管并不一定扩张。反而可引起脑内盗血。此外，高碳酸血症存在引起心律失常、心肌作功增强等不利因素，故目前仍主张维持正常$PaCO_2$通气。这类病人术中应维持PaO_2 >100 mmHg、HCT>0.3，以保证足够的氧供。在阻断前即可开始用微泵持续少量静注硫喷妥钠或丙泊酚来降低脑代谢，或用钙拮抗药来实施脑保护。患侧颈动脉阻断时，患侧半球脑组织的血液由椎动脉的血流及对策颈动脉血流经Willis环供给，故在阻断后应使血压轻度增高，以达到增加对侧血流的供应。阻断后可根据脑氧饱和度（rSO2）或颈静脉球部血氧饱和度（SjvO2）来监测术侧脑供氧情况，但有时结果并不可靠。为此，对预计阻断时间长，Willis环供血不全的病人可在阻断前先行分流术，使颈动脉供血不中断。

4. 颈动脉狭窄解除后的管理：由于脑缺血区域脑血管的自我调节功能丧失，颈动脉狭窄解除后缺血区域脑血流随血压的波动而增加。由此，为了避免血流突然增加所致的脑出血及脑水肿，在颈动脉狭窄解除前即开始控制血压，并使用甘露醇、地塞米松等防治脑水肿。开放时使头部处于头高位 15°，缓慢开放。开放后还需注意防止血栓的发生。

5.其他：①防止颈动脉窦反射，由于手术部位靠近颈动脉窦，故要防止手术操作压迫所致的心动过缓及低血压。可在全身麻醉后用局麻药行颈神经丛阻滞或在术中局部封闭，必要时静注阿托品治疗。②术中输液时应注意防止高血糖对脑的危害。③为了防止气管内插管拔除时高血压所致脑过度灌注的危害，在确认病人自主呼吸已完全恢复后，可在吸入麻醉药或静脉麻醉药维持镇静下拔除，且可在拔管前静注利多卡因 1 mg／kg，必要时也可使用血管扩张药。

【术后管理】

1.术后高血压：术后高血压的原因除了原有高血压病史、疼痛外，应警惕中枢神经系统损伤所致的神经源性高血压及颈动脉压力感受器功能失调引起的高血压。无论什么原因所致，均应控制血压，以防止脑过度灌注致脑水肿、心肌缺血、心肌梗死、心衰甚至死亡。

2.术后低血压：常见原因为低血容量和颈动脉窦压力感受器功能失调，应予对症处理。

3.过度灌注综合征：由于术前颈动脉狭窄，脑血管自我调节功能失调，脑血流量减少。因术后灌注压恢复正常，可发生过度灌注综合征，病人头痛.甚至发生脑出血。可予以降压、利尿处理，使其逐渐适应。

第八节　泌尿外科手术麻醉

肾脏是调节体内水、电解质、酸碱平衡、维持内环境相对稳定的重要器官，泌尿道是人体最重要的排泄径路，泌尿系统疾病可直接引起上述功能的显著变化，导致功能减退。泌尿系统慢性疾病可引起全身各系统功能的病理变化。因此，泌尿外科手术麻醉的选择、麻醉的管理较复杂，除满足手术条件外，麻醉管理的要点是有效保护肾功能，避免加重。肾功能损害。

泌尿外科手术病人老年占主要比例，因此了解老年病人生理功能的变化尤为重要。

【病理生理】麻醉对肾功能的影响主要为三方面：麻醉药对肾脏直接毒性；肾功能不全时对麻醉药排泄减慢，易产生蓄积作用；麻醉对肾血流量的影响。

1.椎管内阻滞：是泌尿外科手术常用的麻醉方法，只要麻醉阻滞平面不超过 T5，不发生低血压，对肾功能无影响。当阻滞平面达 T1～T2 时，－肾血流量约减少 18％；若收缩压下降 20％以上时，尿量减少。肾耐受低血压的极限是平均动脉压 60 mmHg(8.0 kPa)，时限为 30 分钟，因此椎管内阻滞时应使收缩压不低于原水平的 20％为安全。

2.全身麻醉：

（1）静脉麻醉药：硫喷妥钠对正常肾功能无影响。肾衰竭时并不改变硫喷妥钠的分布和代谢，也不延长其时效，中等剂量的硫喷妥钠可保持肾血管自身调节作用。用量过大，注速过快时，因血压下降，肾血流量和肾小球过滤率可明显下降，硫喷妥钠有时可使抗利尿激素（ADH）增加以及。肾小管功能抑制使尿量减少，严重时可无尿。

地西泮和咪达唑仑常用剂量不影响肾血流，但有轻度蓄积作用，对肾功能不全病人不能反复应用。咪达唑仑为水溶性的苯二氮䓬类药物与地西泮比，起效快和时效短，可适用于肾衰竭病人的静脉诱导用药。

芬太尼和氟哌利多对肾功能没有损害作用，但长期应用易发生体内蓄积。

氯胺酮可保持和增加肾血流量，但伴有高血压的病人，应用氯胺酮使血压过度上升时，肾血管的阻力明显增加，肾血流量就相应减少。

羟丁酸钠对肾功能无影响，但可引起低血钾和高血压。

丙泊酚麻醉作用消失主要依靠体内再分布，并不依靠肾代谢和排除，因此不影响肾功能，但注意用药剂量和注射速度。防止血压下降。

依托咪酯对循环功能影响小，无明显肾功能影响作用。可用于肾功能不全病人。

（2）吸入麻醉药：甲氧氟烷对肾功能有严重损害作用，目前已不用。氟烷因其代谢不产生氟化物，对肾无直接损害作用，但可引起血压下降和ADH释放，使。肾血流和尿量减少，肾功能不全病人慎用。恩氟烷代谢后也可产生无机氟，但极少超过 33 μmol／L（氟离子水平 >50 μmol／L 产生肾毒性作用），因此对肾功能影响轻。异氟烷产生的无机氟比恩氟烷低，吸入 3～4 MAC／h 才能达到肾损害的量，适当吸入麻醉浓度能保持循环稳定；很少致心律失常，是泌尿外科手术比较理想的吸入麻醉药。七氟烷对正常肝肾未见有明显的功能改变。地氟烷其性质较异氟烷好，且几乎完全不经肝肾转化排除，在尽可能不影响血流动力学及其继发的肾灌流减少的前提下是一个理想的吸入全麻药。氧化亚氮有强大的镇痛作用，且对循环影响小，绝大部分以原形从肺排出，对肝肾无毒性，是毒性最小的吸入麻醉药，吸入浓度为50%～60%为安全，避免缺氧。

（3）肌松药：肌松药在体内代谢和消除见表2-9。从表中可以看出非去极化肌松药阿曲库铵、顺式阿曲库铵、米库氯铵可考虑为肾功能不全病人的首选肌松药。

3.其他因素：①低温麻醉或术中低温可影响肾血流量，如体温30℃时肾血流量减少50%，体温 <20℃时则无尿；②术中应用控制性降压也可使肾血流量下降，因此控制性降压的收缩压不要低于 70 mmHg(9.3 kPa)；③缺氧、失血、脱水、血管收缩药等均可影响肾血流量。

表 2-9　　肌松药在体内消除

肌松药	代谢（%）	消除（min）	肾肝
琥珀胆碱	血浆胆碱酯酶（90%）	1~2	—
泮库溴铵	肝（10%~20%）	70	30
哌库溴铵	肝（10%）	70	20
维库溴铵	肝（40 96）	20~30	70~80
罗库溴铵	肝（10%）	30	70
阿曲库铵	Hofmann 消除和酯酶水解（60%~90%）	10~40	—
顺式阿曲库铵	Hofmann 消除（80F6）	10~15	
米库氯铵	血浆胆碱酯酶水解（95%~99%）	<5	
多库氯铵	血浆胆碱酯酶水解（<10%）	60~80	10~20
氯酮箭毒碱	—	40~60	10~40
氯甲箭毒	—	>98	<2

【麻醉管理】泌尿外科手术的麻醉管理要点为：①复习病史，根据临床表现及实验室检查了解病人各重要系统功能状态。②判断肾功能状态及受损程度，内科积极治疗，及时纠正，改善功能。③预计手术所需的麻醉要求，如麻醉平面、手术时间、创伤大小等。估计术中有大出血可能，应充分备血，开放粗大静脉。④确定保护肾功能及避免加重。肾功能损害的麻醉要点。⑤大多数病人可选择椎管内阻滞麻醉完成手术。⑥肾脏手术、全膀胱切除、肾功能不全以及多脏器功能受损的病人选择气管内全身麻醉，或硬膜外阻滞＋气管内全身麻醉。⑦全身麻醉用药选择循环抑制小且对肾血流无影响，肾功能不全时避免使用直接损害肾功能，依赖肾脏代谢、排泄的麻醉药。⑧术中加强监测，及时补液输血，避免低血压、缺氧，预防低温等。

1.内镜检查：内镜检查用于诊断或治疗泌尿道疾病，如血尿、结石、损伤、梗阻、肿瘤等，内镜手术主要治疗前列腺增生肥大及膀胱肿瘤等。

（1）截石位注意事项

1）神经损伤：主要见于姿势不当和长时间压迫。受累神经包括：①腓总神经，大腿支架压迫腓骨头处的腓总神经；②胫神经，胫骨、踝处压迫引起；③坐骨神经：腿过度外展或髋关节过度伸展；④闭孔神经及股神经，腹股沟部过度屈曲，牵拉股神经均可导致神经损伤。故截石位病人应做好保护措施，预防神经损伤。

2）血容量改变：当双下肢抬高或放低时，血管内血容量将发生改变。椎管内阻滞时下肢血管扩张更易发生变化，尤其在术毕放低双下肢前，必须补充血容量。且一侧肢体放低后，观察几分钟再放低另一侧肢体。

（2）麻醉方法

1）表面麻醉：大多数病人可在2%~4%利多卡因或0.5%~1%丁卡因表面麻醉下行检查术，由于尿道黏膜下的静脉窦极为丰富，容易被器械损伤，使局麻药过快吸收导致局麻药中毒。

2）椎管内阻滞：应用小剂量轻相对密度的丁哌卡因腰麻，不但能满足手术和体位的要求，而且对生理功能影响轻微。

3）全身麻醉：病情严重或病人要求时可选择。

2.经尿道前列腺增生电切术（TURP）：TURP常用于老年人，是利用电割和电凝切除增生的前列腺并电凝出血的血管。具有无腹部切口、安全、手术时间短、术后恢复快而且疗效显著等优点。

(1) 麻醉特点：术时无痛，尿道、膀胱松弛。椎管内阻滞能完全满足其要求，使其膀胱松弛容积增大，防止膀胱痉挛，改善手术视野，同时清醒病人能及时发现TuRP综合征。全身麻醉病人必须有足够深度以避免咳嗽或活动造成膀胱或前列腺穿孔。

应用轻相对密度小剂量丁哌卡因5 mg腰麻（配方0.5％丁哌卡因1 ml+注射用水4 ml和肾上腺素0.1 mg，相对密度为1.0005）。方法操作简单，效果确切。满足手术和截石低位的要求，且对循环、呼吸功能影响小，术后无并发症。即使术前有高血压、心肺功能异常或其他并发症，仍是满意的麻醉方法，值得临床应用。

(2) 灌洗液：膀胱持续灌洗液冲洗以达到尿道扩张和清除膀胱内积血，保持术野清晰的目的。理想的灌洗液是：视线满意，与血浆等渗，不产生溶血反应，无离子化导电作用，吸收后无毒性，不被代谢，排泄快，且价廉等，但目前的灌洗液并不很完善。常用的灌洗液有：① 4％～5％葡萄糖；② 5％甘露醇或3％山梨醇；③ 1.5％甘氨酸；④ Cytol溶液（0.54％甘露醇+2.7％山梨醇）；⑤蒸馏水。

灌洗液吸收进入体循环有3个途径：①前列腺创面上开放的静脉系统；②切除前列腺组织的包膜层；③前列腺包膜或膀胱穿孔处。灌洗液吸收量可达10～30 ml／min。

影响灌洗液进入体循环的速度主要有下列因素：①静脉系统开放的数量，尤其是静脉丛被切开时以及包膜穿孔时；②膀胱灌洗的压力，液柱高度不应高出病人70 cm；③手术时切除前列腺组织的量；④外科医师经验和技术。

(3)TURP综合征：指当大量非电解质灌洗液吸收时使血容量剧增，导致左心衰；血液稀释引起低钠血症，使渗透压下降致肺水肿。当血钠<125 mmol／L时，水分进入脑细胞出现不同程度的脑水肿。其发生率为10％～15％。死亡率0.2％～0.8％。

临床表现：清醒病人最初为头痛、头晕、呼吸短促，咳白色或粉红色泡沫痰，颈外静脉怒张，双肺湿啰音、恶心、视力障碍或意识模糊，进一步发展为昏睡、昏迷、抽搐、心血管虚脱甚至死亡。全身麻醉病人症状不明显，可出现无法解释的血压升高或降低，顽固性心动过缓，心电图改变有 QRS 波群增宽，ST 段抬高，室速或室性心律失常。

防治原则：①低压持续灌洗，尽量缩短手术时间；②CVP 监测，可早期发现血容量增加；③术中每 30 分钟监测电解质，及时补钠；④用 5%葡萄糖作灌洗液时，术中定时监测血糖，当血糖升高时提示灌洗液吸收，早期诊断 TURP 综合征；⑤密切观察病人，注意胸闷、咳嗽、呼吸以及颈外静脉充盈等，预防性应用利尿药。

一旦诊断为 TURP 综合征，应采取下列措施：①告知手术医师；②尽快停止手术操作；③充分供氧维持呼吸；④强心、利尿；⑤纠正低钠血症，常用 5%氯化钠 5 ml／kg；⑥纠正酸碱平衡；⑦预防脑水肿，应用渗透性利尿药和激素。

（4）出血：由于应用大量灌洗液而导致术中出血量难于估计。出血量取决于：①前列腺大小；②前列腺组织内血管损伤的程度；③手术时间长短；④外科医师技术。此外，术中促使前列腺组织释放尿激酶，活化纤维蛋白溶酶，而发生纤溶；肾功能异常可伴发血小板功能异常。因此，整个手术过程要严密观察其出血情况，并给予相应处理，如输液、输血，应用止血药、抗纤溶药和输血小板。必要时监测 DIC 指标。

（5）膀胱穿孔：手术中有可能导致膀胱穿孔。一旦膀胱穿孔，灌洗液可通过穿孔处外溢。常见有 3 个部位。①腹腔：临床特征出现肩胛部疼痛及腹痛；②腹膜外：出现恶心，腹肌紧张，腹痛；③前列腺周围：系由于前列腺包膜穿破，有耻骨上疼痛及下腹紧张。大穿孔使大量低电解质液进入腹腔，会导致心动过速、低血压及休克。全身麻醉时病人无主诉，应随时观察腹部体征，作出早期诊断。

处理：穿孔较小，且液体吸收不多，多不伴有严重出血，故不做特殊处理，但应尽快完成手术，严密止血，注意灌注压力不宜过大。大穿孔时停止手术，并严密止血，置入导尿管，用气囊牵拉、压迫。适当应用利尿药预防 TURP 综合征。

（6）低温：①老年病人体温调节功能低下；②环境温度低，尤其在冬天；③应用大量室温灌洗液可导致低温。

低温对老年病人生理影响大，故应做好保温措施：①室温保持在 22℃～24℃；②术中常规监测体温；③灌洗液加温；④缩短手术时间。

（7）术中监测：TURP 手术多数为老年病人，术前合并其他杂症，因此术中必须加强监测。除常规监测血压、ECG、SpO2、CVP 外，对手术时间长的病人，定时监测电解质、血浆渗透压、血糖、血细胞比容、体温、凝血功能；

对心功能差的病人应用 Swan-Ganz 导管或经食管超声多普勒连续监测心功能。

3. 经尿道前列腺电气化术（TVP）：TVP 是 Kaplan1995 年报道治疗前列腺增生的新手术，在 TURP 的基础上改良为滚动汽化电极接触前列腺组织迅速加热致汽化温度（>100℃）致使组织汽化。同时产生汽化层下凝固层，阻止灌洗液吸收。TVP 手术已在国内广泛应用，与 TURP 比较有以下优点：①手术时间短；②术中、术后出血少；③灌洗液吸收少且很少发生 TURP 综合征；④留置导尿管时间短；⑤术后不需膀胱冲洗，住院时间短，费用低。

TVP 手术在理论上限制灌洗液的吸收，不发生 TURP 综合征，但仍有可能发生 TURP 综合征。其原因为：①灌洗液冲洗压力过高和过大；②汽化凝固层仍不能完全阻止灌洗液吸收；③前列腺过大时与电切术联合应用；④可能经前列腺周围组织和腹膜后间隙吸收入血循环；⑤前列腺包膜破裂时可大量吸收灌洗液。因此，麻醉处理原则应与 TURP 相同。

4. 经尿道膀胱肿瘤电切术：膀胱肿瘤电切术的麻醉方法同 TURP 手术，但如肿瘤生长在膀胱侧面，由于电切时刺激大腿内收肌引起强力收缩，可造成膀胱穿孔，因此要作闭孔神经阻滞。

阻滞方法：闭孔神经来自 L2、L3、L4 脊神经的腹支，腰丛的一个组成部分，在骶髂关节水平上，处于腰大肌的内侧缘。穿刺时摸清耻骨结节，以结节的外侧 1 cm 和其下 1 cm 为穿刺点，病人平卧，双腿分开，消毒后用长 8cm 穿刺针与皮肤垂直缓慢进针，直至针尖接触到耻骨下支的上部骨板，然后改变针的穿刺方向，向外侧，微向上及向后的方向，与皮肤成 80°角，与耻骨上支平行，缓慢推进，保持针尖始终与耻骨上支的内下面接触，直至针尖与骨板脱离接触，此时针尖已进入闭孔管。不一定有麻电样的异感，抽吸试验阴性，即可注射局麻药 1.5%～2% 利多卡因 10 ml。阻滞成功的表现使大腿内收作用减弱。大腿外旋功能消失，不能和另一腿交叉，以及大腿内侧一小片区域的皮肤麻木。注射时注意避免局麻药进入血管或膀胱。

5. 经腹前列腺切除术：其麻醉管理特点如下。

（1）经腹前列腺切除术的指征为前列腺肥大 >60 g 或前列腺癌。

（2）老年病人合并多种夹杂症，少数病人肾功能不全甚至发生尿毒症，麻醉前认真评估和准备。

（3）术中易出血，可能会发生意外出血，术前充分备血，开放粗大静脉。

（4）注意保暖，输液、输血加温。

（5）硬膜外阻滞平面控制在 T10～S4，老年病全局麻药剂量应小。全身麻醉选择对循环和肾功能影响小的药物。

（6）术中注射诊断性染料：① 1% 亚甲蓝（1 ml）可致低血压；② 0.8%

靛卡红有交感作用，可使血压升高；③2种染料均可使spO2一过性下降到40%～60%，持续1～2分钟。

（7）并发症：常与失血有关如贫血、凝血障碍、低温等。

6. 肾脏切除术：其麻醉管理要点如下。

（1）指征：肾良、恶性肿瘤，多囊肾，多发性结石，肾损伤，慢性感染等。

（2）体位：平卧位（前腹膜径路）、侧卧位（侧后腹膜径路）。侧卧位常使用腰桥，可引起腔静脉压迫致低血压；膈肌活动受限，影响呼吸功能。

（3）麻醉方法：硬膜外阻滞，全身麻醉或联合麻醉。

（4）维持健侧肾血流量，维持动脉血压和肾灌注压，可用多巴胺 1～3μg/(kg·min)。及时补液、输血、维持有效血容量和尿量，避免缺氧。

（5）胸膜损伤：手术分离上及时可造成胸膜损伤，发生气胸，清醒病人有咳嗽、胸闷、呼吸困难、spO2下降，严重者循环功能障碍，全身麻醉病人呼吸道压升高，SpO2降低。紧急处理于吸气相做胸膜修补术，严重者须放胸腔引流。

（6）肾癌切除应警惕癌栓脱落引起肺栓塞。

7. 膀胱全切除回肠或结肠代膀胱术：其麻醉管理要点为如下。

（1）指征：浸润性膀胱恶性肿瘤，神经源性膀胱功能障碍，其他盆腔恶性肿瘤等。

（2）术前充分评估病情，内科治疗并发症。

（3）充分备血，开放粗大静脉。

（4）全身麻醉或联合麻醉。

（5）手术时间长，创伤大，失液、失血多，输尿管阻断时无法估计尿量。

（6）保温，维持有效血容量和肾小球滤过压。

（7）输尿管阻断前可用小剂量多巴胺 1～3μg/(kg·min)，必要时应用利尿药。

（8）监测：ECG、$PETCO_2$、SpO_2、CVP、连续动脉压、尿量、体温。

第九节 产科麻醉

产科麻醉虽然在技术上并不复杂，但其风险却相对较高。妊娠期间，孕妇的生理发生了明显的变化，对产科麻醉会直接或间接地产生影响，严重时甚至危及孕妇生命；麻醉的技术和药物也会对孕妇和胎儿产生不同程度的影响；妊娠合并的一些疾病以及剖宫产的相关并发症使麻醉风险大增。因此，麻醉医师不仅要提供良好的麻醉以使手术顺利进行，更要保障孕妇和婴儿的安全。行产科麻醉时，麻醉医师必须熟悉一些基本的相关知识，如妊娠期间孕妇生理的改变，各种药物对胎儿的直接或间接的影响，各种麻醉方法在产科麻醉中的利与弊等等。

【生理】

1. 呼吸系统的改变：在怀孕期间，孕妇肺功能最明显的变化是功能氧气量的变化。在妊娠期间，功能残气量减少了15%～20%。这主要是由于子宫增大导致膈肌上抬所致。功能残气量的减少使孕妇氧的储存能力明显减少。补呼气量和残气量减少约20%，潮气量增加40%，而肺总量基本保持不变。孕妇腹式呼吸减弱，主要以胸式呼吸为主，因此全身麻醉时注意避免抑制胸式呼吸，硬膜外阻滞时平面不宜过高。

孕妇氧耗比非妊娠妇女增高约20%，这是因为孕妇本身代谢增加以及胎儿的需求。储氧能力的减少和氧耗的增加使孕妇更容易发生缺氧，因此麻醉时应保障孕妇充足的供氧。孕妇的每分通气量增高约50%，这主要是由于潮气量的增加，心率增快也有一定的作用。通气量增加使 $PaCO_2$ 减至约32 mmHg，但动脉血的pH值维持正常，这是由于血液中碳酸氢盐代偿性的减少所致。动脉血氧分压轻度增高，氧合血红蛋白离解曲线右移，这有利于氧在组织的释放。

在分娩期间，特别是第一和第二产程，由于疼痛难忍，孕妇的每分通气量和氧耗剧增。比非妊娠妇女增高约300%，导致孕妇低二氧化碳血症（$PaCO_2$ 降至20 mmHg或更低）。pH值升高（pH>7.55）。呼吸性碱中毒可使血管收缩，影响胎儿血液供应。另外，在宫缩的间歇期，由于疼痛缓解，血中低 $PaCO_2$ 可使孕妇呼吸减弱，可导致缺氧，对孕妇和胎儿不利。硬膜外分娩镇痛可有效地消除分娩疼痛，消除过度通气，降低氧耗，有利于孕妇和胎儿。

在怀孕期间，孕妇呼吸道黏膜的毛细血管都处于充血状态，更易引起出血和水肿。因此，全身麻醉气管内插管时操作务必要熟练、轻柔，避免反复操作，孕妇气管导管的口径比非妊娠妇女要小（6.5～7.0 mm）。

2. 心血管系统的改变：怀孕期间，孕妇心排血量逐渐增加，至足月时增高30%～40%，这是由于心脏起搏量增加以及心率增快所致。孕妇外周循环的阻力降低，因此动脉压维持不变。孕妇血容量显著增加，足月时增加35%～40%，但孕妇红细胞计数降低，这是因为血浆的增长速度要明显高于红细胞，导致相对性的贫血。尽管血液被稀释，但妊娠妇女的循环系统却处于高凝状态，这是由于因子Ⅶ、Ⅷ、X以及血浆纤维蛋白原增加所致。

虽然孕妇循环的血容量增加，但孕妇处于平卧位时却容易发生低血压。增大的子宫压迫下腔静脉导致回心血量减少，从而导致低血压的发生。增大的子宫也可压迫腹主动脉，使子宫的血供减少，对胎儿不利。

临产时有许多因素可增加心脏和循环的负荷。第一产程时子宫收缩可使回心血量明显增加，心排血量可暂时增加20%左右，第二产程时孕妇屏气动作可使腹内压显著升高，增加回心血量，加重心脏负担。同样，剖宫产时孕妇循环系统也会发生明显的波动。胎儿取出时，腹腔压力骤减，大量血液聚集于腹腔，使回心血量骤减，导致血压明显降低；子宫收缩后大量的血液又被挤回心脏，使心脏负荷加重。心血管功能良好的孕妇一般可良好耐受这种循环波动，但对于原本就有心脏病的孕妇，各种并发症发生的概率明显增加，如心衰、肺水肿等。因此，行剖宫产时麻醉医师应严密监测血流动力学的改变。积极处理。

3. 神经系统的改变：无论是硬膜外阻滞或全身麻醉，孕妇对麻醉药物的需要比非妊娠妇女要低。在腰麻或硬膜外阻滞中，较少量的局麻药就可达到理想的平面。一般认为，由于妊娠妇女腹腔压力增大，硬膜外静脉怒张，从而使硬膜外和蛛网膜下腔的间隙减小，导致局麻药的用量减少。但也有人认为，局麻药用量的减少是由于孕妇的神经纤维对局麻药的敏感性大大增加所致。

动物实验证明，全身麻醉时妊娠动物对吸入全麻药的需要量比非妊娠动物减少可达40%，另有研究证明妊娠妇女吸入全麻药的最低肺泡有效浓度（MAC）明显减低。有人认为这是妊娠时孕妇体内各种激素水平发生了改变所致。还有人认为，孕妇吸入麻醉药的MAC的减低是由于孕妇内啡肽系统发生了改变，导致孕妇对疼痛的忍受力增加所致。

总之，无论是硬膜外阻滞或全身麻醉，孕妇对各种麻醉药的敏感性增加，应适当减少药量。

4. 其他系统的改变：在怀孕期间，由于胎盘分泌的促胃酸激素的水平升高，孕妇胃酸的分泌增加。由于受增大的子宫的挤压，胃排空能力减弱。另外分娩时的疼痛、焦虑也会明显影响胃的排空能力。临床试验证实，在分娩孕妇进食后8~24小时行超声检查，发现41%的孕妇胃内还存留固体食物，而非妊娠妇女进食后4小时胃内就找不到固体食物。另外。妊娠妇女的胃内压增加，而下端食管括约肌压力降低。所有这些都增加了反流、误吸的危险性。因此，对于剖宫产计划手术，应按要求严格禁食；而对于急症手术，麻醉前都应按饱胃进行准备。

在内分泌方面，孕妇促甲状腺激素、甲状腺激素分泌增多，机体基础代谢率增加。血清皮质醇浓度增加，说明孕妇肾上腺皮质激素处于功能亢进状态。孕期肾素-血管紧张素-醛固酮系统分泌量增加，高-肾素活性和高醛固酮可抵消大量孕酮所致的排钠利尿及肾小球滤过率增高，起防止发生负钠平衡及血容量减少的代偿作用。

【药理】胎盘膜和血-脑屏障一样都是脂质屏障，由磷脂构成，具蛋白质性质。凡脂溶性高、分子质量小、电离度小的物质均易通过胎盘。绝大多数麻醉药物都可以被动扩散的方式通过胎盘，很多因素都可影响药物的扩散速度。包括胎盘两侧的药物浓度差，膜的厚度以及扩散面积，子宫以及脐静脉的血流速度；药物的因素包括分子质量的大小（<500 U），高脂溶性，低蛋白结合率，低离解度。几乎所有的麻醉、镇痛、镇静药的分子质量<500 U，都有相对较高的脂溶性，部分药物不离解和有不完全的蛋白结合率，因此都会有少量的药物迅速通过胎盘。而对于神经肌肉阻滞药，包括去极化和非去极化肌松药，都因低脂溶性和高离解度而不易通过胎盘，因此对胎儿影响不大。

胎儿肝脏的质量为体重的4%，肝内的细胞色素P450、NADH细胞色素C还原酶、葡糖醛酸转移酶等的活性与成人无显著性差异，因此胎儿肝脏具有较强的代谢功能，可以代谢绝大多数的麻醉药。从胎盘经脐静脉进入胎体的药物，大部分被肝脏代谢，其余被胎儿体循环的血液稀释，真正到达脑组织的药物浓度极低。因此，少量的麻醉药进入胎体不会对胎儿造成严重影响。但是应当避免大剂量反复用药，因为胎儿代谢能力毕竟有限。

1. 麻醉性镇痛药：

（1）哌替啶：哌替啶在产科麻醉中较常用，一般肌注50～100 mg或静注25～50 mg，有较好的镇痛效果。最强的镇痛效应出现在肌注后40～50分钟或静注后5～10分钟，作用时间一般为3～4小时。哌替啶对新生儿有一定的抑制作用，可导致新生儿呼吸抑制、Apgar评分以及神经行为能力评分降低。哌替啶的抑制程度和用药的剂量、给药一胎儿娩出的时间有明显的相关性。研究证明，在胎儿娩出前1小时内或4小时以上给常规剂量的哌替啶。新生儿的抑制程度和没有用药的新生儿没有差别。

（2）芬太尼：可迅速通过胎盘，其产科麻醉或镇痛的常用剂量为肌注50～100μg或静注25～50μg，静注后3～5分钟作用达高峰，维持时间30～60分钟。研究证明，在剖宫产手术时，胎儿娩出前15分钟以内静脉用常规剂量的芬太尼，没有发现对新生儿有明显的不良影响。芬太尼最常用于硬膜外分娩镇痛，低浓度的局麻药复合小剂量的芬太尼从硬膜外给药，镇痛效果良好且对母婴无不良影响，在临床上应用很广。

（3）吗啡：因为胎儿的呼吸中枢对吗啡极为敏感，因此常规剂量的吗啡就会造成胎儿明显的呼吸抑制，现在吗啡基本上已被哌替啶、芬太尼等药取代。

（4）布托啡诺和纳布啡：这是两种合成的阿片受体激动一拮抗药，布托啡诺2 mg、纳布啡10 mg对呼吸的抑制作用和吗啡10 mg的作用相当。但再增大剂量，呼吸抑制的作用并不随着剂量的增大而增加。这两种药的临床剂量可引起胎心的改变，和上述阿片类对比，没有研究证明这两种药有什么特别的优点。

2. 非麻醉性镇痛药：曲马朵主要作用于μ受体，镇痛效价约为吗啡的1/10，其对呼吸、循环的影响轻微。曲马朵起效稍慢，但镇痛时间长，可维持4～6

小时，因此适合于分娩镇痛的孕妇。分娩时，曲马朵 100 mg 静脉单次应用，对母婴没有明显不良影响。

3. 局部麻醉药：产科麻醉和镇痛最常用的局麻药有 3 种：利多卡因、丁哌卡因及罗哌卡因。利多卡因多用于剖宫产的麻醉，1.5%～2%的利多卡因用于硬膜外阻滞，对母婴安全有效。而丁哌卡因和罗哌卡因更常用于分娩镇痛。

（1）丁哌卡因：是一种长效的局麻药，低浓度时有明显的运动—感觉神经阻滞分离的特点，因此较早地应用于分娩镇痛。丁哌卡因具有较高的蛋白结合率，胎盘的转运率较低（脐血和母血的浓度比为 0.3 左右），从硬膜外进入母血的布比卡因只有极少量进入胎儿。因此，临床常用的低浓度丁哌卡因用于分娩镇痛，对胎儿没有影响。现在临床上分娩镇痛常用的丁哌卡因的浓度为 0.07%～0.125%丁哌卡因 +1～2μg／ml 的芬太尼，对运动神经影响轻微，且对产程影响小，对母婴安全可靠。

关于丁哌卡因的心脏毒性，研究证明丁哌卡因的心脏毒性大于利多卡因，且丁哌卡因引起的心搏骤停很难复苏。既往的资料表明，当使用较高浓度的丁哌卡因（0.5%～0.75%）进行产科麻醉时，孕妇发生心脏毒性反应的可能性增大。布比卡因发生心脏毒性的机制和利多卡因一样，都是阻滞心脏的钠通道，不同的是丁哌卡因和心脏钠通道的结合更持久，不容易解离。回顾性调查表明，丁哌卡因的心脏毒性反应大多数都发生于产科麻醉的病人，这可能是因为孕妇硬膜外血管怒张，导致局麻药的吸收速度加快，及硬膜外导管误入血管的概率增加。因此，剖宫产的硬膜外阻滞一般很少选用丁哌卡因。

（2）罗哌卡因：基本结构和丁哌卡因相同，低浓度镇痛时运动—感觉神经阻滞分离的特点更明显。和丁哌卡因相比，罗哌卡因的代谢速度快，蛋白结合率更高，脂溶性较低，而胎盘的转运率相似。因此，从母血进入胎儿的药量少于丁哌卡因，且在胎儿中存留的时间短，相对布比卡因更为安全。罗哌卡因最常用于硬膜外分娩镇痛，其浓度和丁哌卡因相似，一般为 0.07%～0.125%罗哌卡因 +1～2μg／ml 的芬太尼，以 0.1%罗哌卡因 +1μg／ml 的芬太尼最为常用，其对运动神经的影响比丁哌卡因更小，对母婴安全可靠。

罗哌卡因的心脏毒性大于利多卡因，但小于丁哌卡因，且清除速度更快。因此，罗哌卡因的安全剂量明显大于布比卡因。两药用于分娩镇痛效果相当，丁哌卡因对运动神经阻滞程度可能略大于罗哌卡因。由于现在分娩镇痛中使用的局麻药浓度都很低，所以两药对母婴都没有明显的不良影响，都广泛应用于硬膜外分娩镇痛。

4. 全身麻醉药：

（1）硫喷妥钠：是产科最常应用的全麻诱导药。临床研究表明，全身麻醉时用硫喷妥钠4～7 mg／kg诱导，对新生儿并没有明显的影响。虽然硫喷妥钠可迅速通过胎盘，但临床检测胎儿脑血硫喷妥钠的浓度却并不高，因为进入胎儿的硫喷妥钠绝大部分被胎儿肝脏代谢或被胎儿体循环的血液稀释。

（2）氯胺酮：可迅速通过胎盘，但静脉用氯胺酮1～1.5 mg／kg对胎儿没有明显影响。有报道静脉用氯胺酮2 mg/kg以上对胎儿产生了呼吸抑制，因此，产科麻醉一般不超过2 mg/kg。氯胺酮有交感兴奋作用，故高血压的孕妇禁用。

（3）丙泊酚：可用于产科麻醉诱导和麻醉维持。诱导时，丙泊酚2.0～2.5 mg/kg和硫喷妥钠4～5 mg/kg效果相同，对新生儿都没有明显的抑制作用，母亲低血压的发生率较低。

（4）依托咪酯：0.3 mg/kg可用于孕妇的麻醉诱导，但插管反应较强，新生儿评分和硫喷妥钠相似。依托咪酯可用于血压低、心血管功能较差的孕妇。

（5）肌松药：在临床剂量下。无论是去极化肌松药还是非去极化肌松药都可安全地应用于产科麻醉，因为各类肌松药都具有高度的水溶性和高离解度，因此都不容易通过胎盘，因此对胎儿没有影响。

（6）氧化亚氮：除用于分娩镇痛外，还经常用于产科麻醉的维持。氧化亚氮具有较强的镇痛作用，可迅速通过胎盘，对母婴无明显的不良影响。氧化亚氮可促进子宫的收缩，使收缩力和频率均增加，对母亲有利。当然，当使用高浓度的氧化亚氮时，应警惕缺氧的发生。氧化亚氮的麻醉作用较弱，不能单独用于麻醉维持，必须复合其他吸入麻醉药。

（7）氟烷、恩氟烷和异氟烷：氟烷对宫缩的抑制作用较强，恩氟烷和异氟烷次之。因此如果剖宫产麻醉维持用高浓度的上述麻醉药，会明显地抑制宫缩，导致胎儿取出后子宫收缩不良，增加手术出血量。因此，剖宫产的麻醉维持最好使用较高浓度的氧化亚氮复合低浓度的恩氟烷或异氟烷。临床研究表明，50％的氧化亚氮复合低浓度强效的麻醉药（0.5％氟烷或<1％的恩氟烷、异氟烷），麻醉效果较好，对子宫收缩的影响轻，对新生儿没有明显的影响。

【麻醉实施】

1. 剖宫产：

（1）麻醉选择：在产科麻醉时，麻醉医师必须选择对母亲安全舒适、对新生儿影响小并能给产科医生提供良好的手术条件的麻醉方法。常用的麻醉方法如硬膜外阻滞、腰麻、腰麻-硬膜外联合阻滞、全身麻醉。

1）硬膜外阻滞：是剖宫产手术的首选麻醉方法，其麻醉效果良好，麻醉平面和血压较容易控制，对母婴安全可靠。穿刺点选择L1～L2或L2～L3间隙，麻醉药一般选择1.5％～2％利多卡因或0.5％丁哌卡因，麻醉平面应达到T8左右。硬膜外用药剂量可比非孕妇减少1/3。

为预防子宫压迫下腔静脉，导致仰卧位低血压综合征的发生，产妇最好采用左侧倾斜 30°体位，或垫高产妇右髋部，使之左侧倾斜 30°这样可减轻巨大子宫对腹后壁大血管的压迫。麻醉前应常规开放静脉，给予预防性输液。孕妇硬膜外血管处于怒张状态，穿刺置管应小心，以免误入血管。

2) 腰麻和腰麻一硬膜外联合阻滞（CSE）：传统的腰麻目前在临床上应用较少，因为腰麻对孕妇血流动力学影响较大，麻醉平面不易控制。不能任意延长麻醉时间。而且术后头痛的发生率较高。

值得注意的是近十几年来，国外腰麻一硬膜外联合阻滞（CSE）在产科的应用越来越多。CSE 结合了腰麻和硬膜外阻滞的特点。起效快并且肌肉松弛良好，和腰麻相比可较好地控制麻醉平面，并可任意延长麻醉时间，并可提供术后镇痛。另外，现在 CSE 的穿刺器械有了很大的改进。例如普遍使用管内针技术，从而使针心更细，减弱了硬膜的损伤程度，同时避免了和皮肤的直接接触，减少了感染的机会；笔尖式针心、针孔侧置使针心不像传统的斜面式腰麻针那样切开硬脊膜，而是分开硬脊膜，对硬脊膜的损伤更小，且更容易愈合，明显减少了脑脊液的外漏。正是由于这些方法和技术上的改进，使 cSE 的并发症大大降低。CSE 的方法是：蛛网膜下腔穿刺成功后，缓慢注入丁哌卡因 10 mg，拔出针芯，再从硬膜外置管，需要时从硬膜外给药。

行 CSE 麻醉时，应当注意孕妇的血压波动。麻醉之前一定要开放静脉通道，预防性地输晶体液 500 ml 左右，产妇最好采用左侧倾斜 30°体位，这些措施能有效地预防低血压的发生。

3) 全身麻醉：如果孕妇合并有凝血障碍、腰椎感染、精神障碍或其他一些严重的并发症时，最好采用全身麻醉。全身麻醉的优点包括：诱导迅速，心血管功能稳定，良好的呼吸道控制。最严重的问题是气管内插管失败和反流误吸，其他的问题如新生儿抑制、子宫收缩的抑制等，可通过良好的麻醉管理来有效预防。麻醉管理的措施包括：①诱导前 1 小时口服抗酸药，如 H_2 受体拮抗药西咪替丁；②产妇采用左侧倾斜 30°体位，监测措施至少要有心电图、血压、氧饱和度；③诱导前充分供氧（流量 >6 L／min）；④手术的各项准备措施（如消毒、铺巾）准备妥当之后才开始麻醉诱导，以尽量减少胎儿暴露于麻醉药下的时间；⑤诱导采用 硫喷妥钠 4～5 mg／kg+ 琥珀胆碱 1.5 mg/kg，诱导时可请一助手按压环状软骨；⑥麻醉维持采用 50％的氧化亚氮复合 0.5％氟烷或 0.75％异氟烷或 1％恩氟烷；⑦避免过度通气；⑧胎儿取出后，立即加深麻醉，可适当提高氧化亚氮的浓度，追加阿片类镇痛药，吸入麻醉药浓度仍维持低浓度。以免影响宫缩；⑨病人清醒后拔管。

临床上常用 Apgar 评分、新生儿神经行为评分、母儿血气分析等作为依据来评价各种麻醉方法对新生儿的影响，多数认为腰麻、硬膜外阻滞、全身麻醉之间无统计学差异。

2. 妊娠高血压综合征：可分为5类。①妊娠水肿；②妊娠高血压；③妊娠蛋白尿；④先兆子痫；⑤子痫。其中较为严重的是先兆子痫和子痫。先兆子痫是指在妊娠合并高血压、水肿和蛋白尿的基础上，出现了头痛、视物模糊、胸闷及恶心、呕吐等症状；子痫是指在此基础上出现抽搐。其处理措施是行刮宫产迅速中止妊娠。在麻醉处理上应注意：①术前病人可能已采取限制食盐摄入和液体输入，且可能行利尿治疗，故麻醉前往往存在不同程度脱水、低钠血症和低血容量。②病人术前已采用镇静解痉及抗高血压治疗，应注意这些药物的副作用和对麻醉的影响。如硫酸镁在镇静解痉的同时，如果血药浓度过高，会产生呼吸抑制甚至心脏停搏；利舍平可使儿茶酚胺消耗，低血压时对升压药不敏感等等。③有凝血功能异常的病人，禁忌实行硬膜外阻滞。④术中维持血压在合理水平，充分供氧，抽搐发作时可用镁剂治疗，但应监测血镁浓度。⑤重度先兆子痫或子痫时，术前、术中或术后容易发生心、肾功能不全，肺水肿，脑出血，凝血障碍甚至DIC，麻醉医师应密切关注病情，及时进行处理。此类病人最好选用全身麻醉。

3. 羊水栓塞：是产科最严重的并发症，起病迅速，病情严重，死亡率较高。其发病机制包括羊膜或绒毛膜的撕裂、子宫或子宫颈静脉开放以及巨大的压力将羊水驱至静脉而进入循环。其病理生理改变包括：羊水进入肺动脉形成肺动脉高压，导致循环衰竭、休克的发生；肺动脉高压导致通气／血流比例失调，支气管痉挛、分泌物增加导致肺通气障碍，结果导致急性呼吸衰竭；羊水中的抗原物质可导致过敏性休克，进一步加重病情等等。典型的临床表现：休克、肺水肿、呼吸窘迫、昏迷、惊厥、出血及凝血障碍。处理措施包括：立即气管内插管正压通气（PEEP），利尿，缓解肺血管痉挛，治疗过敏性休克以及其他一些对症治疗。

第十节 整形外科手术麻醉

【手术特点】

1. 整形外科手术涉及范围广泛，全身各部位缺损或畸形的整复，从体表皮肤到深层脏器，从简单的切疤植皮到复杂的颅颌面畸形整复都属整形外科手术范畴。

2. 同时在多部位施行手术在整形手术中较为常见，主要为深度烧伤、大面积烧伤、多处复合伤和严重畸形实施整复的手术。

3. 手术的精细度、复杂性、大范围和多部位是造成整形手术时间延长的原因。

4. 有些病人由于整复部位多、面积广、畸形复杂，还需分期手术才能完成整个治疗。

5. 各类先天性和继发性颅颌面缺损或畸形的整复手术，涉及颅骨、颅底、眼眶、眼球、鼻腔、鼻窦和上下颌骨的截骨、移位及重新组合等多个部位的实施步骤，具有范围广、创面大、时间长、出血多，手术部位邻近呼吸道和中枢神经系统等特点，术后还可能产生一些如颅脑损伤、脑水肿等严重的并发症，并有一定的死亡率。

6. 先天性颅颌面畸形的整复手术较为复杂，现大多主张采用序列治疗的方法，即分年龄段实施多期手术，以获得满意的效果。这项复杂工程通常需要有一个由多学科医师组成的治疗小组来完成。

7. 许多整形外科手术如游离皮瓣、肌肉、骨骼瓣、大网膜、神经和趾指移植，头皮、断肢（指）再植和复杂的颅颌面畸形整复等手术，均需采用显微外科技术。

8. 美容手术是一类以美容为目的的整形外科手术，病人存在的身体"缺陷"并不明显影响某一部位器官的功能，更无造成生命威胁之虞，常见手术有重睑、隆鼻、祛痣、除皱、正颌、乳房增大或缩小、脂肪抽吸或切除术等。

【术前准备】

1. 小儿多为先天性畸形而施行整形外科手术，许多先天性畸形如颅狭症、并指等多主张在1岁以内实施早期手术，以改善外形和功能、减少并发症和获得术后较佳的发育条件。

2. 年龄越小，手术麻醉风险也越大，早产儿术后出现窒息和心动过缓等严重并发症的发生率明显高于足月儿。

3. 许多先天性畸形除明显的头颅、颌面、四肢等部位畸形外，可同时存在一些需经特殊检查才能发现的畸形。术前要有充分的认识。详细检查小儿重要脏器的功能状态，并作出正确估价。如 Apert 综合征除有突眼、眶距增宽、腭裂外。可伴有脑积水、心血管畸形、多囊肾等。

4. 有些先天性畸形还会引起严重并发症，如颅狭症者有发生颅内压增高、视神经萎缩和癫痫的可能。

5. 先天性颅颌面畸形可因同时存在小颌、短颈、鼻咽腔狭小、高腭弓、腭垂过长等畸形而造成呼吸道困难，有些病人症状明显，表现为夜间睡眠后打鼾，甚至出现阻塞性睡眠呼吸暂停综合征。

6. 其他造成严重呼吸道困难的疾患还包括烧伤后瘢痕粘连致小头畸形、颏胸粘连等，术前应准确预测有否插管困难存在，选择好合适的诱导方法和插管技术。

7. 要求施行美容手术的病人多属青、中年龄，具有良好的体格状况，能较好地耐受手术与麻醉。

8. 整形外科中，因头皮撕脱或断肢而需施行急诊手术的病人，多有急性创伤后失血和饱胀的问题，术前应注意估计其创伤后失血量，并询问最后进食时间，检查有无其他外伤存在。

9. 大多数整形外科手术病人都有明显的身体缺陷或畸形，存在对手术效果期望高和患得患失等心理活动，术前应重视整形外科手术病人的心理问题，做好耐心细致的解释工作。

【麻醉选择】

1. 局部麻醉：适用于部位浅表、范围较小的手术，对生理干扰小，易于管理，在整形外科手术中应用广泛。

2. 神经阻滞：多数神经阻滞体表标志明显，容易实施操作，缺点是手术区疼痛感受器的阻滞不易完善。较常用的有臂丛神经阻滞、颈神经丛阻滞和头面部神经阻滞。臂丛神经阻滞和颈神经丛阻滞分别用于上肢手术和颈部手术，头面部神经阻滞的麻醉范围可覆盖大部分的头面部手术区域。

3. 椎管内阻滞：适用于各类胸、腹壁及会阴和下肢的整形外科手术，这种麻醉方法有痛觉阻滞完善、阻滞时间及范围可控性强的优点。

4. 全身麻醉：随着人们对手术舒适、安全意识的提高，越来越多的整形外科手术都在全身麻醉下施行。

【麻醉要点】

1. 整形外科手术要求麻醉平稳、镇痛完全，常不需要特别的肌肉松弛作用。

2. 长时间的显微手术要求麻醉舒适、安全、绝对制动，又对病人生理功能影响小。

3. 对于实施多期手术治疗的病人，需建立起整体或全局的观念，熟悉各阶段的手术麻醉病史，并注重防范多次手术的麻醉风险和给病人造成的巨大心理创伤。

4. 许多中、小美容手术都可在局部麻醉下进行，但目前全身麻醉所占的比例趋于增大。

5. 颅颌面整复手术的特殊性与复杂性对围术期麻醉处理提出了高要求。使其难度和风险极为增大。

【麻醉管理】

1. 无插管把握时需保留病人的自主呼吸，忌用肌松药，在浅麻醉甚至清醒状态下施行气管内插管，所谓"清醒"并非指不用任何麻醉药物，可在操作前给予适量的镇静、镇痛药物，使病人处于嗜睡状态，保留呼吸并呼之能应。

2. 经鼻插管较经口插管固定性好，在头部整形手术中应用广泛。

3. 长时间手术、重大手术和危重病人，均需进行有创血流动力学监测，并注意及时输血、输液，维持循环功能的稳定。

4. 颅颌面严重畸形整复、巨大血管瘤切除、神经纤维瘤切除手术中，还需采用控制性降压和低温技术。

5. 对于颅颌面畸形整复、颅底肿瘤根治切除等开颅手术，术中和术后应持续监测并有效控制颅内压，以预防脑疝和脑水肿的发生。

6. 头部手术病人，术后被多层敷料包扎固定，若拔管后发生呼吸道困难，处理十分棘手，应掌握好拔管指征，密切注意拔管后有无呼吸道梗阻、呕吐误吸、通气不足等情况，及时发现、及时处理。

【注意事项】

1. 眶距增宽症手术：①眶距增宽症是出现在颅颌面畸形中的一种临床症状，最佳手术年龄为 5~6 岁；②手术采用颅外、颅内或颅内一外联合径路，将颅骨和眶骨截断、移位、重新组合，以获得畸形的修复，有手术范围广、创伤大、出血多、时间长的特点；③手术可能涉及眶内侧壁的鼻骨，故多采用经口气管内插管，使用 RAE 气管导管可将整个麻醉回路置于手术野外，最大限度地减少对手术操作的影响；④术中多需建立有创动脉压和中心静脉压的监测，并注意精确估计失血量，及时补充血容量；⑤伴颅狭症者多有颅内压增高，可呈慢性发展过程，无典型的临床症状而易被忽视，因此术中和术后均应做持续的颅内压监测。

2. 显微手术：①显微手术的特点是操作精细，麻醉要求镇痛、镇静完全，并保持制动。②肢体手术多采用部位阻滞麻醉，其优点是操作简单，可阻滞交感神经而使血管扩张，增加手术肢体的血流灌注，还可根据需要做术后镇痛。③显微手术历时较长，部位阻滞麻醉时，为避免反复追加局麻药，多选用长效局麻药，术中常需辅助应用适量的镇静药物以保持术野安静。④长时间手术、颅面部手术、病情危重和精神紧张或不合作的病人以选用全身麻醉为宜。⑤围术期中需防止移植组织的吻合血管栓塞和痉挛。其方法有：可输注平衡液和葡萄糖酐 40 以降低血液黏度；避免各种致血管痉挛因素如疼痛、寒冷、应用血管收缩药和输血、输液反应等；术后应尽可能让病人平稳地苏醒，不宜延迟拔管；麻醉恢复期内即可开始实施镇痛。

3. 乳房美容手术：①常见手术有乳房增大或缩小手术，可采用连续硬膜外阻滞，也可采用全身麻醉；②乳房增大手术在经腋窝小切口分离胸大肌时，易发生气胸，术中应注意严密观察；③乳房缩小手术需切除多余的乳房组织，其手术创面和失血量相对较大，应引起重视。

4.腹部美容手术：①腹部美容手术主要是脂肪抽吸或切除术，可用连续硬膜外阻滞或全身麻醉；②腹部脂肪切除手术创面较大，术中失血、渗液可能较多，要及时给予输血、补液；③腹部脂肪抽吸手术则经腹壁上的数个小切口以负压施行脂肪抽吸，创伤相对较小，但需警惕它有术中发生脂肪栓塞的潜在危险。

第十一节 腹腔镜手术麻醉

腹腔镜手术因创伤小、术后疼痛轻、并发症少及恢复快等优点在临床上应用日益广泛，同时由于人工气腹对生理功能造成的影响也不能忽视，因此术中做好严密监护，选择合适的麻醉处理是十分重要的。

【生理】

1.腹腔镜手术对循环系统的影响：腹腔镜手术的特点之一是需要在腹腔内注入气体造成人工气腹，临床使用最多的是二氧化碳气体。腹腔镜手术对血流动力学的影响，其生理学机制是多方面的，主要因素是腹内压（IAP）的升高和高碳酸血症所引起的生理学影响，其他还有病人的体位、注气速度和注气容量以及病人本身的身体状况。

(1)IAP 增高：人工气腹使腹腔压力增加，上腹部手术 IAP 需达 l0～15 mmHg(1.3～2.0 kPa)，下腹部如妇科手术需达 20～40 mmHg(2.6～5.2kPa)。在 IAP 增加的早期，可使腹部容量血管受压导致回心血量增加，IAP 继续增高则使腹部及下肢静脉回流减少，正常腔静脉压力为 5 mmHg(0.65 kPa)。IAP<5 mmHg，对生理影响很小；增高到 10～15 mmHg 时，腔静脉部分受压，静脉回流部分减少；如果 IAP>15 mmHg，则会产生较严重的生理反应。另外由于膈肌上移产生胸膜腔内正压，使回心血量进一步减少。同时 IAP 增高压迫腹主动脉及腹腔内脏器血管，以及非机械因素如血中儿茶酚胺、血管升压素、血管紧张素等水平增加，导致体循环阻力（SVR）和肺循环阻力（PVR）增加，增加心脏后负荷。

(2) 高碳酸血症：二氧化碳在血中溶解度较高，二氧化碳的吸收除了与溶解度有关外，还与IAP和手术时间长短有关。二氧化碳吸收随IAP的增高而增加。当 IAP>10 mmHg 时，腹膜毛细血管受压，二氧化碳吸收不与 IAP 成正比。此外。手术时间越长，二氧化碳吸收越多。轻度的高碳酸血症（$PaCO_2$ 45～53 mmHg），对血流动力学影响轻微；中至重度高碳酸血症（$PaCO_2$ 55～70 mmHg），直接作用是抑制心肌和扩张动脉血管，另一方面高碳酸血症刺激中枢神经系统，增加交感活性和儿茶酚胺分泌，间接兴奋心血管系统，使心肌收缩力增强和小动脉收缩，表现为心率（HR）、平均动脉压（MAP）、中心静脉压（CVP）、心排血量（CO）和左心室每搏量（SV）增加。因此，高碳酸血症对血流动力学的影响是两种整合的结果，一般间接兴奋作用占优势。

（3）手术体位：在腹腔镜手术中需要利用重力作用.通过体位的变化来获得暴露。如实行妇科手术和肠道手术时的屈氏体位（头低脚高），上腹部手术的反屈氏体位（头高脚低），脾切除术的左侧在上的侧卧位和直肠、左半结肠切除的改良的截石位，这些体位带来的生理变化可能对病人有害，尤其是屈氏体位和反屈氏体位，会给病人带来一些生理变化如心脏回心血量的变化、对通气的影响等，体位的变化可加重或减轻人工气腹造成的循环和呼吸紊乱。

腹腔镜手术对血流动力学的影响一般是心率增快、外周血管阻力和中心静脉压增高，心排血量下降，平均动脉压可以增高、不变或降低。

腹腔镜手术发生心律失常比较多见（25%～47%），大多数为窦性，在气腹停止后消失。高碳酸血症、低氧血症、静脉回流减少对交感神经的刺激和腹膜牵拉对迷走神经的刺激都可能引起心律失常，甚至有可能导致致命性的心律失常。

2. 腹腔镜手术对呼吸系统的影响：腹腔镜手术主要是气腹通过机械因素影响呼吸功能，人工气腹腹内压增高使膈肌上抬，膈肌运动幅度减小，肺容量减少和由于膈肌上招致肺膨胀不全，潮气量下降，功能残气量减少，肺泡无效腔量增大，可引起通气／血流比例失衡。腹内压增加导致呼吸阻力增加，肺顺应性下降，在屈氏体位时更为明显。对于老年、肥胖和阻塞性呼吸功能障碍的病人，人工气腹对呼吸功能的影响则更为显著。

气腹使 $PaCO_2$ 升高，一方面是由于高弥散性的二氧化碳吸收，另一方面，气腹后通气量下降和呼吸无效腔相对增大也是原因之一。另外由于肺膨胀不全致肺容量减少及通气／血流比例失衡等因素导致缺氧。$PaCO_2$ 增高和缺氧在清醒病人可因呼吸代偿来排出过高的二氧化碳，分钟通气量可增加 20%～30%，但常因辅助镇痛镇静药物而抑制此代偿反应；在人工通气条件下可通过提供高浓度氧和增加通气量降低 $PaCO_2$ 和改善供氧。在气管内插管全身麻醉下，人工气腹后可能导致气管导管进入一侧主支气管。

3. 腹腔镜手术对其他生理功能的影响：

（1）气体栓塞：是一种罕见但也是气腹极严重的并发症。气体经手术创面静脉进入循环，在体循环会阻塞右心回流，导致心排血量极度下降；在肺循环会引起急性肺高压、右心衰甚至心搏骤停。所有气体均可引起气栓，如惰性气体不易被吸收，在量很少的条件下即可产生气体栓塞，而空气栓塞的致死量为 1 ml/kg 以上。由于二氧化碳溶解度较高，二氧化碳的致死栓塞气体量比空气高。另外，气体进入血管的速度也很重要。在二氧化碳气腹后，二氧化碳经腹膜吸收量为 20～30 ml/min，当液相二氧化碳达到临界值时，少许气相二氧化碳即可发生肺栓塞。发生肺栓塞时可出现 PETCO2 一过性升高后急剧降低。

(2) 深静脉血栓形成（DVT）和肺栓塞（PE）：在围术期有显著的发生率和死亡率。腹腔镜手术由于 IAP 增加可能压迫髂静脉和下腔静脉导致下肢血流缓慢和回流障碍；手术中使用反屈氏体位也增加了下肢的静脉淤滞，更有利于血栓形成；手术时间也是影响血栓形成的一个因素，从腹腔镜手术的操作程序来看，其手术时间通常要长一些，因此这一因素也增加了 DVT 的潜在发生率。但腹腔镜手术后病人能较早下床活动，从而减少了静脉淤滞和血栓形成。

(3) 消化系统：IAP 增高以及屈氏体位易出现胃食管反流，此时术中肺吸入的危险增加，在清醒病人常诉胃肠道不适。术中或术后恶心、呕吐发生率仍然较高。

(4) 内脏血流灌注减少：当 IAP 升高时，在不影响心排血量的情况下，即可引起腹部脏器血流灌注不足，而 IAP 进一步增加使心排血量减少则会进一步减少脏器血流。而 IAP 升高引起的 SVR 增高和二氧化碳吸收导致的血管收缩在内脏血流减慢中起到次要作用。虽然腹腔镜手术中内脏血流灌注不足的临床意义尚不清楚，但已有气腹导致少尿和肾衰竭的报道。

(5) 脑血流和颅内压：气腹对脑血流的影响主要是由于二氧化碳吸收增加导致的高碳酸血症，PaCO2 升高导致脑血流量增加、颅内压（ICP）增高和脑水肿。对可能加重 ICP 升高的高危病人应密切监护，需采取措施避免高碳酸血症，如增加通气量等。

(6) 体温：许多因素如麻醉、手术暴露、输液、心功能不全、呼吸抑制、低血钾、感染等可引起围术期病人体温下降。腹腔镜手术需要注入高速的气体，其具有潜在的冷却作用，引起低体温的可能性比开腹手术要大，因此，外科医师和麻醉医师应注意到引起低体温的因素，特别是较长时间的手术。

(7) 妊娠期腹腔镜手术有两个比较复杂的问题，一是怀孕时已发生的生理变化，可改变气腹和特殊体位的生物学反应；二是对胎儿的影响，主要影响是酸中毒和血流灌注不足。

(8) 由于手术操作或其他因素可导致气胸、皮下气肿、纵隔气肿、心包积气等。

【术前准备】

1. 麻醉前评估：麻醉前应全面了解病人的身体状况和特殊病情，由于腹腔镜手术对呼吸系统和循环系统影响较大，因此麻醉前应重点了解此方面的情况。如是否有高血压、冠心病，是否有急、慢性呼吸系统疾病等。

2. 术前准备基本同一般腹部手术，如麻醉前用药、术前禁食、禁饮，术前应留置胃管并减压引流，防止反流和误吸。

【麻醉选择】腹腔镜手术的麻醉应能做到手术切口的无痛，并解除人工气腹引起的不适和减轻气腹引起的生理变化。麻醉方法可选择全身麻醉、区域阻滞和局部麻醉。

1. 气管内插管全身麻醉：全身麻醉能最大限度地控制心血管及呼吸系统，部分抵消气腹引起的生理变化，与其他麻醉方法相比具有很多优点。它可保证适当的通气，维持适当的麻醉深度和肌肉松弛，增加肺的顺应性，有利于通气；有利于控制膈肌运动，便于手术操作；能连续监测 PETCO2 而及时调节呼吸参数，维持 PaCO2 在正常范围；有利于迅速识别气体栓塞，便于及早处理。因此，腹腔镜手术大多选用气管内插管全身麻醉。其缺点是：控制通气升高呼吸道压，进一步减少回心血量和每搏量，给循环系统带来不利影响；加重 VA/Q 平衡失调，加重缺氧；膈肌和隆嵴移位可导致气管导管移位或进入一侧主支气管。

麻醉药物的选择应尽可能减少对循环系统的抑制，麻醉诱导通常应用苯二氮䓬类、速效巴比妥类、芬太尼和肌松药。另外，依托咪酯对心血管系统影响比较小，丙泊酚诱导快且术后恶心、呕吐少，也是较好的选择。吸入麻醉的诱导主要适用于儿童。诱导时应尽量避免胃充气，防止反流、误吸，胃充气也不利于手术操作。麻醉维持多采用静吸复合麻醉，如吸入麻醉药加上少量芬太尼和肌松药，肌松药可根据手术时间长短选用长效或短效肌松药。全身静脉麻醉是另一种全身麻醉技术，可联合应用丙泊酚、麻醉性镇痛药、苯二氮䓬类、巴比妥类和肌松药，与静吸复合麻醉相比，其恢复时期短，术后较少恶心、呕吐。

2. 区域阻滞：包括蛛网膜下腔阻滞和硬膜外阻滞。其优点是可保持病人在术中清醒，不致引起误吸，且病人可通过增加每分通气量保持呼吸的代偿功能。其缺点是腹腔镜手术引起的不适和生理变化主要是由于气腹所引起而非手术部位的疼痛，因此要求阻滞的范围较广（T2～L1），加重了对循环系统的影响；气腹引起的膈肌牵拉和二氧化碳对膈肌的直接刺激会引起肩部的放射痛；因交感神经阻滞导致迷走神经张力增强，可引起心律失常及恶心、呕吐等反应；由于病人不适需要辅助麻醉性镇痛药和镇静药物会抑制呼吸系统代偿功能。区域阻滞难以完全消除气腹引起的不适，有时病人难以耐受，则需改为气管内插管全身麻醉。一般将区域阻滞用于下腹部腹腔镜和妇科腹腔镜手术。

3. 全身麻醉加硬膜外阻滞：在硬膜外阻滞成功后行气管内插管，以静脉麻醉药和（或）吸入麻醉药维持浅全身麻醉以耐受气管导管。其优点是：可控制呼吸，便于呼吸管理，避免单纯硬膜外阻滞时发生严重的呼吸抑制，节省了麻醉药和肌松药，避免其蓄积和残留作用．且术后可采用硬膜外镇痛，有利于病人恢复。

4. 双侧肋间神经阻滞：可提供手术部位的镇痛和肌肉松弛。保持病人清醒，有利于发挥病人自身调节反射，但操作复杂，有导致气胸和局麻药中毒的可能。

5. 局部麻醉：局部麻醉辅助或不辅助镇静、镇痛药，可用于诊断性腹腔镜检查和活检、输尿管镜检查、粘连带松懈、输卵管结扎以及疝修补、胃造瘘、空肠和胆道造瘘术等。

【麻醉监测】腹腔镜手术对病人生理干扰大，麻醉中的监测和管理很重要，尤其是对呼吸和循环系统的监测。

1. 呼吸监测：

（1）呼吸道压力（PAw）监测：气腹使腹壁张力增加，膈肌上抬，胸膜腔内压升高，肺顺应性降低，呼吸道阻力增加，而呼吸道压力是影响心排血量的重要因素，呼吸道压可间接地提示胸膜腔内压，而监测气腹对循环的影响，呼吸道压力监测还有利于防止呼吸道压伤。

（2）呼气末二氧化碳分压（PETCO2）：腹腔镜手术麻醉过程中必须监测PETCO2，以调整呼吸参数，维持正常的血气状态。如果病人有心肺疾患，PETCO2不能很好地反映$PaCO_2$，需直接测定$PaCO_2$。

（3）通气量监测：主要是通过呼吸机的监测系统测定潮气量（VT）和每分通气量（VE）。在腹腔镜手术麻醉过程中，一般采用过渡通气，在气腹期间一般设置、VT为10～12 ml／kg，VE为150～160 ml／kg，并根据PaO_2、$PaCO_2$和脉搏血氧饱和度（SpO_2），及时发现低氧血症。

（4）血气分析：如pH、PaO_2和$PaCO_2$等，根据监测结果来调整呼吸参数，以维持血气结果在正常范围内。

2. 循环监测：一般监测心电图、无创血压，如果有条件可行多普勒心音监测，它对气栓诊断最敏锐。在无多普勒检测条件下，如果病人出现突发性血压极度下降、心律失常、心前区"水车"样杂音，尤其是术中存在大失血的情况，应考虑气栓的存在。一旦诊断为气栓，应立即解除气腹，改为头低左侧卧位，防止气体从右心进入肺动脉，并从中心静脉导管抽气。腹腔镜手术过程中一般不用有创监测，但是由于腹腔镜手术越来越多地应用于一般情况较差的病人，尤其是合并心肺疾患的病人，有时有创监测是必要的，如有创血压、CVP及有创心功能监测等。

3. 体温监测：也相当重要，除可监测少见的恶性高热外还可监测是否体温过低。腹腔镜手术中，高速低温的气流是导致低体温的因素之一。

4. 听诊器监测：是简单有效的方法，既可监测肺通气状况，还可了解心脏状态，并及早发现气栓。

与传统的开腹手术相比，腹腔镜手术术后并发症减少，恢复较快，但术中并发症增加，应引起重视，并加强术中监测和管理。

第十二节 各种检查和治疗的麻醉

为明确诊断，许多疾病需要进行特殊检查，从而增加病人痛苦，甚至有些检查在清醒状态下难以完成。因此，完善的麻醉不仅可使病人在舒适状态下接受检查，而且可保证病人绝对安静，以便获得准确的检查、治疗结果。诊断检查主要分为以下2类：①利用内镜进行诊断和治疗，如支气管镜、食管镜、膀胱镜、直肠镜、胸腔镜和腹腔镜等；②放射性检查，在X线下施行导管或造影检查，如CT、磁共振成像（MRI）、心导管检查和造影、脑血管造影、脑室造影和气脑造影、支气管造影、逆行输尿管肾盂造影、肝肾动脉造影、介入治疗等。

【术前准备】麻醉前充分了解病人疾病的病理生理改变、并存疾病和可能的并发症。对于仅需镇静的病人可以不予术前给药，若需全身麻醉则术前注射阿托品和镇静药（哌替啶、异丙嗪等）。支气管造影麻醉前要做好呼吸道准备；心导管检查和心血管造影麻醉前尽量纠正心、肺功能和水、电解质紊乱，控制感染，而且慎用阿托品，以免引起心动过速。麻醉前要准备好器材和药品。

【麻醉选择】在成人，大多数诊断性检查均可在表面麻醉、局部浸润麻醉下完成，对于小儿和情绪紧张的成人，需要基础麻醉或全身麻醉。

【麻醉要点】麻醉多在检查室里完成，工作环境特殊、造影剂不良反应和技术危险（如脏器穿孔、血管壁损伤和动脉瘤破裂等）对麻醉和病人均不利，并要求麻醉方法和药物不影响检查结果，麻醉要求高。介入性检查和诊断治疗要求病人适度镇静、制动，以完成操作。

【麻醉管理】

1. 气管支气管镜检查的麻醉：成人多用表面麻醉．小儿辅助镇静药物。镜检中一旦出现青紫，立即停止检查，同时将支气管镜退到总支气管。充分给氧。表面麻醉药限量，防止逾量的毒性反应。麻醉中可能遇到下列并发症：心律失常、喉痉挛及喉水肿、呕吐、纵隔气肿等，应积极防治。

2. 支气管造影的麻醉：要确保呼吸道通畅；麻醉药物无呼吸道刺激、不增加呼吸道分泌物；注射造影剂时无明显咳嗽；摄片时，保持体位．且能憋气；检查结束能将造影剂大部分排除。小儿造影应在全身麻醉下完成，多采用气管内双管麻醉法。造影结束，经胸部透视证实支气管内残留造影剂已大部分排除，且咳嗽、吞咽反射均恢复，方可拔管。常见的并发症为呼吸道阻塞窒息、心搏骤停，预防以保证呼吸道通畅、通气量良好，必要时辅助呼吸为主。如呛咳、脉率变慢，可加用表面麻醉。

3.心导管检查和心血管造影的麻醉:心导管检查多在局部麻醉下完成,仅在必要时静脉给予地西泮。婴幼儿、学龄前儿童或紧张难以配合成人需要全身麻醉。麻醉要求平稳,防止缺氧和二氧化碳蓄积,并做好复苏的准备。

心血管造影特别是左心造影,需快速注入造影剂,可致病人不适。需要一定深度的麻醉。在注入造影剂之时做过渡通气,以储气囊持续加压,提高肺循环压力,减慢回心血量,从而延长造影剂在心脏的停留时间,使左心造影的图像更清晰。麻醉中要注意以下并发症:心律失常、低血压、心衰和急性肺水肿、心肌梗死、呼吸抑制、晕厥和急性脑缺氧等。

4.食管镜、肠镜检查的麻醉:成人采用表面麻醉,估计镜检时间长的小儿,可以给予静脉麻醉。麻醉深度要适宜,避免小儿躁动挣扎。主要并发症为呼吸道梗阻、食管穿孔、黏膜擦伤等机械损伤。

肠镜检查对肠道牵拉刺激重,以老年病人为主,容易并发高血压、心律失常和(或)心肌缺血。静脉麻醉能够消除刺激,缓解痛苦,但对于老年人,要预防麻醉药物引起的呼吸和循环抑制作用。

5.脑血管造影的麻醉:成人在局部麻醉下施行脑血管造影术。在注入造影剂的瞬间,病人感到头部轰然感.有时有严重的眼球后疼痛和精神紧张,此时应防止病人头动而致摄片效果不佳。儿童选用基础麻醉或全身麻醉。氯胺酮禁用于颅内压增高病人。对于危重、呼吸衰竭病人,不论成人或小儿,均应在气管内麻醉下施行脑血管造影术。常见的并发症是:颈动脉血肿、失血、造影剂的刺激、血管扩张引起的低血压、脑水肿、心搏骤停等,要备齐抢救器材。

6.脑室造影和气脑造影的麻醉:对选用气脑造影术的病人,术前必须确诊其无明显颅内压增高。麻醉要求平稳.避免颅内压增高的因素。成人选用局部麻醉。在注气瞬间可因颅内压增高而出现头痛。小儿采用静脉麻醉。最好不用氧化亚氮麻醉。并发症主要有低血压和颅内压增高。

7.CT和MRI检查的麻醉:CT检查麻醉以静脉麻醉为主,麻醉应满足病人不动、不抑制呼吸和循环及不增高颅内压的要求。选用丙泊酚等作用时间短的静脉麻醉药物。对需要口服增强剂者,应视为"饱胃",严防误吸,气管内插管麻醉更为安全。主要的并发症有呼吸抑制、误吸、循环抑制、颅内压增高等。MRI检查时间长30～45分钟,对小儿、紧张成人,则需要深度镇静或全身麻醉。通常用的麻醉机、呼吸器、监护仪等因含有铁或铁磁物质,不能放置在工作现场。小儿首次给药剂量要足,以免检查中出现扭动,影响检查。

8.腹腔镜检查的麻醉:腹腔镜检查时要充分投入气体,特殊体位以及操作疼痛刺激,会使病人血压下降、心率减慢、四肢厥冷、术后恶心呕吐。静脉麻醉药物(丙泊酚)或静脉麻醉药物加用镇痛药(芬太尼或氯胺酮)可以保证麻醉安全，但要防止分泌物误吸危险，尤其是体位变化后，口腔分泌物会增加。

第十三节 非住院病人手术麻醉

门诊手术的特点是手术时间短（浅表小手术）、无明显失血、没有较严重的生理干扰、能口服镇痛药处理术后并发疼痛、预计术后并发症少或无、术后可早期离床活动。

【术前准备】 适合门诊手术麻醉的病人要求身体健康状况为 ASA I ～ Ⅱ 级，或 Ⅲ 级病人，其内科疾病已控制良好；病人或其陪伴亲友对术前、术后护理指导具备充分理解能力；病人年龄不过高。对于未满 6 月龄的 NJL，只宜短小手术。不宜安排非住院手术麻醉的有：①伴有尚未诊断清楚的疾病；②健康状态差于 ASA Ⅲ 级病人；③呼吸道困难，不宜气管内插管；④早产儿和伴有呼吸道疾病的儿童；⑤手术出血大；⑥术后严重的疼痛；⑦凝血功能障碍；⑧滥用药物者。对于病人的选择，麻醉医师应和手术医师密切配合。

设立术前麻醉评估门诊（ane-sthesia p reoperative evalution clink, APEC），可以提高麻醉前准备的质量。术前评估主要内容是详细的病史、体检，一般无须常规全面化验和检查，仅针对性地选择几种化验与特殊检查。

术前要告知病人麻醉方式，禁食 8～10 小时（婴儿 4～6 小时），禁水 2 小时，麻醉后至少 24 小时内不能驾车、骑车，也不要做任何重要决定。长时间的禁食会增加病人的紧张情绪，适当缩短术前禁水时间既不增加胃容量，还可稀释胃液，促进胃排空，减少胃容量，减少病人的情绪紧张以及饥饿、口渴的感觉。对于肥胖、妊娠晚期、糖尿病等胃排空易延长等有误吸危险的病人，应严格强调禁食，并可在术前使用 H_2 受体拮抗药和胃动力药。

合理使用术前药将有助于减少围术期焦虑、失眠，加强围术期镇静，而不会延长恢复时间。常用地西泮 0.2～0.4 mg／kg 或戊巴比妥钠 2 mg／kg、水合氯醛 40 mg／kg，咪达唑仑 0.5 mg/kg，氯胺酮 6～12 mg／kg，术前 1 小时口服。咪达唑仑 0.1 mg／kg 经鼻滴入，或 0.3～1 mg／kg 经直肠灌入效果也良好。阿托品仅在选用氯胺酮、羟丁酸钠麻醉时才用，以防其发热、心率加快、口渴的不良反应。对于产科门诊，术前使用抗酸药物（西咪替丁）或甲氧氯普胺可以预防流产病人术中发生胃液误吸的危险。术前使用昂丹司琼（昂丹司琼）可以明显减少术后恶心、呕吐的发生。

【麻醉选择】 采取何种麻醉，主要依赖病人的情况和手术要求。局部麻醉适合于一些短小手术。区域阻滞是门诊手术最常用的方法，臂丛阻滞可用于长时间的上肢手术，低位硬膜外阻滞或骶管阻滞可用于下肢或会阴部手术。对于不能在局部麻醉或区域阻滞下完成的手术，高度紧张难以自控或局麻药过敏的病人，需用全身麻醉，幼儿则大多需全身麻醉。

监测麻醉（monitored anesthesia care，MAc）是全身麻醉和局部麻醉的复合。在局部麻醉手术中，由麻醉医师负责实施镇静及镇痛，并监测病人生命体征，MAC保留了局部麻醉的优点，又克服了局部麻醉手术中，深部组织牵拉不适和术中清醒引起的焦虑等不足，在门诊手术中使用日益增加。MAC的基本监测与全身麻醉相同，必须包括：①专职麻醉医师全程监测；②氧合；③通气；④循环；⑤体温。

【麻醉管理】门诊麻醉要求平稳、迅速，术中痛觉完全消失，麻醉恢复期短，无明显毒副作用。

在局部麻醉中，注射后会有严重不适，可适当使用辅助药。局麻药中加入肾上腺素（1∶20万），有利止血，减慢药物吸收速度，延长作用时间。应注意局麻药的有效浓度和剂量，预防药物中毒。

腰麻中采用小剂量、低浓度药物可以缩短麻醉作用时间，小号笔尖式穿刺针可降低头痛发生率。腰段硬膜外阻滞应选用短效局麻药，罗比卡因对感觉神经的阻滞强于运动神经，对术后早期行走能力恢复有利。

在区域阻滞中，对于紧张病人或阻滞效果差时，使用辅助药应慎重，咪达唑仑0.1～0.2 mg/kg静注，具有起效快、遗忘作用强、恢复快的特点。不应使用氟哌利多、哌替啶、吗啡等，以免影响离院时间或术后恶心、呕吐、呼吸抑制。

在门诊选择全身麻醉应充分考虑当日离院的特殊性，选择安全、可靠、简便易行、苏醒迅速和不良反应少的麻醉方法与药物。国内门诊全身麻醉中静脉占绝对主导地位，国外因为昼间手术的普及，手术种类的繁多，以静一吸复合全身麻醉为最常用。静脉麻醉药物中丙泊酚使用最多，咪达唑仑较少单独使用，与其他镇静镇痛药合用，可产生良好的镇静、镇痛、消虑、遗忘作用，且不延长恢复时间。氯胺酮是小儿非住院手术常用的静脉麻醉药物。麻醉性镇痛药物中，芬太尼、阿芬太尼作用时间短且蓄积作用少，瑞芬太尼是新型超短效阿片类镇痛药。肌松药中有超短效去极化肌松药——琥珀胆碱和短效非去极化肌松药——米库氯铵。新型吸入麻醉药物：地氟烷、七氟烷具有起效快、苏醒快的优点。

术中保持呼吸道通畅至关重要。短小手术仅需面罩给氧，遇呼吸抑制，可采用托下颌、面罩加压给氧，必要时气管内插管等处理。若手术部位在头、面、口、鼻、颈部或手术需1小时以上，或特殊体位，或需吸入麻醉为维持方法的均要考虑气管内插管。近年来喉罩的使用，使保持呼吸道通畅又多了一种有效工具，喉罩降低了术后咽痛及声音嘶哑的发生率，提供了病人在"浅麻醉"下能耐受，从而大幅缩短了全身麻醉术后的恢复时间，但是对于有反流、误吸危险的病人要慎用。

【注意事项】门诊麻醉并发症依麻醉方法而不同，多数轻微可自控，仅0.9%症状持续24小时。需特别重视的有：①小儿气管内插管损伤、喉水肿、支气管痉挛等；②恶心、呕吐；③术后头痛。当发生无法控制的疼痛、大出血、手术意外事故等与手术有关的并发症，需要留院密切观察处理。

非住院手术麻醉后病人全身正常功能恢复可分为3期。前2期在麻醉后监护室（PACU）；第3期恢复完全，在离院后。Ⅰ期：恢复期在PACU观察床上保持卧位，需要加强护理治疗；Ⅱ期：在PACU可下地活动区内，一般护理。快通道恢复（fast-lrackingre covery）是指病人不经过Ⅰ期，从手术室直接转到Ⅱ期恢复区的过程。快通道恢复标准包括：病人在手术台上即已清醒，定向力恢复。生命体征平稳，轻微疼痛，无活动性出血，基本无恶心、呕吐，肌肉松弛作用拮抗完全，自行排尿，吸入室内空气氧饱和度>92%。快通道恢复能够明显提高工作效率，减少花费。

病人离院标准为：①病人的意识和定向力恢复正常，下肢的感觉和肌张力恢复正常；②呼吸、循环功能稳定；③坐起与走动后无明显眩晕、恶心或呕吐。

（王宁芙　马永征　顾　华　孙文朋　孙景奎　孙华苹　殷　振）

第三章 特殊病人的麻醉

第一节 支气管哮喘病人的麻醉

一、病理生理

支气管哮喘(bronchial asthma)是一种以嗜酸性粒细胞、肥大细胞反应为主的气道变应性和气道高反应性为特征的疾病,临床表现为反复的发作性并伴有哮鸣音的呼气性呼吸困难、胸闷、咳嗽,可自行缓解或者治疗后缓解。支气管平滑肌包绕整个气道,其收缩导致弥漫性阻塞性通气功能障碍,严重程度和肌肉受刺激后的反应程度有关。哮喘患者的支气管阻塞是广泛和多变的,其支气管平滑肌的收缩性可能高于正常人群。平滑肌的收缩和舒张由自主神经系统控制,炎症介质也参与作用。其次,支气管平滑肌增生导致管壁变厚可以造成管腔狭窄和气道反应性增高,这些改变可以导致支气管过度分泌、支气管阻塞,水分消耗黏液栓形成,在急性重症哮喘中特别明显。支气管炎症机理仍不很清楚,相关理论有:过敏性炎症,神经源性炎症,抗原呈现异常或肥大细胞、嗜酸性细胞、介质组成一个复杂的网。此外,哮喘长期以来也被看作是涉及自主神经系统和支气管平滑肌系统的一种综合征。哮喘和过敏性气管炎症初发阶段的过敏相关联。患者所有的组织学特征是细胞浸润、蛋白渗出和修复。嗜酸性粒细胞、肥大细胞、淋巴细胞和巨噬细胞炎性浸润发生于上皮细胞和支气管黏膜处。不是一种细胞或者一种介质,而是所有细胞和介质都参与哮喘的炎症反应。哮喘患者的气道形态异常。嗜酸性粒细胞浸润于支气管黏膜,且数量众多,常处于脱落和激活状态,释放细胞毒性蛋白和支气管收缩性脂质递质。数量较多的肥大细胞靠近于血管、平滑肌和感觉神经末梢,脱颗粒进入上皮间,释放更多介质于肺泡灌洗液中(组胺、类胰蛋白酶和前列腺素 D2)。巨噬细胞常呈空泡状局限于基底膜下,表达单核细胞标记物和活化膜标记物(HLA-DR),在哮喘发作或者加剧时 HLA-DR 阳性噬细胞增加。所有炎症过程均在早期即存在修复现象,腺体增生和上皮下纤维化可看作是黏膜增生的表现,炎性细胞释放的蛋白酶可能参与网状层胶原的吸收,上皮基底膜假性增厚是修复和适应蛋白酶溶解的调节过程。支气管炎症与哮喘程度密切相关，并影响其预后。支气管炎症与治疗相关，哮喘治疗的目的就是治疗支气管炎症。

二、支气管哮喘患者的麻醉问题与处理

（一）术前评估和术前准备不充分

哮喘患者的术前评估很重要，需要外科医生、呼吸科医生、过敏学家以及麻醉医生的共同合作，了解患者支气管炎症的程度、气道的反应水平以及是否存在临界的支气管阻塞。询问既往史确定哮喘的本质属于炎症性的还是属于不稳定型的。不要忽视气道高反应体质：怀孕、胃－食管反流、左心衰竭等。另外，医源性的高反应也存在，如不恰当地使用β-受体阻断剂或局部阻断剂（滴眼药）。事实上，高反应性也可来自周围环境。呼吸道感染，细菌性的特别是病毒性的感染。哮喘的术前治疗是否能改变气道高反应的程度？术前皮质激素由于其明显的抗炎作用能迅速降低气道高反应，但是它的应用对于围术期也有一定问题。有资料显示，术中支气管痉挛的发生率与气管插管有重要关系，与哮喘的严重程度和术前是否使用支气管扩张剂以及麻醉药物的选择关系不明显。从这一观点来看，术前吸入皮质激素可能适应证更广。

术前肺功能的检查能客观而定量地评价支气管阻塞，特别是显示支气管舒张剂治疗的可逆性。根据临床检查和既往史的数据，可在术前将哮喘患者分为三组：第一组是在不使用任何治疗的情况下没有任何症状，不需要辅助检查。麻醉策略应按照隐匿性支气管高反应来处理；第二组是患者在治疗很少或没有症状，在围手术期自然必须继续治疗，这些患者长期使用皮质激素治疗可能出现一系列的问题，特别是术后的抗合成代谢效应和可能出现的急性肾衰的危险；第三组患者需要全面的辅助检查和调整治疗，有可能的话将手术延期，因为临床的不稳定或在发作期间临界状态气道的缩减持续存在。

麻醉前危险因素评估不足。术中支气管痉挛的发生率与术前病人体格状况有关。在ASAIII～IV级、器质性心脏病、呼吸道感染、阻塞性肺疾病和呼吸道阻塞病史的病人中，支气管痉挛的发生率增高。有哮喘病史的病人，术中支气管痉挛的发生率约为10%左右。且插管全麻的发生率明显高于不插管全麻。目前无症状的哮喘患者，其术中发生呼吸系统并发症的概率很低，但在近2年中有哮喘发作史者，术中哮喘发作的概率明显升高，且发作史越近，术中和术后支气管痉挛的发生率越高。对妊娠期哮喘产妇，在流产或分娩期应用前列腺素类药物时，诱发哮喘的概率明显升高。吸烟能增加气道分泌物，因此哮喘患者须戒烟2周以上。

（二）围手术期支气管痉挛的诱发因素

麻醉期支气管痉挛、哮喘急性发作的诱因与麻醉有关的，主要有以下5方

面诱因：①气管内插管不当，如浅麻醉下插管或拔管激惹气管黏膜肌肉，气管插管过深刺激隆突等均引起神经节后胆碱能纤维释放乙酰胆碱而引发支气管痉挛，是主要的诱因；②麻醉深度不够，不能有效抑制气管导管刺激或手术刺激引起的神经体液反射；③药物选择不当，如采用箭毒、吗啡或快速输注低分子葡萄糖酐均可激惹肥大细胞释放组胺，应用了具有兴奋迷走神经、增加气道分泌物，促使组胺释放的麻醉药物、肌松药或其他药物，如硫硫喷妥钠、γ-羟丁酸钠，此外一些药物如阿司匹林或非甾类抗炎药也可加重哮喘；④分泌物等对气道的刺激；⑤硬膜外阻滞平面过广（交感神经阻滞，迷走神经功能相对兴奋）。其他因素有输血、体外循环开放主动脉后以及牵拉反射等均可诱发气道痉挛。

（三）围手术期支气管痉挛的临床表现

主要表现为支气管平滑肌痉挛、气道变窄、气道阻力骤然增加、自身PEEP、血氧饱和度持续降低，可逆性呼气性梗阻以及喘鸣，听诊两肺广泛哮鸣音（沉默肺或寂静肺），呼气时更为明显，但严重者反而减少，若不及时解除病因，患者不能进行有效通气，可导致缺氧和CO_2蓄积，甚至发生律失常和心搏骤停。因此，麻醉医生必须以最快的速度作出诊断，然后对症治疗。支气管痉挛缓解的表现是：哮鸣音和湿啰音消失，气道压力 < 2.0kPa，SpO_2 > 96%，呼吸动作平稳，心率、血压在正常范围内。此外，麻醉期间哮喘发作应与导管扭折、贴壁、分泌物堵塞、过敏反应、肺水肿、误吸及肺栓塞等情况相鉴别。

（四）支气管痉挛的麻醉处理

合并支气管哮喘手术的病人，麻醉关键在于解除支气管痉挛，预防哮喘发作，提高病人对麻醉和手术的耐受性，麻醉用药和麻醉方法的选择应根据病情而定，减少诱发刺激，充分考虑与人工通气、气道运动肌的张力和哮喘长期治疗后的相互作用，限制可引起气道痉挛的刺激，最大限度减少刺激后果。术前用抗胆碱药能减少呼吸道分泌、解除迷走反射，因此阿托品或者东莨菪碱的应用是必须的，但是要防止剂量偏大引起心动过速，呼吸道分泌物黏稠不易咳出，小气道阻塞而导致术后肺部感染以及肺不张等并发症。因此成人一般 0.3～0.4mg 阿托品就能获得满意效果。巴比妥类有良好的催眠镇静作用，地西泮和氟哌利多的镇静作用较强，且使气道舒张，是理想的镇静药。术前常规给予肾上腺皮质激素，抑制支气管腺体黏多糖的合成、减少黏液和减轻炎性反应，必要时加用支气管扩张剂和抗生素等。术中尽量选择一些舒张支气管平滑肌的药物，缓解哮喘，改善呼吸功能，避免哮喘发作。

1. 麻醉方法选择　哮喘史患者进行手术，宜尽量选用局麻或椎管内麻醉。目前无症状的哮喘患者能在椎管内麻醉下完成手术的尽量选用椎管内麻醉，术中呼吸系统并发症并未见降低，但对于有症状的哮喘患者选用椎管内麻醉是有益的。但是关键是必须控制好麻醉平面，而且充分保证麻醉效果，镇静药以及辅助药选用不引起组胺释放和增加气道反应性的药物。哮喘患者的肺部哮鸣音可在硬膜外腔注入 2% 利多卡因 13ml，哮鸣音可在 20 分钟内逐渐消失；维持剂量用 6ml／h 可在 155 分钟后完全消失；停止输注利多卡因后 55 分钟哮鸣音又复出现。血浆利多卡因浓度为 2.5～3.9μg／ml 时可有效缓解支气管痉挛，提示经硬膜外腔吸收入血的利多卡因是有效的。但是高位硬膜外可阻滞胸交感神经，副交感神经呈相对兴奋，从而诱发哮喘。所以一般还是主张下肢、盆腔的手术选择椎管内麻醉。因此有哮喘史患者在麻醉的选择上还是以全身麻醉为主，为防止气道反应性升高，应尽量减少应用气管内插管，采用喉罩可比气管导管更有利于降低气道反应性。但是对于哮喘发作频繁或较难控制的患者，于施行头颈部、胸部及上腹部手术时，仍以选用气管插管全麻最为安全。全麻须插管的病人，应选用局麻药进行完善的咽喉部以及气管表面麻醉，可防止因刺激气道而诱发支气管痉挛。气道操作前静脉注射利多卡因（1～2mg／kg）可防止支气管痉挛。可能是利多卡因阻断迷走神经传入。但是利多卡因雾化并不优于静脉给药，还有可能因直接刺激诱发易感患者支气管痉挛。

2. 麻醉药物选择　静脉麻醉药当中，常用剂量硫喷妥钠可保持大部分气道反射完整，且硫喷妥钠有组胺释放作用，因此在充分麻醉之前施行气道操作可以诱发气道痉挛。丙泊酚具有保护气道的功效，抑制麻醉诱导插管期间的支气管收缩，与其间接抑制迷走神经张力有关，如果采用大于临床血药浓度时则有直接舒张作用。应用丙泊酚 2.5 mg／kg 施行诱导气管插管，其气道阻力显著低于应用硫喷妥钠 5mg／kg 或依托咪酯 0.4mg／kg 者。但是丙泊酚对特异性过敏病人甚至正常人有可能诱发组胺释放而导致支气管痉挛，这可能是与大豆油即卵磷质有关，应慎用。氯胺酮可明显减少支气管痉挛时的气道阻力，氯胺酮对哮喘持续状态即支气管痉挛的治疗可产生重要作用，这可能与拟交感效应和抑制迷走神经而间接松弛气管平滑肌的结果，以及与促进内源性儿茶酚胺释放有关。此外，还能抑制肥大细胞释放组胺。国外有应用小剂量氯胺酮静脉维持用于内科哮喘患者其 PaO2／FiO2 及顺应性都分别明显增高。因此氯胺酮可应用于支气管哮喘患者的麻醉。其他药物如地西泮、咪达唑仑、氟哌利多、异丙嗪、哌替啶、硝普钠、硝酸甘油在离体情况下均有舒张气道平滑肌的效应，提示均可用于哮喘患者，但在临床上很难达到舒张气道平滑肌的血药浓度，因此它们的临床价值不是很大。芬太尼在离体实验中也具有舒张气道平滑肌的作用，但临床因具有拟副交感作用，故需与抗胆碱药合用。大部分非去极化肌松药可安全用于哮喘患者。阿曲库铵有组胺释放作用，虽然其临床剂量时对离体气管平滑肌张力无明显影响，但是临床诱导时大剂量的阿曲库铵引起组胺的释放增加可导致气道反应性增高,可能诱发哮喘发作。琥珀胆碱和吗啡都有组胺释放作用,故应慎用。吸入麻醉药均有舒张气管平滑肌的作用,常被推荐用于哮喘患者的全身麻醉,公认对于传统方法治疗无效的哮喘持续状态,采用吸入麻醉药(氟烷、异氟醚、七氟烷)往往取得良好的临床效果。麻醉浓度下的氟烷可以产生支气管扩张作用,但是其有一定的心肌抑制作用以及与儿茶酚胺混用后易发生心律失常而被慎用。哮喘患者气管插管后吸入1.1MAC的异氟醚和氟烷,恩氟烷、异氟醚、七氟烷达到明显麻醉水平时(1.5MAC)具有防止和逆转支气管的收缩作用,主张应用于气道高反应患者。七氟烷诱导插管可使轻到中度哮喘患儿的气道阻力增加,但临床无明显不良后果,若吸入沙丁胺醇可抑制七氟烷诱导插管时的气道阻力增高。氧化亚氮麻醉作用较浅并不适合用于高反应性患者。但是,哮喘患者麻醉是否采用吸入麻醉药仍有不同的观点。资料报道,麻醉诱导采用吸入麻醉药的患者,其术中哮喘发生率高于静脉麻醉。因此,尽管吸入麻醉药有舒张气管平滑肌的作用,但用于哮喘患者麻醉仍需谨慎。氯代吸入麻醉药对呼吸系统的影响是多方面的,除有支气管扩张作用外,尚有降低肺表面活性物质合成、降低肺泡上皮液体清除率、增强肺泡膜通透性、抑制低氧性肺血管收缩、加重肺急性炎症反应等负面影响。卤代吸入麻醉药的支气管扩张作用依赖于上皮的完整性。支气管处于过度反应状态的患者(如哮喘),其内皮可能已受损,卤代吸入麻醉药的支气管扩张作用也可能不生效,而负面影响反而明显显露,因此应予谨慎使用。

总之,哮喘患者的麻醉应遵循以下几点:尽可能每次在术前评价和控制支气管高反应性;围手术期继续支气管舒张治疗;选择合适的麻醉技术。

(五)围术期支气管痉挛的预防

临床对哮喘病人的麻醉处理重点应放在预防上。术前加强肺功能锻炼,使其FEV1提高15%。原已应用抗哮喘药者不必停用。精神抑郁可诱发哮喘,术前可用抗焦虑药如地西泮或咪达唑仑等。糖皮质激素具有气道局部效应,可作为预防性用药,但需要提前3天开始用药才能发挥最大效应。对已用激素治疗的患者,术前需要增加剂量以预防肾上腺皮质功能不全和减轻炎症反应。对刚开始用气道舒张药物者,需与抗胆碱药合用以减少气道分泌物和拮抗迷走神经张力。对过敏性体质患者需用抗组胺药。采用区域麻醉者阻滞平面不宜超过T6。在区域麻醉术中和术后给予鼻导管吸氧、局麻药中加用肾上腺素、静脉给予类固醇类激素、辅以音乐镇静及施行术后镇痛等措施,均有助于预防支气管痉挛。在气管插管前对气道进行充分的麻醉,是防止支气管痉挛急性发作最重要的原则。全麻诱导前即刻吸入β2-受体激动药或应用抗胆碱药是可行的方法;正确选择丙泊酚、氯胺酮和吸入麻醉药进行诱导及维持;但对过敏性体质者慎用丙泊酚，禁用硫喷妥钠、吗啡和琥珀胆碱，不选用释放组胺的肌松药，慎用阿曲库铵；插管前静脉注射麻醉性镇痛药即利多卡因（1.5～2mg/kg）可减轻气管插管反应。但也有资料报道对哮喘患者在插管前3分钟静脉注射利多卡因1.5mg/kg并不能抑制插管诱发的支气管收缩；如果在插管前15～20分钟吸入沙丁胺醇则可有效抑制发作。插管不宜过深。全麻深度要足够。术中充分补充晶体液。避免使用PEEP。全麻苏醒是一需要小心处理的阶段，事实上，麻醉程度减弱了，但是气管内插管依然存在，早期拔管（深度拔管）的指征是建立在自主通气的完全恢复和会厌防御反射完全恢复的基础上，慎用新斯的明。吸痰及拔管期间需保持一定的麻醉深度，也可在持续静脉滴注利多卡因下拔管。

（六）麻醉期支气管痉挛的处理

首先要快速明确诊断，对症治疗，加压给氧以避免缺氧。然后去除诱因，若与生物制剂或者药物相关联应立即停止并更换，并停止手术操作。对采用区域麻醉或肌松药者，如果出现通气困难，需要鉴别是支气管痉挛引起，还是呼吸肌紧张或咳嗽所致。吸痰可以排除气道机械梗阻，同时可以检查导管位置，以解除导管尖触及隆突而诱发支气管痉挛的可能性。如麻醉过浅，则通过加深麻醉可以缓解大部分的支气管痉挛，当通气严重障碍时，可以静脉注射氯胺酮通过内源性儿茶酚胺释放扩张支气管。肌肉尚未完全松弛的病人，呼吸用力过度可能加重气道阻塞，应加以肌松剂，肌松有助于判断气道压力是否升高，通气困难是由于支气管痉挛或只是由于气管内导管反应用力屏气和咳嗽。如果通气随肌松而改善，那就可以排除支气管痉挛。如果仍不能缓解，则必须药物治疗，可静脉注射或吸入拟交感类药和抗胆碱药。在使用β受体激动药时应常规准备抗心律失常如利多卡因。对严重支气管痉挛者不应使用高浓度吸入麻醉药，因在未达到支气管扩张效果以前，就有可能出现严重低血压；此时可静脉快速注射糖皮质激素，最好用氢化可的松琥珀酸钠100～200mg，但其抗炎效果并不能立即出现；伴低血压时可给麻黄碱，紧急时给肾上腺素0.1mg静脉注射。酌情慎用氨茶碱，不推荐同时使用β-受体激动药，在吸入麻醉药后者可引起血浆茶碱浓度升高而诱发心律失常，必要时可予分次小量使用，每次＜50mg，总量250mg。调整呼吸参数，保证有效的潮气量，必要时施行手控通气。利多卡因（5mg/kg）雾化吸入可抑制组胺诱发的支气管收缩，但有先激惹气道引起气道张力增高的缺点。利多卡因和沙丁胺醇（1.5mg）复合吸入可提供更好的气道保护作用，其效果可比单用利多卡因或沙丁胺醇雾化吸入者好。

病例介绍

女，52岁，50kg，全麻下行腹腔镜胆囊手术，术前常规阿托品0.5mg，苯巴比妥钠0.1g肌肉注射，入室后三测正常，建立静脉通道后滴入乳酸林格液体，麻醉诱导：咪达唑仑 5mg、丙泊酚 20mg、芬太尼 0.3mg、阿曲库铵 40mg，静脉注射，同时面罩给氧，手控呼吸，气道阻力越来越大，紧急气管插管给氧，仍旧呼吸道阻力大，胸廓无起伏，听诊满肺哮鸣音，血氧饱和度下降，立即给予地塞米松 20mg 静脉推注，氨茶碱 100mg 缓慢推注，仍不见好转，气道内给予肾上腺素，气道阻力开始下降，能小潮气量控制呼吸，氧饱和度开始回升，静脉注射 0.1mg 肾上腺素后，基本缓解。5 分钟哮鸣音基本消失。气道阻力恢复正常。术中改用维库溴铵，吸入异氟醚和静脉泵入丙泊酚维持麻醉，术毕患者清醒拔管，无并发症。

分析：诱导期间发生支气管痉挛，与以下因素有关：原有呼吸道疾病、麻醉偏浅、气管支气管操作或异物刺激、某些药物兴奋迷走或者促进组胺释放等。本例患者排除液体的因素，也同时能排除麻醉偏浅插管的因素，可能是阿曲库铵促进组胺释放诱发了气道高反应，及时对症处理未引发严重并发症。

第二节 肝、肾功能不全病人的麻醉

一、术前如何评估肝功能

术前充分了解肝脏的储备功能，这对病人能否耐受手术及麻醉，以及预估术后并发症是否易于发生，有重要价值。一般来说，肝功能检查正常，并不意味着肝脏功能没有受损，仅说明肝功能代偿能力尚好，所以必须结合其临床表现和其他检查结果加以综合分析。

（一）评估肝储备功能的有用指标

1．腹水。含量超过 200ml 以上的过量液体，这在肝病病人多为中晚期各型肝硬化或重症的急慢性肝炎的结果。

2．曾有肝性脑病病史。其病情严重度取决于肝功能及是否有门异体分流的存在。

3．营养。肝细胞的增生依赖多种氨基酸等养料的足够供应，缺乏时，将对肝的再生不利。

4．血小板数及血红蛋白。有脾功能亢进时可使血小板数减少，增加术中凝血异常。肝病严重时，亦多同时并发贫血。

5．血清胆红素。应低于 15mg／L，长期胆汁淤积可出现心率缓慢、贫血、出血倾向、脂溶性维生素缺乏。

6．人血白蛋白。从 人血白蛋白的测定，可灵敏反映肝脏是否受损以及损害程度，由此可估计肝实质的储备功能及预后。

7．凝血酶原时间。凝血酶原是肝内合成的凝血因子之一，肝病病人的凝血酶原、纤维蛋白原以及第 5、7、9、10 凝血因子均缺乏。

8．谷丙转氨酶。肝细胞受损，易于从胞浆释出，此种酶的活性增加反映肝功能的损害，其值越高，受损越严重。

（二）习惯上仍沿用 Child 及改良的 Pugh 肝功能分级标准来评价肝功能。见表 3-1

表 3-1 肝功能不全的评估分级

	A 级	B 级	C 级
血清胆红素（μmol/L）	<34.2	34.2~51.3	>51.3
人人血白蛋白（g/L）	>35	28~35	<28
凝血酶原时间（秒）	1~4	4~6	>6
肝性脑病	(-)	(-)	(+)
腹水	(-)	少量，易控制	大量，不易控制
营养	好	一般	差

*凝血酶原时间是经 Pugh 改良后加到 Chid 评估表的

1．属 Chid A 级或 B 级的病人，其术后手术相关的死亡率为 5%～10%；属于 C 级的病人已预示肝实质损害程度 90%～95%。储备力极差，极易发生肝衰竭，术后手术相关的死亡率约为 50%，麻醉危险性大，应避免手术治疗。

2．Chid 方法的主要缺点是不能敏感地反映肝储备潜在不全状态，其各项指标只是反映肝功能受损的现状和静息状态下肝功能代偿程度，而不能准确地预测机体在受外来侵袭时肝脏所必要的储备功能能力，临床上需加以注意。

二、麻醉和手术对肝功能有哪些影响

麻醉和手术对肝功能的影响是由多方面因素引起的，如施行全麻时，肝功能受到不同程度的抑制，出现短暂胆红素增高、血清酶升高，但均属可逆，不留后遗症。施行腰麻或硬膜外麻醉时，药物本身并不直接抑制肝功能，若同时伴有低血压，会出现肝功能变化。

（一）麻醉药物对肝功能的影响

大多数麻醉药、镇痛药和镇静药，都需在肝脏中降解。若肝病患者给予上述药物的正常剂量，其药效时间将延长，甚至引起深度昏迷的严重后果。常用的麻醉药不至于引起长期的肝功能异常或肝脏器质性损伤，以下简述各种麻醉药物对肝功能的影响。

1．吸入麻醉药　所有挥发性吸入麻醉药均降低门脉血流，其降低幅度以氟烷为甚而异氟烷最小。自氟烷应用后报道"氟烷性肝炎"以来，已陆续有关于甲氧氟烷、恩氟烷、异氟烷引起相关性肝炎的报道。恩氟烷或异氟烷引起的肝炎是罕见的，地氟烷、七氟烷相关性肝炎则未见报道。此种综合征的严重程度差异很大,可以只有转氨酶升高,无症状至暴发性肝坏死。与"氟烷性肝炎"相关的危险因素为:中年、肥胖、女性、重复接受氟烷(特别是在28天以内)。儿童发病率较低,约1:200 000~1:800 000。

2. 静脉麻醉药与麻醉性镇痛药 一般对肝功能无明显影响,但一般均经肝行生物转化,其中丙泊酚尚有肝外代谢,依托咪酯尚经血浆酯酶水解。巴比妥类在慢性应用中产生酶诱导,氯胺酮亦有一定程度的酶诱导作用,苯巴比妥类可降低肝血流。所有阿片类药物均可引起阿狄括约肌痉挛而增加胆道内压,如缓慢的以小的增量给药则引起痉挛的程度较轻。

3. **局麻药** 酯类局麻药如普鲁卡因、丁卡因等在体内主要由血浆和肝内胆碱酯酶水解,酰胺类局麻药如利多卡因、丁哌卡因等在肝内微粒体氧化酶和酰胺酶进行代谢。上述两类局麻药用于肝病患者,代谢均受一定的影响,剂量应适当限制。

4. **肌松药** 当使用去极化肌松药时,如琥珀胆碱,因其血浆胆碱酯酶水解,在肝功能受损病人,因合成胆碱酯酶减少,将延缓药效,故用药间隔时间需相应延长。在肝功能受损病人应用非去极化肌松药,如泮库溴铵、维库溴铵时,常因细胞外液量增多,使药物的表观分布容积增大。因此,当首次给药后,往往出现药效不足,需增加剂量才显肌松效果,但应注意追加药量应适当减少,用药间隔时间应延长,因为患者的肝功能已被损害,对药物转化功能降低。

(二)麻醉和手术主要通过改变肝血流量影响肝功能

临床麻醉有许多因素可导致肝血流量减少:

1. 继发于缺氧时的α-受体兴奋。

2. 继发于应用β-受体阻滞药后使α-受体的作用占优势。应用α1受体激动药、H2-受体阻滞药、血管升压素等均减少肝血流量。

3. 某些麻醉用药使肝血流量减少。除前述外,吸入麻醉药降低肝血流的间接作用与平均动脉压和心每分输出量的降低成正比。心每分输出量降低时,交感神经系统被激活,致内脏的动、静脉均收缩而使肝血流降低。

4. 酸碱平衡失调。高二氧化碳血症及酸中毒使肝血流量增加,而低二氧化碳血症及碱中毒则使肝血流下降。

5. 正压通气导致胸膜腔内压增高时因腔静脉回流受阻引起肝静脉压升高和心每分输出量减少,可使肝血流量减少。

6. 右心衰竭时,可因腔静脉压升高引起肝静脉压上升,肝脏淤血肿大,肝血流量相应减少。

7. 脊麻与硬膜外隙阻滞可使动脉压降低,而致肝血流量下降。

8. 手术创伤对肝脏的影响与手术部位、性质、范围和时间有关。腹部手术尤其是上腹部手术，因为手术范围较大而且时间较长对肝血流量影响大。

三、肝脏手术术中管理应注意的问题

虽然行肝叶切除的病人大多存在肝硬化的基础，但临床肝功能检验一般均在正常范围，术前凝血状态、肝代谢功能以及麻醉药物与其他药物的药代动力学状态也接近正常。因此，术中管理的焦点主要是维持血流动力学的稳定，尽可能维持的肝血流以保持较好的肝氧供耗比、保护支持肝脏的代谢。

（一）多种积极有效地监测

由于肝叶切除术中血流动力学及液体平衡往往波动显著，所以对这些病人应有较充分的术前准备和良好的术中监测。动脉导管可用来监测动脉压和采集动脉血样，中心静脉压、肺动脉压、心排血量、尿量监测对血容量和心功能评估均是有益的。

（二）维持血流动力学稳定

做好中心静脉置管以备大量输血输液及 CVP 监测，备好快速输液系统，准备充足的血源，包括新鲜冰冻血浆、血小板和冷沉淀物等。术中血流动力学的稳定主要靠血管中有效血容量来维持。血容量受术中失血和大血管阻断与放松的影响。术中失血量是不定的，有时失血量可能达血容量的 20 倍之多，尤其在有高度血管化的肿瘤如巨大海绵状血管瘤的病人或以前有腹部手术史的病人。

（三）输液、输血应注意的问题

术中液体的管理包括输注晶体液、胶体液和血制品。当急性失血时，晶体液能快速有效地储存血管内容量和补充组织间液缺失，且价格较胶体低廉。但晶体液输注过多会导致周围性水肿而致伤口愈合及营养物质运输不良和出现肺水肿。胶体液在避免低蛋白血症发生的周围性水肿中更常用。在早期可输注白蛋白以降低周围性水肿和肺水肿的程度，同时避免发生长期术后低蛋白血症。

由于低钙血症而导致心肌抑制是输注大量含枸橼酸盐的一个主要问题。在肝功能正常时，输血速度不超过 30ml／（kg·h），维持足够的循环容量下，钙离子可在正常范围内。但当病人清除枸橼酸盐能力不全时（肝功能差、低温、尿量少），与肝功能不全病人一样，易于发生枸橼酸盐中毒。术中应经常监测钙离子水平，并适当补充氯化钙或葡萄糖酸钙。

大量输血的另一个严重的并发症是凝血功能的改变，大多以稀释性血小板减少为原因。临床上显著的血小板减少症见于输血量达血容量的 1.5 倍以上的患者，常输注血小板以维持血小板数量的 $50×10^9$／L 以上，但实验室测定血小板数量需时较长，限制了它的使用，并且不可能反映血小板的功能。血栓弹力图已运用于肝脏移植手术及其他较大手术包括肝切除术，用以快速分析整体凝血功能。这项技术还能可靠地指导是否需要输注血小板、凝血因子（新鲜冰

冻血浆和冷沉淀物）或 α-氨基酸等干预治疗。

四、常见的几种肝胆疾病手术危险性及相关处理

对于肝病病人来说，任何麻醉和手术都可进一步加剧肝功能的衰竭，其影响程度和手术危险性大小与不同种类肝病以及肝功能受损程度有关。

（一）急性肝炎

由病毒或药物所致的急性肝损害如急性病毒性肝炎、酒精中毒性肝炎等外科手术中偶尔碰到。这些病人肝功能检查发现转氨酶、血清胆红素及碱性磷酸酶升高，凝血酶原时间延长。合并有重症急性肝炎手术危险性大，如有可能择期手术应当被推迟进行。有调查显示，急性病毒性肝炎病人行剖腹探查术，其死亡率为9.5%，产生严重术中、术后并发症者为12%。

急性肝炎病人的急诊手术危险性及术前处理主要依靠肝功能损害程度而定。症状轻者危险性低，术前无需特殊处理。对重症病人，如发生肝性脑病的病人，术前镇静药应禁忌，以避免发生肝昏迷。术前反复多次的血糖监测很重要，因为此类病人极易产生低血糖并因此而导致神经系统的损害。酸碱失衡特别是呼吸性碱中毒比较多见，术中应保持 $PETCO_2$ 35～40mmHg 为宜。电解质紊乱可诱发肝性脑病的发生，术前应给予适当的调整。此外，术中、术后低氧血症和肾功能不全的发生率较高，应予以高度重视。对凝血酶原时间延长的病人，术中术后创面发生出血的机会加大，术中应注意适当补充维生素K、血小板和冰冻血浆。有资料显示对转氨酶升高达正常值3倍以上的急性肝炎病人，无论行全身麻醉或区域阻滞麻醉都可使肝血流减少30%～50%，并因此而导致肝功能的进一步恶化。所以对这类病人需紧急手术时，术中保持体循环及肝脏血供的相对稳定极为重要。

（二）慢性肝炎、肝硬化

此类病人临床症状不明显者，肝功能常规检查仅轻度异常，但肝脏代偿能力下降。因其肝细胞坏死，肝脏瘢痕形成并压迫血窦和门静脉小分支，使中央静脉变形并影响正常和新生肝脏细胞的血液供应，这就使得肝脏经常处于低氧的边缘。可表现为严重黄疸、出血和腹水等，有的甚至出现了肝昏迷。此类病人手术危险性的评估，应强调注意Child实验室检查与临床评判以及常见并发症。

1．门静脉高压　正常门静脉压为5～10mmHg，当其压力＞10mmHg时，胃底静脉与食管下段静脉扩张，并有随时出现大出血的可能。术中出现大出血时，应立即进行静脉复苏，以纠正低血容量。同时使用血管收缩药（如血管升压素）或机械压迫止血。

2．腹水与全身水潴留　大量的腹水可限制术中的通气功能，择期手术应待腹水消退稳定2周后再进行。急诊手术，术前可放适量腹水，但应注意只有在术前48小时内放腹水对术中的通气功能才有帮助。过多放腹水可致低血容量以及电解质紊乱。

3．肝性脑病 其特征为意识模糊，烦躁不安，嗜睡或昏迷不醒，术后易被认为麻醉苏醒延迟。血氨浓度升高也有助于诊断慢性肝病病人是否合并有肝性脑病。肝性脑病的出现反映了肝功能的进一步恶化。诱发肝性脑病的因素有感染、内脏出血、电解质紊乱以及使用镇静药。氟马西尼对由静脉全身麻醉药所致的肝性脑病有催醒作用。

4．肝肾综合征 是晚期肝炎、肝硬化常见的并发症。使用血管收缩药、利尿后的低血容量以及强力利尿药都可促使此类病人发生肾衰竭。静脉输注多巴胺可能会起到一定的肾保护作用。一旦出现氮质血症，病人一般6个月内即因肝衰竭而死亡。

5．出血倾向 此类病人凝血机制差，因抢救大型手术（如肝移植）而大量输入凝血因子缺乏的库存血。所以应强调输注新鲜冰冻血浆并适量补充氯化钙。

（三）胆管性疾病

可分为肝外胆管性疾病与肝内胆管炎两种。肝外胆管性疾病因胆管机械性阻塞而表现出进行性的黄疸、深色尿、瘙痒以及体温的升高。肝内胆管性疾病多由病毒或某些药物所致。胆管性疾病的并发症和手术危险性与黄疸严重程度以及持续时间长短有关。临床上因黄疸而被怀疑有梗阻性胆道疾病的病人中有25%最后被诊断合并有肝细胞性疾病。所以在黄疸原因尚未弄清楚之前不要急于手术与麻醉。阻塞性胆管疾病在胆管术后易发生肝肾综合征，黄疸越严重发病概率越高，这可能与此类病人含有的肾毒性胆盐、色素、内毒素或炎性介质有关。术中保证有足够尿量对预防该并发症有利，利尿药宜选择5%～10%的甘露醇而不主张使用高渗甘露醇溶液。

（四）严重肝功能衰竭

这类病人的手术都属抢救性质，病死率可高达78%，如已发生深昏迷则生存率仅为17.6%。麻醉一定要在十分严密的监护下进行，昏迷病人应防止误吸的发生，麻醉药物要小心应用和减量，以免对中枢神经系统和循环系统产生深度抑制作用。术后并发呼吸衰竭的情况多见，应保留气管导管继续给氧或机械通气。

（五）肝脏疾病择期手术的禁忌证

①急性病毒性肝炎；②急性酒精性肝炎；③暴发终末期肝衰竭；④严重活动性慢性肝炎；⑤Child C级的肝硬化；⑥严重的凝血功能障碍（经处理后凝血酶原时间仍超过正常3秒或血小板＜50×10^9/L）；⑦合并有充血性心衰与

急性肾衰竭；⑧低氧血症。

五、肝脏术后处理应注意的问题

1．肝脏手术后除按腹部大手术麻醉后处理外，应密切观察病人的心、肺、肾、肝情况以及其他病情变化，注意血压、脉率、呼吸、体温、心电图、血液生化和尿的变化。术后2～3天内禁食，胃肠减压，以防止肠胀气，增加肝细胞的供氧量。

2．术后早期吸入高浓度氧气可慢性改善组织供氧，有利于肝功能的恢复，肝功能不全病人术后应持续吸氧4～7天。

3．术后每日给以200～250g葡萄糖，即静脉输给10%葡萄糖液2 000ml和5%葡萄糖盐水500～1000ml，每100g葡萄糖加入维生素C 500mg和胰岛素16～20U，必要时补充适量氯化钾。根据液体出入量与血液生化的变化，调整水、电解质与酸碱平衡。

4．每日肌肉或静脉注射维生素K320～40mg，以改善凝血机制。每日还应给予维生素B1100mg。

5．对切除半肝以上或合并肝硬化者，除术后积极加强保肝治疗外，在术后2周内应给予适量的血浆或白蛋白，特别是术后5～7天内，每天除输给大量葡萄糖和维生素外，还应补给200～300ml血浆或5～10g白蛋白，以后根据情况补给。除血浆或白蛋白外，最好还应补给少量新鲜血。此外，对这类病人在术后3～5天内，每日给予氢化可的松100～200mg，这样既有利于肝脏修复和再生，又利于病人恢复。

6．围术期的体温下降可削弱机体的免疫功能，引起小血管的收缩、器官低灌状态和代谢性酸中毒，应注意保温。

7．术后适当给予镇痛药，但应尽量避免使用对肝脏有损害的药物（如巴比妥类或冬眠药物等）。如应用硬膜外PCA镇痛更为理想。对有出血倾向或渗血多时，应密切观察病情变化，并给予大量维生素K及其他止血药物。对有可能发生肝昏迷的病人还必须给去氨药物。

8．术后鼓励和帮助病人咳嗽，防止肺部并发症。鼓励病人早期活动，促使血脉流通，加快康复。

总之，无论肝脏病患者的肝脏手术或非肝脏手术，在麻醉与围手术期管理中遵循如下原则：①做好充分的术前准备，尽一切可能纠正机体的内环境紊乱；②术中减少一切不必要的用药，以减轻肝脏的解毒负担；③选用对肝脏血流代谢等影响最小的麻醉药；④术中力求血流动力学平稳，减轻肝脏的缺血再灌注损伤；⑤围手术期除加强生理监测外，更应注意动态监测生化及凝血功能；⑥保肝治疗应贯穿于术前、术中及术后。

六、术前如何评估肾功能

术前全面的肾功能检查包括肾小球滤过功能检查、肾小管功能检查以及肾血流量检查 3 个方面。

(一) 肾小球滤过功能检查

1. 血肌酐 (creatinine, Cr) 和内生肌酐清除率 (creatinine clearance rate, Ccr) 由于检测方便,是临床上最常用的反映肾功能的指标。血 Cr 浓度反映肾脏损害、肾小球滤过率、尿路通畅程度等,一般情况下 Cr 浓度与肾脏疾病严重性一致。Ccr 反映肾小球滤过功能,在肾功能损害时,其降低表现早于临床症状、血 Cr 和血清尿素氮 (blood urea nitrogen, BUN) 升高。目前临床上常用 Ccr、BUN 来反映肾功能损害的程度 (表 3-2)。

表 3-2 肾功能损害程度分类

测定项目	肾功能损害程度		
	轻度	中度	重度
血尿素氮 (mmol/L)	7.5~14.28	14.64~25.00	25.35~35.70
24 小时内生肌酐清除率 (ml/min)	51~70	31~50	<30

慢性肾功能不全病人 Ccr 10~20ml/min,为早期肾衰竭;Ccr 5~10ml/min,为晚期肾衰竭;Ccr 1~5ml/min,为终末期肾衰竭。

2. 菊粉清除率 (inulin clearance, Cin) 菊粉对人体无毒性,人体既不能合成也不能分解,从静脉注入该物质后,不与血浆蛋白结合,流经肾小球时可自由通过,不从肾小管排泌也不被肾小管吸收,故为测定肾小球滤过率 (glomerular filtration rate, GFR) 的理想材料。长期以来,Cin 一直被认为是测定 GFR 的"金标准"。

正常值:男性 (125 ± 10) ml/$(min \cdot 1.73 m^2)$;女性 (118 ± 10) ml/$(min \cdot 1.73 m^2)$。Cin 随年龄老化而降低。

临床意义:Cin 降低主要见于肾小球滤过功能减退,如低血压、肾动脉狭窄、输尿管梗阻、急性肾小球肾炎、慢性肾衰竭等。由于此项检查较复杂,目前一般仅用于实验研究。

(二) 肾小管功能检查

1. 尿酚红排泄试验 (phenolsulfonphthalein excretion test, PSP) 酚红作为酸碱指示剂,静注 6mg 后 94% 由近端肾小管上皮细胞主动排泌,因此测定酚红在尿中排出量可作为近端肾小管排泌功能的粗略指标。正常值:15 分钟尿酚红排泄量为 25%~50%;30 分钟尿酚红排泄量为 15%~25%;60 分钟尿酚红排泄量 10%~15%;120 分钟尿酚红排泄量 5%;2 小时总排泄量为

60%～85%。

临床意义：此试验一般灵敏度不高，但其降低程度与疾病严重性相关。如果2小时总排泄量为40%～50%，提示肾功能轻度损害；25%～39%为中度损害；11%～24%为重度损害；0～10%则为极重度损害。为更加精确，试验时参考各时段的值意义更大。

2. β2-微球蛋白（β2-MG） 肾小球病变导致的蛋白尿与肾小管损害的蛋白尿不一样，后者尿蛋白分子量明显小于前者。所以，测定血中正常存在的极低浓度的小分子蛋白的水平就成为监测肾小管功能的敏感方法。β2-MG 变化常在肾脏损害的早期即出现。正常值：血 β2-MG ＜ 2.0mg／L。

临床意义：血 β2-MG 增高见于近端肾小管功能障碍，如高血压、糖尿病早期的肾功能损害，也用于肾移植术后肾功能及排斥反应的评估。

此外，葡萄糖最大重吸收率、肾小管对氨基马尿酸最大分泌速率及尿的浓缩和稀释试验也可用于反映肾小管的功能。

（三）肾血流量检查

反映肾血流量（renal blood flow，RBF）或肾血浆流量（renal plasma flow，RPF）的功能试验包括肾血流量测定及肾小球滤过分数的测定。其他非侵入性测定 RPF 的方法有超声多普勒肾动脉扫描法、磁共振法等。

1. 对氨基马尿酸清除率（p-aminohippuric acid clearance，CPAH） 对氨基马尿酸（p-aminohippuric acid，PAH）在血浆中不与蛋白结合，不被红细胞吸附，对人体无害，在一次流经肾脏后可完全被清除，故其清除率可代表肾血浆流量。科研工作中多采用 PAH 法测定肾血流量。当 PAH 在血浆中浓度较低时，尚有 8% 流经肾被膜、肾周结缔组织、肾盂等处的动脉，因而此时所测得 RBF 仅代表有功能活性的肾实质的血浆流量，即有效肾血浆流量。

正常值：RBF1 200～1 400 ml／min；RBF600～800 ml／min。

临床意义：①致肾脏有效血管床减少的疾病均可引起肾血流量减少，如动脉硬化、高血压早期的血管痉挛；②慢性肾小球肾炎、肾盂肾炎晚期致肾血管受损，肾血流量减少；③循环功能障碍如休克、心功能不全、脱水等。

2. 肾小球滤过分数（glomerular filtration fraction，GFF） 是指流经肾脏功能组织的血浆总量中能从肾小球滤过形成原尿的血浆所占百分比。正常值：18%～22%。

临床意义：GFF 增加表示肾血流障碍，见于高血压及肾动脉硬化或心功能不全，GFF 降低提示肾小球滤过功能减退，见于急慢性肾小球肾炎。

七、肾功能不全病人术前应处理的问题

（一）少尿与氮质血症

1．少尿的评估与鉴别　少尿型急性肾衰竭，临床上主要应与肾前性原因引起的少尿和由肾后性原因引起的少尿加以区别。肾前性少尿可因：①低血容量或心排血量过低导致肾血流量减少；②病人术前精神过度紧张、焦虑、情绪激动或严重失眠，使中枢神经系统和交感神经系统过度兴奋，血中儿茶酚胺及血管升压素释放剧增，从而引起肾血管收缩、肾血流量和尿量减少；③术前准备措施如禁食、洗胃、灌肠减压等导致低血容量。肾后性少尿是由于双侧输尿管梗阻或膀胱内导管梗阻或尿液引流不畅等引起。肾前性、肾后性少尿有可能发展成急性肾衰竭，围麻醉期应认真检查，分析病因，及时处理。鉴别的方法包括尿相对密度、尿成分等实验室检查和参考血流动力学参数，比如中心静脉压等。若为肾前性少尿，可快速静脉输入大量平衡盐溶液，即所谓的"补液实验"若补液后有明显的利尿，说明少尿的病因为低血容量。切忌在补液前先给利尿药，这会使血容量进一步减少，加重肾脏功能的衰竭。

2．氮质血症的鉴别　临床上氮质血症也见于因肝功能不良造成蛋白合成障碍、胃肠道出血或高热等情况，鉴别时可根据病史，必要时行肌酐清除试验。

（二）水、电解质及酸碱平衡

肾功能不全病人对水、钠的调节能力下降，临床上可根据病人皮肤、黏膜弹性或中心静脉压来判断体内水的情况。慢性肾衰竭的病人由于长期行透析治疗，病人一般都知道自己每天液体需求量。麻醉前，务必使机体处于血容量相对正常的状态。

肾衰竭病人最重要的生化方面改变为高血钾与代谢性酸中毒。当血 $K+$ 为 $6 \sim 7mmol/L$ 时，心电图即出现改变，如高尖 T 波、短 Q-T 现象、P 波消失或出现 U 波等。当血 $K+ > 7mmol/L$ 时应立即采取措施。如果血 $K+ > 10mmol/L$ 时，则可能出现室颤。治疗代谢性酸中毒最好的办法是血液透析，只有当 pH 小于 7.2 时方考虑静滴碳酸氢钠。

（三）其他系统并发症

慢性肾衰竭的病人术前易出现血液、心肺等系统的并发症。

1．贫血、出血倾向　贫血是慢性肾衰竭的常见并发症，其程度与肾功能恶化相一致。心脏健康的慢性肾衰竭病人，血红蛋白一般为 $70 \sim 80g/L$，血细胞比容可降至 0.20 以下，若要将血红蛋白维持在 $> 90g/L$ 相当困难。严重贫血可导致低氧，慢性肾衰竭病人主要靠代偿性增加心排血量来增加供氧。慢性肾衰竭的病人因血小板减少或功能低下，常有出血倾向，而血液透析则是改善尿毒症凝血异常最有效的方法。

2．循环、呼吸系统的改变　慢性肾衰竭的病人由于水、钠潴留或肾素分泌过多，常导致高血压。约有 1/3 慢性肾衰竭的病人在血液透析前血压 >

160/90mmHg。通常经血液透析高血压可缓解。然而更多的病人需借助抗高血压药，舒张压才可控制在＜110 mmHg。高血压应于术前给予系统治疗，避免术中血压波动太大。目前普遍认为间断使用抗高血压药所引起的心绞痛及高血压危象的危险远高于麻醉本身。传统使用的抗高血压药对肾性高血压的病人很难达到满意的疗效，有时需要增大剂量。慢性肾衰竭病人心肌缺血情况常见，术前应恰当评估。

由于水负荷过大或左心衰竭，慢性肾衰竭病人偶见有肺水肿。肺水肿可致肺顺应性降低，通气/血流比值增加，故术中易出现低氧血症。消除肺水肿最好的方法仍是血液透析。

3．中枢神经系统的变化 有昏睡，重者昏迷。水及电解质紊乱有时可引起抽搐等。

（四）透析治疗

尿毒症严重的病人，特别是需行全身麻醉的病人术前应透析，改善全身状况。透析的指征包括恶心、呕吐、嗜睡等尿毒症症状；高血钾（$K^+ \geq 6.5mmol/L$）；严重酸中毒及水、钠潴留；血 $Cr \geq 700\mu mol/L$ 或血 $BUN \geq 30\ mmol/L$。

八、麻醉对肾功能有哪些影响

（一）麻醉药物对肾功能的影响

麻醉药对肾功能的影响可直接通过影响肾小管对钠的主动转运实现，也可通过循环功能障碍间接影响肾血流动力学和肾小管功能，通常以间接作用较为重要。某些麻醉药通过对心血管系统的作用使有效循环血量减少，肾血流量降低，并激活肾素-血管紧张素 II 分泌增加，肾小球入球小动脉收缩，使肾血流量进一步减少，导致肾小球滤过率和尿量减少。

1．吸入麻醉药 多数对肾功能有抑制作用，其中以氧化亚氮最轻微。恩氟烷和异氟烷可轻度减少肾血流量、肾小球滤过率、尿量和钠排泄均减少。甲氧氟烷对肾脏有毒性作用，长时间高浓度吸入甲氧氟烷时，可造成肾近曲小管肿胀与坏死，发生急性肾功能衰竭。与甲氧氟烷相比，七氟烷麻醉后血清氟离子浓度约为甲氧氟烷的 1%，目前尚未见七氟烷麻醉后导致肾损害的报道。但对肾功能不全患者长时间吸入七氟烷应慎重，地氟烷对肾功能无影响。

2．静脉麻醉药 硫喷妥钠对肾功能有一过性轻微抑制，若其剂量过大或注射速度过快，可因心排血量下降、血压降低，继而肾血流量降低、肾小球滤过率和尿量减少，应慎用于心血管功能减退的患者，禁用于肾功能不全的患者。氯胺酮有短暂的交感神经兴奋作用，使血压升高，肾血管明显收缩，肾血流量相应减少。依托咪酯、丙泊酚及羟丁酸钠几乎无肾毒性作用。氟哌利多用于老年人或血容量不足患者易致血压下降，剂量宜减少。

3. 麻醉性镇痛药 吗啡、哌替啶可松弛输尿管平滑肌，使膀胱内括约肌收缩，引起尿潴留。这类药物主要在肝内降解，其代谢产物由尿排出，哌替啶的代谢产物去甲哌替啶对肾有毒性作用，因此应慎用于肾功能不全患者。正常情况下哌替啶对血压无影响，若并用于椎管内麻醉时，可使血压下降，继发肾血流量、肾小球滤过率和尿量减少。芬太尼对血流动力学和肾功能影响很轻微。瑞芬太尼经血浆非特异酯酶代谢对肾功能无影响。

4. 镇静安定药 地西泮、咪达唑仑，主要在肝脏代谢，对肾无影响，在临床麻醉中常用作麻醉前用药、全麻诱导和维持复合用药之一。但地西泮清除率半衰期长，老年人应减量，慎用。

5. 肌松药 去极化型肌松药琥珀胆碱可使 K^+ 由细胞内向细胞外转移，导致血清钾增高。对大面积烧伤、肾功能衰竭、高血钾、严重低血容量或低钠血症病人，常使血清钾急剧升高，甚至发生心搏骤停，故应禁用。非去极化型肌松药，右旋筒箭毒碱主要由肾病患者，维库溴铵仅部分经肾排出，30%～50% 经胆汁排泄，部分在体内代谢而消除，重复使用时不致造成蓄积。阿曲库铵在生理 pH 和体温下发生自发的非酶性分解（Hoffmann 消除），还可由血浆中胆碱酯酶快速分解，不经肾排泄，常用于肾功能衰竭的病人。

（二）麻醉方法对肾功能的影响

全身麻醉后肾小球滤过率、肾血流量、尿量及电解质排出量均有一过性抑制。在围手术期间，采用间歇正压通气或呼气末正压通气，胸腔内负压下降，导致回心血量减少，使肾血流和肾小球滤过率下降，尽量减少。椎管内麻醉对肾功能的影响，与其阻断交感神经节前纤维的程度相关。此外，还可通过麻醉深度、血容量、体液和电解质平衡等变化影响肾血流及其功能。

（三）其他因素对肾功能的影响

麻醉期间出现低血压、低体温及缺血缺氧等，也可影响肾功能的变化。

1. 低血压 麻醉期间若动脉血压低于 80mmHg 时，肾血流量和尿量逐渐减少；当低至 35mmHg，肾血流量和尿量减少至极限，停止尿的生成。通常肾缺血时间在 2 小时之内，肾的变化多是功能性的，而肾功能减退需约 2～3 周才能恢复。

椎管内麻醉若阻滞平面不高，血压下降不显著，肾血管扩张，增加，这有利于保护肾功能。但阻滞较高效宽，交感神经节前纤维阻滞范围较广，则可引起外周血管的广泛扩张而出现低血压，肾血流量、尿量相应减少；一旦血压回升，肾血流量和尿量可立即恢复。全身麻醉与小剂量椎管内麻醉复合应用，对肾功能的保护是有效的措施。

2. 低体温 体温每下降 1℃，肾小球滤过率随之下降约 5.3%，肾血流量下降约 8.2%。体温在 27℃时，肾小球滤过率降低 30%，肾血流量降低 54%。由于低温可直接降低肾血管的酶活性，减少肾血管重吸收，故尿量反而增加。

3．缺血、缺氧　围术期急性失血可致失血性休克，常需应用血管活性药物包括肾上腺素、去甲肾上腺素、多巴胺、异丙肾上腺素上腺素等以提升血压、改善循环功能，此类药物对肾血流量均有一定影响。一般情况下这类药物对肾功能的影响与药理特性、剂量大小、给药方法等密切相关。围手术期患者可因疾病本身、麻醉、手术等原因出现急性缺氧。若 PaO2 小于 30mmHg，肾皮质血流量减少 14%，尿量减少。长时间慢性缺氧可引起肾实质损伤，肾小球滤过与重吸收功能慢性减低，甚至出现肾功能衰竭。

九、肾功能不全病人围术期麻醉管理应注意的问题

1．加强监测、防止缺氧、维持血流动力学的平稳，对高危病人围术期维持平稳的血流动力学，保障机体的充分氧合对预防肾缺血和急性肾衰竭具有重要意义。

2．就单纯麻醉方法而言，选择全身麻醉或神经阻滞麻醉各有利弊，临床上应根据病人的具体情况做出适当的选择，总的原则是应保证血流动力学的平稳，维持肾脏的灌注与供氧，避免使用有肾毒性的麻醉药物。另外，过度的应激反应是加剧肾损害的重要原因之一，因此完善的镇痛是围术期肾保护的重要措施。

3．输液管理：对创伤严重的病人，应尽快建立静脉通道，保证伤病员有充足的有效循环血量。对少尿的病人，如果 CVP 偏低，此时可快速输血输液，如果 CVP、血压、PCWP 都在正常的范围，则可试用"液体冲击疗法"，即快速输注 250～500ml 的晶体或胶体液，然后再观察尿量的保护。"液体冲击疗法"一次未见效者，如病人没出现肺部淤血的征象，应控制输液速度，同时选用利尿药和心脏的正性肌力药。对围手术期已确诊的少尿性急性肾功能衰竭病例，应严格控制液体入量，总的原则是"量出为入"。麻醉医师应根据血压、CVP 及 PCWP 的测定来指导术中液体疗法。

4．药物的肾保护

(1) 利尿药的使用：围术期对诱发急性肾功能衰竭因素的病例，应在病因因素作用的最初 24 小时内，在体循环有效血容量充足的情况下尽早使用利尿药，这对预防急性肾功能衰竭的发生、发展将起很大的作用。①甘露醇：是一种渗透性的利尿药，在早期能有效地防止急性肾功能衰竭发生。但是有报道称大量、长时间应用甘露醇后可能会损害肾小管引起尿闭，特别是高龄或原先即存在慢性潜在的肾功能损害的病人更易发生。所以应注意给药量，首剂 20% 甘露醇 200～250ml，根据具体利尿情况及心、肺情况可以二次给药，最大剂量为 1.5g/(kg·d)。②呋塞米：是强力的髓袢利尿药，可使血管扩张，增加髓

质的血容量，影响钠的吸收并可增加肾脏前列腺素的含量，减低肾血管床的阻力，因此对预防发病有作用。临床上应提倡预防性用药，给药方法可单次静注，或 60～120mg 溶于 5% 葡萄糖注射液 100～200ml 中静滴。

（2）血管活性药的使用：①多巴胺，肾脏有特异性多巴胺受体 DA1 和 DA2 存在，小剂量多巴胺 [1～3μg/（kg·min）] 作用于受体 DA1，对肾脏血管、特别是肾皮质的血管具有特殊的扩张作用，而作用于 DA2 受体则可抑制肾内去甲肾上腺素的分泌，两者作用结果使得 RBF 与 GFR 增加，抑制管－球反馈机制，减少肾素分泌，促进排钠与利尿。近来的一些研究表明低血容量性的休克病人，多巴胺与低剂量去甲肾上腺素合用，能改善血流动力学，维持肾血流量，对肾功能无显著影响。也有学者对多巴胺的肾保护作用提出异议，他们认为多巴胺虽然可产生利尿作用，但并不利于肾脏特别是髓质的氧供给。②血管扩张药硝酸甘油、腺苷和硝普钠，虽然可增加心排血量。肾血流量也增大，但会消除肾脏的自动调节功能，使 GRF 和尿量的减少，不利于肾功能的保护。③前列腺素，作用于肾血管平滑肌，有调节肾血流量的作用，可增加肾血流量，实验性 ARF 证明，前列腺素可以大幅度降低肾血管阻力。目前临床上把它常规用作肾移植术后的肾保护药。④血管紧张素转化酶抑制药（angiotensin-converting enzyme inhibitor，ACEI），此类药对肾功能的作用取决于病人的血容量、基础肾功能以及肾血管的狭窄程度。它对高血压的并发症——肾功能不全有良好的改善作用，增加 GRF，减少蛋白尿。⑤内皮素受体阻断药，肾脏在缺血或中毒等病理情况下，肾小球的血管内皮细胞可释放出大量的血管内皮素，使肾小球的出球动脉和入球动脉收缩，RBF 减少并最终导致 GFR 的减少。使用内皮素受体阻断药可以有效地防止肾小球的出球动脉和入球动脉收缩，改善肾脏的血循环，预防或减轻肾脏功能的进一步恶化。⑥其他。胰高血糖素在休克的病人可增加心排血量，使肾血管床的阻力下降，改善肾的循环状态。肌苷对缺氧收缩的动脉有强力的扩张作用，多用于手术中肾缺血的保护。

（3）其他相关药物的肾保护：

①钙拮抗药：实验证实缺血肾脏的肾小管上皮细胞内钙离子大量堆积，从而导致肾脏功能的进一步恶化。钙拮抗药通过阻止钙离子流入细胞内，改变肾脏的自身调节功能及防止再灌注损伤，对某些病人可起到肾保护的作用。肾移植的病人应用地尔硫卓，可增强移植肾的功能，降低急性肾小管坏死率，预防环孢素的肾毒性。

②超氧化物清除剂：肾脏的缺血和中毒可导致体内以及肾小管的上皮细胞产生过量的氧自由基和超氧化物，这些氧自由基和超氧化物可对肾小管的上皮细胞产生破坏作用，导致肾衰竭。超氧化物清除剂的使用可以清除体内过量的

氧自由基和超氧化物，从而起到维护肾功能的作用。目前常用的超氧化物清除剂有谷胱甘肽、超氧化物歧化酶、维生素 E 等。

③ L-精氨酸：近来研究认为一氧化氮（NO）在急性肾衰竭的病变过程中起重要作用。NO 具有扩张微循环的作用，它能通过改善肾循环，减轻肾缺血所致的肾小管的坏死，还可抑制抗利尿激素对集液管的作用，增加尿量。L-精氨酸是 NO 的前身物，动物实验证实给予 L-精氨酸可增加集体 NO 的生成，减轻急性肾衰竭的肾损害。

尽管以上药物都显示出一定的肾功能保护作用，但确切的临床作用效果尚有待进一步评判。就目前而言，对高危人群围术期维持恰当的血容量、平均动脉压、心排血量以及避免使用有肾毒性的药物仍是最重要的肾功能保护措施。

第三节 心、肺功能不全病人的麻醉

一、心功能不全病人的麻醉问题及处理

（一）手术前的常见问题与处理

1．对于并发心脏病的手术患者，在手术前的准备中需特别注意下列问题：

（1）长期应用利尿药物和低盐饮食的患者，有可能并发低血容量、低钾血症和低钠血症，手术中容易发生心律失常和休克。因此，手术前一定应注意检查电解质，保持血钾水平在正常范围，手术前宜停用利尿药物 48 小时。对于能保持平卧且无症状的患者，可通过静脉输注补钾和补钠。

（2）详细了解患者目前的药物治疗情况。对于有心功能衰竭病史、心脏扩大、ECG 示左心室劳损或冠状动脉供血不足者，手术前可考虑使用小剂量洋地黄类药物进行治疗。

（3）对于伴有失血或严重贫血的心脏病患者，手术前应少量多次输血，但要注意控制输入速度，有条件者可输用红细胞悬液。

（4）对于并存严重冠心病、主动脉瓣狭窄或二度房室传导阻滞而且必须施行紧急手术的患者，可考虑附加以下措施来增加麻醉的安全性：①桡动脉置管直接测压；②放置漂浮导管测量肺毛细血管楔嵌压；③定时做动脉血气分析；④经静脉插入带电极的导管，除用于监测外，还可随时施行心脏起搏；⑤准备血管扩张药物、正性肌力药物、利多卡因、肾上腺素等；⑥准备电击除颤器。

2．做好手术前评估以及心脏危险因素的评估

（1）一般评估方法：对于器质性心脏病患者，如果其仍能维持日常工作及生活，一般可良好耐受麻醉，麻醉中应避免药物过量、低氧血症、高碳酸血症

和低血压等情况的发生；要注意控制心率，因心率超过 100/min 时，由于舒张期缩短可锐减冠状动脉的供血量。如果手术前患者伴有下列心血管疾患，其麻醉的危险性则明显增加。①近期曾发生过心肌梗死或不稳定型心绞痛；②主动脉瓣狭窄；③心脏传导阻滞合并 Stoke-Adams 综合征；④未经治疗的高血压；心肌炎或心肌病。

（2）量化评估方法

① Goldman 指数：Goldman 指数是目前量化评估心脏病患者手术危险较为常用的方法。其评分标准见表 3-3。如果患者的总分大于 13，提示预后不佳；超过 26 则提示患者围术期的病死率高于 50%。

表 3-3 Goldman 心脏危险指数

项 目	内 容	记分
病史	心肌梗死<6 个月	10
	年龄>70 岁	5
体检	第三心音，颈静脉曲张等心力衰竭表现	11
	主动脉瓣狭窄	3
心电图	非窦性节律，术前有房早；	7
	多发室性期前收缩>5/min	7
一般内科情况差	PaO_2<60mmHg，$PaCO_2$>50mmHg，K^+<3mmol/L，BUN>18mmol/L,Cr>260μmol/L,SGOT 升高，慢性肝病综合征及心源性卧床	3
开腹、开胸或主动脉手术		3
急诊手术		4
总计		53

②心功能分级法：是手术前评估麻醉危险性较为简单易行的方法。

患者的心脏功能分级及其与麻醉危险性的关系详见表 3-4。一般来讲，心功能 III 级～IV 级患者的麻醉难度和危险均很大，应做好充分的思想和物质准备。

表 3-4 心脏功能分级及临床意义

心脏功能	屏气试验	体力活动试验	临床意义	麻醉耐受力
I 级	30 秒以上	普通体力劳动，负重快步上下楼梯无心慌气短	心功能正常	良好
II 级	20~30 秒	胜任正常活动,但不能跑步和进行较用力的工作，否则有心慌气短感	心功能较差	麻醉处理恰当耐受力好
III 级	10~20 秒	只能静坐，轻度体力活动后心慌气短	心功能不全	麻醉前充分准备，麻醉中避免增加负担
IV 级	10 秒以内	不能平卧，端坐呼吸，肺底啰音，任何活动即有心慌气短	心功能衰竭	麻醉耐受力差，手术必须推迟

3．调整心血管用药

（1）洋地黄类药：目前地高辛多用于充血性心力衰竭、房颤或房扑等，以改善心功能和控制心室率。洋地黄类药逾量会引起心律失常如室性期前收缩、不同程度的房室传导阻滞、房性心动过速甚至室颤。目前一般主张在术前1天或手术当天停止服用地高辛，然后术中、术后按具体情况经静脉用药。

（2）利尿药：常用吩噻嗪类药治疗心功能不全、充血性心力衰竭，纠正体液负荷过度。但较长时间应用会引起低钾。应重视术前补钾并维持血钾在3.5mmol/L以上。国际心力衰竭治疗指南的综合意见是：全部心力衰竭患者，均需应用血管紧张素转化酶抑制剂（ACE抑制剂），并建议与利尿剂合用。ACE抑制剂可抑制利尿剂引起的神经内分泌激活，而利尿剂可加强ACE抑制剂缓解心力衰竭症状的作用。此外，保钾利尿剂纠正低钾血症，优于补充钾盐。螺内酯是醛固酮受体拮抗剂，对抑制心肌间质纤维化可能有作用，因而，优于其他的保钾利尿剂。小剂量螺内酯（25mg/d）与ACE抑制剂以及襻利尿剂合用，可作为严重充血性心力衰竭病人的术前准备。

（3）β-受体阻断剂和钙通道阻滞剂：β-受体阻断剂具有抑制窦房结、房室结以及心肌收缩力的功能，即所谓负性频率、负性传导和负性肌力作用。β-受体阻断剂主要用于治疗缺血性心脏病、频发性心绞痛、室性和（或）房性心律失常以及中、重度高血压。尤其适用于高血压并发心绞痛、心肌梗死后病人以及心率较快者。这类制剂可能是有效的抗心律失常药物，低剂量的β-受体阻断剂可用于充血性心力衰竭，而且术前应用β-受体阻断剂对缺血性心脏病有预防作用。

（4）抗高血压药：高血压病人术前应用抗高血压药，控制血压于适当水平，否则术中、术后心肌缺血的机会增多，理想的血压应控制在140/90mmHg。高血压病人术前控制血压的药物一般不必停用，即可用至术日晨。

（5）抗凝血剂：心脏曾行异体或人工组织置换的患者如正接受抗凝疗法，则应将华法令换用为短效肝素，以使其抗凝作用在短时间内消除。

4．麻醉前用药：一般术前用药以略重为宜，常用苯二氮䓬类药，也可用咪达唑仑7.5mg术前两小时口服或0.05～0.075mg/kg术前30分钟肌注。冠心病、高血压以及存在房颤的病人原则上不使用阿托品，可用东莨菪碱代替阿托品。阿片类药物具有镇静和镇痛作用，临床上最常用吗啡5～10mg或哌替啶50mg肌注。

（二）麻醉过程中的常见问题与处理

1．麻醉选择与管理

（1）局部麻醉：体表、肢体小手术可选择局部麻醉，但要注意局麻药的用量和用法，虽然局麻药中加肾上腺素可使局麻药安全剂量增加，但应避免过量而引起的心动过速。

（2）椎管内阻滞：椎管内阻滞病人麻醉过程中，基本保持清醒，可及早发现心肌缺血，但可因为阻滞平面过高引起血流动力学的不稳定，要注意控制阻滞平面，并保持血流动力学的平稳。

（3）全身麻醉：心脏病病人进行非心脏手术，全麻是经常采用的麻醉方法。对病情严重、心功能储备差、手术复杂、术中会引起显著血流动力学不稳定以及预计手术时间太长的病人均主张采用气管内全麻，可维持呼吸道通畅，有效地给氧和通气。麻醉诱导应迅速、平稳而无兴奋，使病人从清醒进入适当的麻醉深度。常用的诱导药物有咪达唑仑、依托咪酯和丙泊酚等静脉全麻药，麻醉镇痛药有芬太尼和雷米芬太尼等，肌肉松弛剂主要用非去极化类肌松剂如阿曲库铵、维库溴铵、泮库溴铵等。术中常用静脉复合吸入麻醉维持麻醉深度。围术期间尽量维持适宜的麻醉深度和满意的镇痛效果，尽量减轻心血管系统的应激反应，维持血流动力学的平稳，避免缺氧和二氧化碳蓄积，降低心脏并发症或心肌缺血的发生率。

2．加强围术期的监测　一般观察包括皮肤和血液的颜色、肢体皮肤温度及颈静脉充盈度、尿量。常用的仪器监测包括ECG、动脉血压、呼末二氧化碳、中心静脉压、血氧饱和度以及心排出量。

3．术中常见情况及预防

（1）低血压

主要原因有：①失血，血容量绝对或相对不足；②全麻过深或麻醉药对心血管的抑制作用；③心律失常；④体位改变；⑤缺氧或二氧化碳蓄积；⑥椎管内麻醉阻滞平面过高；⑦心力衰竭或心肌梗死等。原则上应该预防为主，然后针对原因加以纠正。参照中心静脉压或PCWP不足血容量，调整麻醉深度和维持良好通气。至于由于外周血管阻力降低所引起的低血压，可积极扩容的基础上，应用α-肾上腺素受体激动药如去氧肾上腺素0.1～0.2mg或甲氧明2～3mg静注以维持血压于安全水平上。低血压因心功能不全引起时，常伴有血管阻力增加、心排出量低，除强心外，合理调整血容量后，应及早使用血管扩张药。

（2）高血压：

原因：①病人精神紧张、术前用药不足；②全身麻醉深度不够或部位麻醉止痛不全；③气管插管或外科操作引起强烈的交感应激反应；④早期缺氧、二氧化碳蓄积；⑤输血、输液过量等。

处理：①针对原因预防为主；②调整麻醉深度，保证完全止痛；③保持良好的通气，使动脉血气pH值在正常范围；④经上述处理血压仍高且伴心率快速时可静注普萘洛尔0.25～0.5mg，或静注拉贝洛尔5mg；亦可用短效β-受体阻断药艾司洛尔0.25～0.5mg/kg，并可按需重复使用。尤适用于交感肾上腺能应激引起的血压增高。

（3）心功能不全：主要指左心衰竭和心排血量减少伴急性肺水肿，常见于严重高血压、冠心病人。治疗原则为改善心肌收缩力、降低心室射血阻力、减轻肺充血、改善氧合和预防严重的心律失常。一般采用强心、利尿和改善心脏负荷等措施。具体步骤：①建立良好的通气，充分供氧，使用气道持续正压或呼气末正压，一般为3.75～7.5mmHg；②静注吗啡10mg；③心率快呈室上性心动过速或快速房颤等可应用洋地黄类药；④肺水肿伴可疑容量过荷时静注呋塞米10～20mg；⑤应用增强心肌收缩力的药物；⑥应用血管扩张药减轻心脏前、后负荷和心肌耗氧量。硝普钠可使动脉血管均扩张，作用迅速，效果确切。硝酸甘油扩张静脉、降低心脏前负荷为主。酚妥拉明扩张动脉为主，能兴奋心脏β-受体，出现正性肌力作用和心率加速。

（4）心律失常：

原因：一是麻醉前已存在心律失常；二是麻醉期间出现的心律失常。后者与麻醉用药、麻醉管理、手术刺激和患者的情绪有关。常见的有：①麻醉药物对心律的影响。②自主神经功能失调。③缺O_2和CO_2蓄积。④电解质紊乱。

各种心律失常的药物治疗：

①窦性心动过速：可使用普萘洛尔（0.5～1.0mg）或艾司洛尔（1.0～1.5μg/kg）。

②窦性或结性心动过缓：通常应用小剂量阿托品即可奏效。

③室上性异位节律：一般无需进行特殊治疗。

④心房纤颤：可应用钙拮抗药（如维拉帕米）、β-受体阻滞剂（如艾司洛尔、普萘洛尔）和胺碘酮等药物。

⑤预激综合征：如无临床症状，不影响血流动力学可不予处理，也可应用β-受体阻滞剂和（或）胺碘酮预防室上性心律失常的发作。

⑥室上性心动过速：通常较为严重。药物可用：艾司洛尔[0.5mg/（kg·min）]。给药时间大约1分钟，以后静脉维持，自0.05 mg/（kg·min）开始，一般不超过0.2 mg/（kg·min）。

⑦室性心动过速：同步电除颤（100～200J），利多卡因1～2mg/kg，也可使用胺碘酮。

⑧心脏传导阻滞：一般来讲，右束支传导阻滞的意义不大。但左束支传导阻滞通常提示严重心脏疾病。

（三）手术后常见问题与处理

1. 拔管的时间：依据病情与手术情况，选择适当的拔管时间。若病人情况良好，手术创伤不大，术后可早期拔管；若病情较重，手术范围广，创伤大，术中血流动力学不稳定以及出血，体液丧失较多，病人则应带气管导管入PACU或SICU进行数小时机械通气，待病人完全清醒，血流动力学稳定，氧合良好才拔除气管导管。

2．术后通气功能恢复不全，如果是因为阿片类药用量过多，均不主张用纳洛酮拮抗，以免引起病人剧痛、循环亢进、心率血压骤然上升甚至心力衰竭等不良后果。

3．椎管内阻滞的病人可能因为阻滞平面未消退，血流动力学稳定不稳定，搬动时出现直立性低血压，应注意预防。

4．术后可能出现血容量不足，血流动力学不稳定，需及时应用血管活性药和正性肌力药，保持足够的尿量与电解质平衡。

5．术后疼痛可引起循环功能不全，甚至心衰，应给予良好的镇痛。

6．术后可能出现水、电解质和酸碱平衡紊乱，应加强监测，以便及时纠正。

7．术后由于循环功能不全引起肺水肿。对症处理使病人镇静，并静注呋塞米 10～20mg，但必须注意血清钾浓度。按需应用血管扩张药如硝酸甘油、硝普钠、转换酶抑制剂或（和）正性肌力药物如小剂量多巴胺、多巴酚丁胺，同时面罩吸氧、正压气道通气。

病例：3例患者，年龄24～27岁，孕34+～36+周。心功能Ⅳ级，HR110～130/min、BP98～120/（70～90）mmHg。心脏彩超示：二尖瓣重度狭窄（瓣口面积分别为0.82cm_2、0.90cm_2、0.96cm_2）伴有肺动脉高压（中～重度），射血分数分别为0.47、0.50、0.55；ECG均表示快速型心房纤颤、左房及右室肥大、左后束分支阻滞。其中1例生化检查显示：肝、肾功能明显异常并低蛋白血症、氮质血症、肺部感染并胸腔积液。1例中度贫血；动脉血气分析示：1例 $PaO_2$55mmHg，$PaCO_2$27mmHg，pH7.51；1例 $PaO_2$65～75mmHg，$PaCO_2$32～37mmHg，pH7.42～7.48。拟行急症二尖瓣闭式扩张术及子宫下段剖宫产术。术前肌注东莨菪碱0.3mg、哌替啶0.1g。入室立即面罩给氧，半坐卧位下行桡动脉穿刺置管，同时开放两条静脉通道。麻醉诱导予静注咪达唑仑2mg、芬太尼4μg·kg-1、丙泊酚1mg·kg-1、维库溴铵6mg，患者入睡后将其体位置平卧位，麻醉维持间断静注咪达唑仑2mg、丙泊酚20mg；胎儿娩出后间断追加芬太尼2μg·kg-1或吸入低浓度地氟醚。采用PEEP（8～10cmH_2O），控制呼吸Vr8～10ml·kg-1、RR10～12/min、I∶E=1∶2、$PETCO_2$4.3～5.3kPa。术中严密监测MAP、CVP、SpO2、ECG及动脉血气（$PaCO_2$100mmHg以上 $PaCO_2$35～45mmHg）。3例患者术中均静注西地兰0.2mg、呋塞米80mg、地塞米松20mg；二尖瓣闭式扩张后立即行剖宫产；胎儿娩出即行心肺复苏术：即面罩加压给氧及心外按压；经脐静脉注射纳洛酮（0.1 mg·kg-1）氟马西尼（0.05mg）、地塞米松（0.51 mg·kg-1）、1.4%碳酸氢钠（1～2μg·kg-1）。3例患者麻醉诱导均平稳，术中MAP、CVP、SpO2动脉血气及$PETCO_2$基本正常。3例新生儿经上述抢救均心肺复苏成功。

患者不能平卧，麻醉诱导采用半坐卧位。麻醉诱导及维持应避免心动过速、过缓和血压过低。选用对心血管抑制较轻的吸入麻醉药地氟醚（＜4%）。3例患者伴有中至重度肺动脉高压，采用PEEP（8～10cmH₂O）间歇正压通气，以减轻肺间质渗出提高动脉血氧分压。由于左房压缩，肺静脉过度扩张及肺血管顺应性降低，病人对液体负荷过多很敏感，易致肺间质水肿，故在二尖瓣扩张前应严格控制输液量，二尖瓣扩张情况可考虑输血，但要注意输血速度。全麻药的选择应考虑到胎儿因素，拟选用作用出现快、维持时间短及拮抗剂的药物。术后24小时内由于子宫收缩及组织间隙的回吸收，大量血流进入循环，为缓解心脏负荷，故拟在腹部放置沙袋加压。另外，瓣膜狭窄解除之后可用血管扩张剂，减低心脏后负荷及应用心肌正性变力性药物如多巴胺，可增加心肌收缩力，改善低心排。

二、肺功能不全病人的麻醉问题与处理

（一）麻醉前的常见问题及处理

1．肺功能不全的病人往往有较长的吸烟史，术前应了解每日的吸烟量，吸烟年限，术前停止吸烟的时间。应尽可能戒烟，越早越好。术前戒烟6～12周较为理想。

2．肺功能不全的病人一般有咳嗽、咳痰的症状，术前应了解咳嗽的性质及咳嗽的昼夜变化。痰量的多少，颜色、黏稠程度、是否易于咳出，改变体位对于排痰有无帮助，痰中是否带血，若有咯血应了解咯血量多少。对于急性上呼吸道感染伴有大量痰液者，应于痰液减少后2周再行手术。慢性呼吸道疾病患者，为防止肺部感染，术前3天常规应用抗生素。抗感染同时还要清除气道分泌物，否则痰液潴留易致感染不愈。术前还可用祛痰药，目前祛痰药主要有两类：黏液分泌促进药，代表药物有氯化铵，每日2次口服；溴己新是黏液溶解药的代表，氨溴索（沐舒坦）是溴己新以新的体内的有效代谢产物。除了应用祛痰药物外，输液，雾化吸入湿化气道，体位引流，胸背部拍击均有利于痰液的排出。

3．有的肺功能不全的病人是哮喘患者，术前应了解疾病诱发、缓解因素，是否有特异的致敏源。了解抗生素、支气管扩张剂以及糖皮质激素的应用包括具体用药及病人对药物的反映的情况。术前如果出现支气管痉挛，任何择期手术都应推迟。并且可用支气管扩张剂，临床常用的支气管扩张剂包括：β-受体激动剂、抗胆碱能药物以及甲基黄嘌呤类（茶碱）药物。可根据病人具体情况

选择。支气管扩张剂可持续用至麻醉诱导前。

4.肺功能不全的病人有时有呼吸困难,术前应了解呼吸困难的性质(吸气性、呼气性、混合性),静息时是否有呼吸困难发生。术前应指导病人进行呼吸锻炼,在胸式呼吸已不能有效增加肺通气量时,应练习深而慢的腹式呼吸。

5.肺功能不全合并有胸腔积液者,积液量较大并影响到FRC时可行胸穿放液或放置引流装置。张力性气胸者应放置胸腔闭式引流,行全身麻醉前24小时不能拔出引流管。

6.术前对病人进行体检时应注意以下征象:①体形及外貌:肥胖、脊柱侧弯可引起肺容积减少和肺顺应性下降,易出现肺不张和低氧血症。营养不良、恶病质的病人呼吸肌力量弱,免疫力下降,易合并感染。观察口唇、甲床有无发绀。②呼吸情况:呼吸频率大于25/min是呼吸衰竭早期的表现;呼吸模式:呼气费力提示有气道梗阻,出现反常呼吸时提示膈肌麻痹或严重功能障碍。COPD病人可表现为桶状胸;如果胸壁不对称可能有气胸、胸腔积液或肺实变。③胸部听诊具有重要意义:阻塞性肺病患者呼气相延长,呼吸音低;痰液潴留时可闻及粗糙的湿性啰音,位置不固定,可在咳嗽后消失,若啰音固定则可能为支气管扩张症或肺脓肿。音调较高的哮喘音见于哮喘或慢性喘息性支气管炎患者。④在肺气肿的病人肺部叩诊呈过清音,叩诊呈浊音者提示有肺实变。⑤合并肺动脉高压、肺心病右心功能不全可有颈静脉怒张。

7.还应做一些简易的肺功能试验了解肺功能的情况:

(1)屏气试验:正常人的屏气试验可持续30秒以上;持续20秒以上者一般麻醉危险性小;如时间低于10秒,则提示病人的心肺储备能力很差。

(2)测量胸腔周径法:测量深吸气与深呼气时胸腔周径的差别,超过4cm以上者提示没有严重的肺部疾患和肺功能不全。

(3)吹火柴试验:病人安静后深吸气,然后张口快速呼气,能将置于15cm远的火柴吹熄者,提示肺功能储备良好。否则提示储备下降。

(4)吹气试验:嘱病人尽力吸气后,能在3秒内全部呼出者,表示用力肺活量基本正常,若需5秒以上才能完成全部呼气,提示有阻塞性通气障碍。

8.麻醉前用药应注意阿片类药物和苯二氮䓬类药物都能显著抑制呼吸中枢,作为麻醉前用药应该谨慎。对于情绪紧张的病人,如果肺功能损害不严重可以应用,严重呼吸功能不全的病人应避免用药。应用抗胆碱能药物可减少气道分泌物,但是会增加痰液黏稠度,不利于痰液排出。

(二)麻醉过程中的常见问题及处理

1.麻醉选择与管理

(1)局麻和神经阻滞:局麻和神经阻滞对呼吸功能影响很小,它能保留自主呼吸和正常咳嗽反射，用于合并呼吸系统疾患的病人较为安全。神经阻滞只适用于颈部及四肢手术。

（2）椎管内麻醉：椎管内阻滞镇痛和肌松的效果好，适用于下腹部、下肢手术。但要控制阻滞平面。否则一方面影响呼吸肌功能，另一方面阻滞肺交感神经丛，易诱发哮喘。尤其是上胸段硬膜外阻滞，可慢性降低呼吸储备功能而致通气不足，必须减少硬膜外阻滞的用药量，采用低浓度的局麻药，控制阻滞平面在 T6 以下，必须做到麻醉完善，谨慎应用镇痛镇静药物，如遇血压下降，应及时处理，因循环障碍将进一步加重呼吸功能不全。术毕可留置硬膜外导管，以备术后切口镇痛治疗。

（3）全身麻醉：已有呼吸功能储备下降的患者，如高龄、体弱、腹盆腔巨大肿瘤、上腹部、开胸手术及时间较长的复杂手术宜选用全身麻醉。气管内插管全身麻醉中，气管插管便于手术中管理，可保证术中充分的供氧。但施行全身麻醉时应注意：①麻醉诱导：力求平稳，避免兴奋和呛咳。②围术期预防支气管痉挛：静注利多卡因（1～2mg/kg）有预防及治疗支气管痉挛的功效；避免使用硫喷妥钠。氯胺酮增加内源性儿茶酚胺，可使支气管扩张，适用于支气管哮喘；丙泊酚对呼吸轻度抑制，对喉反射有一定的抑制，喉痉挛很少见，可用于哮喘患者。③麻醉性镇痛药的使用：吗啡由于释放组胺和对平滑肌的直接作用而引起支气管收缩，在哮喘病人可诱发发作，应避免用于支气管痉挛的患者。芬太尼有抗组胺的作用，可以缓解支气管痉挛，可在术中应用。④肌松剂的应用：肌松剂可促使组胺释放，维库溴铵这方面的作用最弱，应尽量避免应用新斯的明，因为其可增加气道分泌物，诱发支气管痉挛。⑤气管拔管：自主呼吸存在，同时又有满意的潮气量，允许在深麻醉下拔管。

2．加强麻醉期间呼吸的监测　麻醉期间除常规监测血压、脉搏、呼吸及 ECG 外，条件允许时还需要监测下列项目：①脉搏血氧饱和度（SpO_2）；②呼吸容量：设置于麻醉机的呼吸回路中，显示潮气量、分钟通气量及呼吸频率；③呼吸力学监测：包括气道压力、阻力及肺顺应性；④血气分析监测；⑤呼气末二氧化碳分压（P_{ETCO_2}）；⑥呼吸力学连续监测（CAM）：能在最接近患者的气管导管口或面罩外口处连续无创监测通气压力、容量、流率、顺应性和阻力等 14 项通气指标，且以肺顺应性环（PV 环和 FV 环）为主进行综合分析。

3．术中常见特殊情况与处理　当发生支气管痉挛时，首先要对肺水肿、肺栓塞、误吸、气管导管梗阻做出鉴别诊断，消除刺激因素，如系药物或生物制品，应立即停用；加深麻醉；吸入 β2-受体激动剂（如沙丁胺醇 200～400μg）；使用茶碱类药物（氨茶碱 5mg/kg）或糖皮质激素（氢化可的松 1～2mg/kg）。

对于严重 COPD 的患者，麻醉中应注意：①麻醉诱导的药物应小量缓慢给予，麻醉维持采用低浓度吸入麻醉复合硬膜外阻滞较佳。②选择通气模式为小潮气量、延长呼气时间，必要时加用 PEEP 以防止呼吸初期细支气管萎陷闭合，吸：呼比（I：E）宜为 1：2.5～3，使 $PaCO_2$ 保持在允许的高碳酸血症范围。③术中要彻底清除呼吸道分泌物。④对呼吸道分泌物多而潮气量小的危重病人，手术完毕时可作气管切开。

（三）术后常见问题与预防

（1）术后因上呼吸道肌肉松弛、舌根后坠或咽后壁阻塞可导致上呼吸道阻塞。如果长时间舌后坠可用口咽通气道或鼻咽通气道。对于气道高反应的患者，要及时清除呼吸道分泌物，尽早应用支气管扩张剂。术后要鼓励患者主动咳嗽、深呼吸、拍击胸壁，结合体位引流，协助患者排痰。祛痰药可使痰液变稀，黏稠度降低，易于咳出。

（2）上腹部手术患者术后约有 30% 出现低氧血症，尤其有心肺疾患、肥胖、高血压、年龄大于 60 岁及吸烟者，术后低氧血症的发生率可高达 60%。氧治疗可提高氧分压及氧饱和度，纠正或缓解缺氧状态，防止重要器官的缺氧性损伤及代谢障碍。临床上常用的氧治疗方法包括：①鼻导管、鼻塞法②面罩法；③气管给氧法。

（3）术后常用镇痛治疗，对呼吸功能不全者，术后全身应用麻醉性镇痛药应谨慎，以应用局部止痛法为安全。硬膜外给予阿片类药物的镇痛效果较好，但易出现尿潴留、瘙痒等副作用，个别还可能发生呼吸抑制，故用药后要加强呼吸监测。低浓度丁哌卡因（0.125%～0.25%）或罗哌卡因（0.15%～0.3%）用于硬膜外病人自控镇痛，其镇痛效果满意。目前多联合应用低浓度局部麻醉药和麻醉性镇痛药（如 0.2% 罗哌卡因加 2μg/ml 芬太尼）。

第四节 糖尿病病人的麻醉

一、疾病概述

（一）糖尿病的病理生理特点

胰岛素对代谢的主要作用是促进葡萄糖和钾进入细胞膜，增加糖原合成和抑制脂肪分解。胰岛素分泌绝对或相对不足将导致外周组织细胞摄取和利用葡萄糖障碍，从而促发其他代谢途径活跃。糖尿病是因胰岛素绝对或相对缺乏而引起的以高血糖为特征并由此引起机体代谢紊乱，微小血管和神经末梢等病变的慢性疾病。分为Ⅰ型糖尿病（胰岛素依赖性糖尿病）、Ⅱ型糖尿病（非胰岛素依赖性糖尿病）、营养不良性糖尿病以及继发于胰腺疾病和其他内分泌疾病的糖尿病。在发达国家Ⅱ型糖尿病约占全部糖尿病病例的85%,而在发展中国家其比例更高,老年糖尿病患者98%为Ⅱ型糖尿病。

（二）手术应激对糖代谢的影响

围手术期血糖增高和异常代谢产物增多可引起高渗性利尿作用,使患者发生水、电解质紊乱和酸碱失衡以及免疫功能失调。高渗状态下可出现血液黏滞度增高,血栓形成,诱发心、脑血管意外。外科手术与麻醉将导致应激激素分泌及活性增加,并伴有胰岛素分泌减少,使糖尿病患者脂肪分解,糖异生和糖原分解增加,表现为胰岛素抵抗,高血糖甚至酮血症。通常中、小手术可使糖尿病患者的血糖升高0.11mmol/L左右,大手术可使血糖升高0.33～0.44mmol/L。

（三）与糖尿病相关的终末器官疾病

糖尿病会累及1个或多个终末器官,围手术期必须了解这些并发疾病并谨慎进行处理。

1. Ⅱ型糖尿病合并的主要心血管疾病有

(1) 糖尿病与高血压:糖尿病患者的高血压发病率是非糖尿病病人的2～4倍,高血压和糖尿病并存的最大危险性是加速了动脉粥样硬化。因此糖尿病并存高血压或高血压并存糖尿病都必然增加麻醉的危险。

(2) 糖尿病与冠心病:冠脉造影结果表明,糖尿病合并冠心病者冠脉严重病变多,多支病变多,复杂病变多。这些患者麻醉风险大,在围麻醉期可发生心搏骤停或猝死。

(3) 糖尿病心肌病:糖尿病心肌病变是糖尿病特异的独立病变,临床上缺乏诊断标准,症状不典型,因而对糖尿病心肌病认识不足,重视不够,这也是造成糖尿病患者在围术期死亡的重要原因。

(4) 糖尿病心脏自主神经病变:发生率为20%～40%。其主要特点是:休息时心动过速;直立性低血压;无痛性心肌梗死;猝死;心血管系统对运动和应激反应下降;心率变异性多有异常改变等。在这类病人中,麻醉诱导和气管插管时往往无明显的心血管应激反应,但可引起心排血量下降和低血压,且对肾上腺素无反应,术中可因各种应激突然发生心搏骤停和猝死。

2. 糖尿病性肾病 有资料表明,Ⅰ型糖尿病患者的终末期肾病发生率为30%,Ⅱ型糖尿病患者的发生率为4%～20%。

3. 周围神经病变 以四肢感觉神经受累最多,指端麻木、针刺样痛、烧灼样或闪电样痛、感觉减退或过敏。手术前应了解这些已存在的病变,手术中防止神经病变处受压或细心保护,以免加重损伤。

4. 关节强直综合征 多见于Ⅰ型糖尿病患者,尤其是颞颌关节、寰枕关节和颈椎关节强直，可导致气管插管操作和呼吸道管理困难。

二、糖尿病的诊断和治疗

（一）诊断

按照1980年及1985年WHO糖尿病专家委员会制订的诊断标准，有下列情形之一者即可诊断糖尿病：

①具有糖尿病症状，空腹血糖＞7.8mmol/L（140mg/dl），两次以上。

②具有糖尿病症状，任意时间血糖＞11.1 mmol/L（200mg/dl）。

③空腹血糖低于7.8 mmol/L（140mg/dl），疑有糖尿病者应接受75g葡萄糖耐量试验。服糖后2小时内血糖超过11.1 mmol/L（200mg/dl）。

（二）糖尿病的治疗

治疗目标是纠正代谢紊乱，控制血糖，使血糖、尿糖及电解质等恢复正常或接近正常，防治并发症，改善全身状况，提高病人对手术及麻醉的耐受性。理想的血糖浓度应为空腹8.3mmol/L（150mg/dl）以下，餐后血糖不超过10 mmol/L（180mg/dl）。

1．一般性治疗 综合疗法，如避免紧张刺激、适当的体力活动，防止感染等。可根据病情适当控制饮食，维持其理想的体重，控制血糖以及避免或延缓并发症的发生。

2．口服降糖药 常用的降血糖药物有磺脲类和双胍类。

3．使用胰岛素 胰岛素是治疗糖尿病的特效药物，其适应证为：胰岛素依赖性糖尿病；非胰岛素依赖型糖尿病发生非酮症高渗性昏迷、酮症酸中毒，以及合并感染、创伤、脑血管意外等应激状态；口服降糖药治疗失败；消瘦营养不良及消耗性疾病病人；高钾血症。术前停用口服降糖药后，改用胰岛素控制血糖。胰岛素的初始剂量为0.6U/（kg·d），分3～4次皮下注射，数日后根据空腹及餐后血糖、尿糖情况调整胰岛素剂量。使用胰岛素应注意防止出现低血糖反应、过敏反应，少数病人可能对胰岛素产生拮抗。

三、手术前应注意的问题

（一）新近的研究

Van等对1 548例进行手术的糖尿病和非糖尿病患者进行了研究（其中66%为心脏手术），随机分为严格控制血糖组和传统控制血糖组。严格控制血糖维持血糖为4.4～6.1 mmol/L，而传统控制血糖组目标血糖浓度为9.9～11 mmol/L，只有患者血糖大于11.6 mmol/L时才给胰岛素治疗。结果：严格控制血糖组在ICU死亡率为4.6%，传统控制血糖组为8%。死亡率的差别在ICU治疗需要5日以上的患者更为显著。在住院死亡率、毒血症、需透析治疗的肾衰竭、输血需要量、严重神经疾病以及需长时间呼吸支持等方面，严格控制血糖组明显低于传统控制血糖组。Krinsley 近年来用配对设计比较了各 800 例外科 ICU 病人，一组病人以 RI 持续输注控制血糖低于 7.77 mmol/L，另一组病人在血糖超过 12.21 mmol/L 时，才输注 RI。结果严密控制血糖组肾衰减少了 75%，输注红细胞减少了 18.7%，并发症减少 29.3%，ICU 停留时间降低 10.8%。

（二）术前必须控制的血糖

1．只要空腹血糖持续大于 11.1 mmol/L 或糖基血红蛋白值大于 11%，不管病人有无糖尿病症状，都要在术前控制血糖。

2．术前的血糖控制水平，要求空腹血糖 6.7～10 mmol/L。对难以控制的高血糖，至少应降低至 13 mmol/L 以内。

3．择期手术病人要求在术前 3～4 天起（难以控制的高血糖，还应提前至 7 天或以上）就要控制血糖。急症手术，至少应在术前几小时，用胰岛素作短时控制。

（三）术前准备应注意的几点

1．术前应详细了解病人的糖尿病类型，是否有低血糖、酮症酸中毒和高渗性非酮症昏迷等病史。了解病程的长短、血糖最高水平、现在控制血糖的方法及所用药物剂量。应注意药物作用高峰及其降低血糖的效应，如应用胰岛素后常出现低血糖反应者，提示病人糖原储备较低，需特别注意血糖变化。合并酮症酸中毒及高渗性昏迷病人应禁止行择期手术。

2．判断有无糖尿病的并发症及对全身脏器的影响，有无水电解质紊乱及酸碱失衡。对伴有器官功能损害者，应进一步了解其功能受损情况。一般来讲，具有全身或重要脏器功能受损的并发症，如心肌受累、肾脏病变、严重感染等，可加重糖尿病病情和代谢紊乱，增加麻醉处理的困难。

3．合并有高血压的糖尿病患者，常使用 β-受体阻断剂，当病人低血糖时可能出现严重的心动过缓，麻醉药物可能增强 β-受体阻断剂的作用。使用利尿剂特别是排钾利尿药时，应密切监测血钾，因为即使轻微的酸中毒都可导致全身钾的丢失。

4．合并有自主神经病变的患者，在静息状态下即有心动过速表现。因自主神经受累导致直立性低血压，心脏对应激反应能力降低，麻醉和手术的风险性增加。对已有外周神经病变者，应了解感觉神经麻木的程度和范围，以及运动神经障碍的程度。如运动神经病变严重，对肌肉松弛药反应可能异常。

5．肾功能不良的糖尿病患者，其代谢胰岛素的能力减低，需减少胰岛素的用量。术后伤口感染以及愈合不良是重要的术后并发症，有统计表明目前有 17% 的糖尿病患者发生隐匿性感染。

6. 对术前口服降糖药的病人应于术前一天改用胰岛素控制血糖，术前已使用胰岛素者，接受小手术的病人可继续原治疗方案。对于术前使用长效或低精蛋白胰岛素的病人，最好于术前 1~3 天改用胰岛素，以免手术中发生低血糖。

7. 对于急诊手术，应考虑是否有酮症酸中毒，以及酸中毒的程度。在病情允许的情况下抓紧时间做必要的术前准备和处理，尽可能在术前纠正酮症酸中毒和高渗性昏迷，血糖控制在 8.3~11.1 mmol/L 左右、尿酮体消失、酸中毒纠正后方可手术。如病情需要立即手术，应边控制病情，边施行麻醉和手术。处理措施包括：注射胰岛素、补充液体、纠正水电解质和酸碱失衡。但也要注意避免随后出现的低血糖。

8. 手术最好安排在早晨第一台进行。术前应给予适当的镇静药，以减轻病人的紧张和焦虑。但术前用药剂量不宜过大，尤其是老年病人。

四、麻醉选择的问题

（一）麻醉方法的选择

麻醉方法选择的原则是根据糖尿病病情和并发症严重程度，结合手术部位、类型、手术操作和创伤对机体的干扰程度，尽可能选用对代谢影响较小的麻醉方法。

1. 局部麻醉　对血糖影响最为轻微，适用于一些小手术，但要注意麻药中不加肾上腺素，以免升高血糖。

2. 椎管内麻醉　其优点是麻醉阻滞了部分交感神经，可较好地控制交感神经的反应，保持葡萄糖耐受性和胰岛素释放，有利于血糖自我调控。对有周围神经并发症的末梢感觉异常者，操作尤应细致，预防操作损伤。局麻药中加入肾上腺素也增加了缺血和水肿性神经损伤的危险。对伴有脱水、动脉硬化、高血压的病人，麻醉药量应分次逐渐追加，麻醉药的起效时间可能延迟。较广泛的椎管内阻滞时，由于缺乏有效的压力反射调节功能，病人易出现明显的血压下降，应注意麻醉平面不宜过广，防止术中血压波动。高胸段阻滞抑制胰岛对高血糖的反应，而低胸段阻滞对胰岛素分泌无影响。

3. 全身麻醉　其优点是便于对呼吸及循环系统管理。全麻对代谢的影响较大，使血糖升高，可选用恩氟烷、异氟烷、氧化亚氮等对血糖影响极小的药物。糖尿病病人喉镜显露声门困难发生的概率较高，可能是由于关节僵硬，寰枕关节活动度减小所致。此类病人对气管插管的心血管反应过强，麻醉诱导期应维持适宜的麻醉深度。

（二）麻醉药物的选择

1. 局麻药　局麻药对葡萄糖代谢的干扰尚无定论。Kalichman 在糖尿病鼠和对照实验鼠中发现利多卡因所产生的传导阻滞率和神经纤维数量均无明显差异。在非糖尿病鼠中，局麻药加入肾上腺素可引起短暂的血糖升高；但在糖尿病鼠中，在局麻药中加入肾上腺素或去甲肾上腺素均不引起血糖浓度升高。糖尿病病人合并有外周神经病变时可影响局麻药的神经阻滞作用，有研究发现用丁卡因进行蛛网膜下腔阻滞时，血浆肾上腺素和去甲肾上腺素水平随感觉阻滞平面不同而异。

2. 全麻药　氟烷、恩氟烷、异氟烷、丙泊酚、γ-羟丁酸钠对血糖无明显影响，硫喷妥钠、芬太尼、氟哌利多轻度升高血糖，乙醚、氯胺酮能明显升高血糖。研究发现 硫喷妥钠（4mg/kg）诱导能减少50%交感神经活动；丙泊酚（2.5mg/kg）诱导能减少34%交感神经活动，其稳态输注[0.1mg/（kg·min）]过程中，交感神经传出冲动减少37%；氯胺酮可增加肝糖原分解为葡萄糖，故不宜使用；恩氟烷、异氟烷在吸入浓度为1%时，对血糖并无明显影响，可以选用；吗啡由于兴奋交感神经中枢，促使肾上腺素释放，引起肝糖原分解增加，导致血糖升高。Brian等研究表明，在糖尿病鼠中，氟烷、恩氟烷和异氟烷的MAC分别减少23%、18%和17%，从而推测糖尿病病人对吸入麻醉药的需要量减少；同时指出MAC下降的机理仍未清楚，当可能与糖尿病病人神经病变导致的外周神经和脊髓神经传导速率下降、压力感受器反射功能丧失有关，也可能与大脑中枢5-羟色胺介导的神经传导抑制、脑内儿茶酚胺类药物活性下降有关。大剂量强效阿片类药物也能阻断应激反应，大剂量芬太尼能有效控制血糖水平。

3. 肌松药　糖尿病外周神经病变可引起机体对肌肉松弛药产生不同的敏感性。Atallah对25例糖尿病病人和15例非糖尿病病人进行筒箭毒碱肌松效应的对比分析，结果提示在糖尿病病人中筒箭毒碱的肌松作用起效时间推迟。在肌松药副作用方面，Oikkonen的临床研究表明，与使用泮库溴铵比较，糖尿病病人使用泮库溴铵也容易出现心率缓慢现象，但两药对血压的影响无差异。

五、术中常见的问题和处理

（一）高血糖的处理

术中血糖高于11.2mmol/L即应进行处理。一般原则是静脉注射胰岛素，在用药的同时应考虑术前用药情况。常规上高血糖病人每加1U胰岛素可降低血糖1.5mmol/L（27mg/dl）。只有短效胰岛素可用于最初的降血糖，而且应静脉注射；皮下注射胰岛素可能会因一些术中的突发因素变得吸收不稳定。单次静脉注射胰岛素0.3U/kg后，持续输注胰岛素每小时0.15U/kg，但也有报道认为单次注射胰岛素不可取。在输注胰岛素过程中，应每1~2小时测一次血糖，降糖太快（每小时大于11.1mmol/L，即200mg/dl）可导致脑水肿，应根据情况调整用量。

（二）低血糖的处理

高血糖可引起病人高渗性利尿、脱水、血浆渗透压增高，但低血糖在术中往往容易被忽略，而严重的低血糖甚至会危及生命，应引起重视。低血糖的严重危害有神经症状和肾上腺素症状。前者包括意识模糊、易怒、疲劳、头痛、轻度嗜睡，进而发展成癫痫，甚至周围神经功能丧失、昏迷乃至死亡；后者主要表现为焦虑不安、大汗、心动过速、高血压、心律不齐、咽痛，主要原因是低血糖导致肾上腺素释放。全麻病人临床表现可能不会像上述情况那么明显。如果糖尿病病人术中出现不明原因的大汗、血压下降，首先应考虑低血糖，尤其麻醉中出现交感亢进症状可能被误认为是麻醉深度不够引起，采用加深麻醉或应用β受体阻滞治疗，反而加重了糖尿病自主神经的病变，混淆低血糖的临床诊断。因此，对糖尿病病人应严密监测血糖，如每1~2小时监测一次血糖，定期做血气分析和渗透压分析。

多数麻醉医师认识到低血糖在危重病麻醉时的危险，但又不能及时诊断，因此，以轻度高血糖作为手术病人糖尿病处理的目标，轻度高血糖不会使糖尿病并发症的器官损害加重。诊断低血糖后，成人最初治疗为50%葡萄糖50ml静注，例如一个体重70kg的成人，每毫升50%的葡萄糖可升高血糖0.11mmol/L（2 mg/dl），对严重低血糖病人应再单次输注50%葡萄糖或5%~10%葡萄糖以防止进展性低血糖。应当指出，在输注葡萄糖的过程中，应反复监测血糖，并尽快找出低血糖的原因并加以治疗。其他治疗包括对重症病人应用胰高血糖素、糖皮质激素及对脑水肿病人使用甘露醇等。

（三）补液

虽然应用乳酸林格液很普遍，但用于糖尿病病人尚有争议。非胰岛素依赖型糖尿病病人术中不补液，平均血糖升高2.2 mmol/L（40mg/dl），而接受乳酸林格液体者平均血糖升高3.5 mmol/L（63 mg/dl），围术期用乳酸林格液的糖尿病病人需用更多的胰岛素。用乳酸林格液的糖尿病病人脂肪分解和酮体形成增加。故糖尿病病人手术中是否使用乳酸林格液还有待进一步研究。

（四）补钾

机体内仅2%的钾离子在细胞外，所以血钾正常并不表明体内钾平衡。另外，一些代谢因素也会影响血钾。①胰岛素水平升高，使肝、肌肉、脂肪组织摄取钾离子增多；②血浆渗透压随脱水或高血糖而升高，会引起水和钾离子从细胞内转移至细胞外；③酸碱平衡改变，如酸中毒会导致高钾。一个控制较差的糖尿病病人（脱水、胰岛素缺乏、酸中毒等），可能血钾正常，但补充液体和胰岛素后会导致严重的低血钾，故应同时补钾。在肾功能正常的糖尿病病人血钾正常时，每升补液中需加入氯化钾20mmol/L；对于控制较差的糖尿病病人，在胰岛素输入6~8小时后应测血钾；所有糖尿病病人在复苏时应复查血糖和电解质。

（五）围术期并发症的防治

围手术期由于应激反应导致体内儿茶酚胺、糖皮质激素、胰高血糖素水平增高，引起相对胰岛素抵抗，使血糖控制更加困难。围术期高血糖的危害主要包括脱水、伤口愈合困难、白细胞趋化作用与功能障碍（使感染机会增加）、缺血情况下加重中枢神经和脊髓的损害、血液高渗状态（可导致血液黏滞性增高，促进血栓形成）。有时，高血糖本身也是酮症酸中毒或非酮症高渗状态的一种表现。当血糖大于 9.9mmol/L 时，由于超出了肾脏对糖的重吸收能力，会发生渗透性利尿，而脱水导致的尿量减少又会增加尿路感染机会。

1. 酮症酸中毒　糖尿病酮症酸中毒（diabetic ketoacidosis, DKA）的临床表现：I 型糖尿病患者在围手术期发生 DKA 的风险增高，最常见的诱因包括创伤、感染、心肌梗死、应激以及没有给予足量的胰岛素治疗。发生 DKA 的原因是胰岛素绝对或相对不足，典型表现为高血糖、高渗、脱水以及由于酮体发生过多导致的高阴离子代谢性酸中毒。DKA 早期表现为高血糖导致的渗透性利尿，其他包括厌食、呕吐以及过度通气。脱水可导致肾前性氮质血症、急性肾小管坏死、低血压以及休克。临床表现包括脱水的症状和体征、精神状态变化、Kussimaul 呼吸、呼出气中带有烂苹果味、恶心、呕吐、腹痛、轻度消化道出血、全身虚弱以及低温。鉴于发生 DKA 的患者中约 20% 在以往未被诊断为糖尿病，故遇有高血糖和代谢性贫血症患者都应考虑到 DKA 发生的可能性。DKA 存在高阴离子酸中毒和高钾血症（通常＞5mmol/L），但是机体总体上存在着钾不足。与此同时，血浆中的钠早期则表现为假性降低，为 120～130mmol/L，导致假性低钠的原因与 DKA 相关的高甘油三酯血症有关。发生 DKA 时通常有磷酸盐和镁缺乏。近来有报道 DKA 的死亡率为 5%～10%，仅次于 I 型糖尿病的晚期并发症如心肌梗死、感染和脑水肿（尤其是儿童）。

DKA 具体处理措施：①在血流动力学监测下，静脉补液及体液复苏；②用 10～20ml/kg 生理盐水一次大剂量输入治疗低血压、休克；③第 1 小时生理盐水输入总量 1～2L，然后 250～500ml/h（通常要持续输入数小时）；④一旦症状、体征缓解，尿量正常，血糖及酸血症改善，改用静脉输注维持量；⑤胰岛素 0.1U（kg·h），降糖速度以每小时 3.9～5.6mmol/L 为宜；⑥一旦有尿，应用 KCL、磷酸钾来补 K+ 及 PO42-，必要时补 Mg2+；⑦经常监测血糖、电解质、阴离子间隙、渗透压、酮体水平；⑧一旦血糖降到 14mmol/L（250mg/dl），为防止低血糖，开始输入 5% 葡萄糖；⑨持续胰岛素输注直到酮体消失及酸血症纠正；⑩如果神经系统恶化，使用甘露醇 0.25～1g/kg、过度换气，减慢补液速度。

液体治疗可以降低血糖水平，并可降低低血压引起的应激激素升高，还可纠正酮症和酸中毒。碳酸氢钠一般不作为常规使用，以免细胞内酸中毒、脑脊液酸中毒、低钾血症、氧解离曲线左移、渗透压升高以及过多补碱造成的碱中毒。

2. 高渗性非酮症性昏迷（hyperosmolar nonketotic diabetic coma, HNDC） HNDC患者，尤其是严格饮食控制的Ⅱ型糖尿病患者容易发展成HNDC。老年患者发生HNDC的危险性增高。其诱因包括：感染、静脉过度营养、利尿剂、出汗及补液不足等。HNDC可导致严重脱水，高渗和高血糖、通常脱水7～10L，渗透压高于325mOsm/L，血钠大于145mmol/L。严重的HNDC（血清渗透压＞340～350mOsml/L）可导致意识障碍及昏迷，乳酸性酸中毒可继发于严重脱水及组织灌注不足。HNDC的神经症状表现较为突出，包括意识不清、癫痫发作、昏迷以及偏瘫。

HNDC的处理措施与DKA相似，但以液体治疗为其主要手段，补液扩容，降低高渗状态。血压低的应以生理盐水开始，直到低血压纠正，尿量增多，继之用0.45%盐水来补充水分的丢失；血压正常者，用0.45%盐水；血钠过高时，亦可用5%葡萄糖加小剂量胰岛素。有关HNDC处理过程中使用胰岛素存在分歧，由于HNDC患者对胰岛素非常敏感，故多建议胰岛素的使用剂量为治疗DKA的一半。治疗HNDC中，患者脑水肿的发生率高于DKA患者，故建议平缓地降低高血糖和高渗状态，第一个24小时血糖不应低于14mmol/L，渗透压不宜低于330mOsm/L。既往HNDC的死亡率在50%以上，目前通过早期发现和ICU治疗，死亡率可降至10%～15%。

六、麻醉失误案例分析

女，73岁，患慢性胆囊炎，胆石症，在硬膜外麻醉下行择期胆囊切除术，术前血压16.0/10.7kPa，心率88/min，ECG提示有心肌劳损。患者既往有糖尿病病史10年，靠口服降糖药和饮食疗法维持血糖接近正常。入院查血糖9.1mmol/L，尿糖（++），术前4天开始口服消渴丸，2天后加胰岛素治疗，每天6U，术前1天空腹血糖5.4mmol/L，尿糖（-）。选T9-10间隙穿刺，1%利多卡因和0.2%丁卡因混合液7ml，阻滞范围T6～L1，血压14.7/10.7kPa，心率80bpm，手术一小时后，血压下降，麻黄碱和加快输液无明显改善，病人述心慌，胸闷，额头有冷汗，考虑禁食14小时，术中一直未输糖，急查血糖2.6mmol/L，随即静注25%葡萄糖20ml，继以5%葡萄糖液缓慢滴注，上述症状很快消失，血压回升，手术历时2小时，术后血糖11.1mmol/L，尿糖（++），继续降糖治疗，痊愈出院。

本例属非胰岛素依赖型糖尿病，导致术中严重低血糖的因素：①术前不但未停用口服降糖药，且加用胰岛素治疗，降糖作用过强。②饥饿，病人禁食14

小时之久。③术中未输含糖液体。

第五节 嗜铬细胞瘤病人手术的麻醉

一、疾病概述

嗜铬细胞瘤是起源于肾上腺交感神经系统中的可分泌儿茶酚胺的嗜铬细胞肿瘤，大多数嗜铬细胞瘤单纯分泌去甲肾上腺素，或者按照85：15的比例同时分泌去甲肾上腺素和肾上腺素。这一比例与正常肾上腺组织分泌两者的比例正好相反；还有15%的嗜铬细胞瘤以分泌肾上腺素为主。在病理学上，大约80%的嗜铬细胞瘤位于肾上腺，右侧较左侧多见，15%位于腹部，其余5%位于胸、颈部的交感神经链上。双侧肾上腺嗜铬细胞瘤约占10%。在没有充分的术前准备，特别是没有应用α-受体阻滞剂时，嗜铬细胞瘤手术死亡率高达50%以上；而经过充分的术前准备后，手术死亡率可降至3%以下。

（一）主要的临床表现

1．高血压　嗜铬细胞瘤自主性阵发或持续分泌释放大量儿茶酚胺。可表现为阵发性、持续性或持续基础上伴阵发性血压升高，在精神刺激、身体活动、肿瘤被挤压等情况时血压骤升，出现"头痛－心悸－多汗"三联症，为嗜铬细胞瘤血压升高时的特征性表现。随病程进展，出现高血压所致心、肝、肾等脏器的并发症。

2．直立性低血压　因相对或绝对低血容量，受体降压调节及自主神经反射受损而致，也可因肿瘤主要分泌多巴胺使血管扩张所致。

3．高血压与低血压反复交替发作　也成为嗜铬细胞瘤高血压危象。原因可能为分泌大量儿茶酚胺使血管收缩，血压升高，但血容量又减少，再反射性大量分泌儿茶酚胺，血压又迅速上升，如此恶性循环，也可因肿瘤内出血、坏死，使儿茶酚胺释放迅速减少而致血压下降；或在长期高浓度儿茶酚胺作用下，心肌细胞变性、坏死、纤维化，致心肌炎或心功能衰竭，导致血压下降。

4．心脏表现　大量儿茶酚胺分泌可使血压阵发性或持续性升高，并通过兴奋α受体使心肌收缩力增强、传导速度增快，心肌易受激惹而发生心律失常。肾上腺素可使心率加速，而去甲肾上腺素使血压升高，也可引起反射性迷走神经亢进而使心率减慢。嗜铬细胞瘤发作时，可同时出现多种心律失常、心肌炎、心肌缺血，甚至心肌梗死，致使心功能不全。

5．代谢功能紊乱　大量儿茶酚胺，主要是肾上腺素，通过与细胞膜上的α受体结合后，增加cAMP，激活蛋白激酶，催化磷酸化酶的磷酸化，促进糖原分解，使血升高。严重者可引发糖尿病，肿瘤切除后多能得到恢复。有的病人基础代谢率增高，出现怕热、多汗、消瘦等代谢增高表现。

（二）术前诊断应注意的问题

用荧光法测定游离儿茶酚胺浓度和尿中的儿茶酚胺代谢产物可以确定嗜铬细胞瘤的诊断。虽然有时常规的实验室数据不能提供特异的诊断，但心电图、胸片和全血细胞技术能够给诊断提供有用的信息。左心室肥厚和非特异性T波改变是常见的心电图改变，也有急性心肌梗死或快速心律失常的报道。胸片可以发现心脏肥大，血细胞计数通常表现为红细胞比容升高，这与血管内容量减少和血液浓度相符。CT和MRI可以对这些肿瘤进行无创定位，避免了对某些病人进行腹部探查进行肿瘤定位的必要性，超声和MRI特别适用于妊娠的病人。在这些病人中进行动脉造影要非常小心，因为可能会出现高血压危象。

术前未诊断出嗜铬细胞瘤的高血压患者，手术有极大的危险性，可因药物、麻醉、手术操作等因素诱发高血压危象或休克，即使是简单手术，手术死亡率也很高。有以下情况应考虑本病，择期手术应延期，并做进一步的检查与治疗。

1．血压波动幅度大，尤其是阵发性高血压与低血压交替出现。

2．伴抽搐，或直立性低血压或原因不明的休克。

3．发作时伴一过性高血糖，白细胞和中性粒细胞增高，发热等高代谢状态；伴手足发绀或乳酸酸中毒。

4．急进性高血压。短期内高血压频频发作，迅速恶化，常合并心、脑、肾病变。

5．按摩或挤压腹部，增加腹压、运动等刺激诱发严重的高血压或出现休克。

6．高血压者对一般降压药效果不佳。

7．有嗜铬细胞瘤家族史，或多发性内分泌腺瘤、神经纤维瘤等其他内分泌疾病者等。

二、术前准备应注意的问题

（一）α、β肾上腺素能受体阻滞剂的应用

自从使用α-受体拮抗剂术前治疗，嗜铬细胞瘤切除术围术期死亡率已经从50%降到3%。术前对病人应用α-受体拮抗剂和血管内容量扩充，围术期血压波动、心肌梗死、充血性心力衰竭、心律失常和脑出血也都明显减少。α-受体拮抗剂的广泛应用也可以有效地改善儿茶酚胺性心肌炎的临床症状。表5-5列出了一系列常用于嗜铬细胞瘤治疗的药物。

表3-5　嗜铬细胞瘤管理用药

药物	作用	高血压危象	术前控制血压	评价
酚妥拉明	α-阻滞剂	静脉注射2~5mg	-	起效快，短效，每分钟给予一次单次剂量或静脉滴注1mg/min。

表 3-5　嗜铬细胞瘤管理用药

药物	作用	高血压危象	术前控制血压	评价
酚苄明	α-阻滞剂	-	每日口服 30mg 每日增加量 30mg	半衰期长,有蓄积 每日分 2～3 次服
哌唑嗪	α-阻滞剂	-	单次口服 1.0mg,增加到每日 3 次	首服现象,可能引起晕厥,低剂量时躺床上服可缓解
普萘洛尔	β-阻滞剂	每次静脉注射 1.0mg 总量 10mg	口服 40mg,每日 2 次;增加到每日 480mg	必须在产生 α-阻滞效应后给予
阿替洛尔	β-阻滞剂	-	每日 50mg 起服,可增加到每日 100mg	长效,选择性 β_1-受体拮抗剂,以原型在肾消除
艾司洛尔	β-阻滞剂	静脉注射 500$\mu g \cdot kg^{-1} \cdot min^{-1}$ 的负荷剂量,然后维持输注		超短效,选择性 β_1-受体拮抗剂,可以在麻醉中应用
拉贝洛尔	α、β-阻滞剂	静脉注射 10mg 负荷剂量,可以达到 150mg	口服 200mg,每日 3 次	α-受体阻滞作用远远弱于 β-受体阻滞作用,在嗜铬细胞瘤时能引起加压反应
硝普钠	血管扩张剂	静脉输注 0.5～1.5$\mu g \cdot kg^{-1} \cdot min^{-1}$ 起	-	强效血管扩张剂,短效,可用于麻醉中
硫酸镁	血管扩张剂	静脉注射负荷量 40~60 mg/kg,随后 2g/h,如需要,可再加 20mg/kg 的单次剂量	-	可以产生神经-肌肉阻滞
地尔硫卓	钙通道阻滞剂	静脉注射 3～10$\mu g \cdot kg^{-1} \cdot min^{-1}$	-	也能直接阻止儿茶酚胺的释放
尼卡地平	钙通道阻滞剂	静脉注射 2～6$\mu g \cdot kg^{-1} \cdot min^{-1}$		比地尔硫卓的血管扩张作用更好
α-甲基儿茶酚胺		-	口服每日 1～4g	适用于不能手术的病人
酪氨酸	生物合成抑制剂			人,可能有肾毒性

一旦做出嗜铬细胞瘤的诊断就应该开始使用 α-受体拮抗剂进行治疗。酚苄明是一种起效缓慢,作用时间长的口服药,初始剂量 10～30mg/次,每日 3 次,逐渐增量,直到血压控制,多数病人需要每日 80～200mg,一般需 2～4 周,主要不良反应为直立性低血压。哌唑嗪是一种短效的竞争性突触后阻滞剂,半衰期比酚苄明短,也可以有效地用于治疗。由于治疗开始可能出现直立性低血压,最初的 1mg 剂量要在床上服用。两种药的对比表明它们都能同样有效地控制血压,在手术前 10～14 天开始使用直到术日晨,在这段时间里,血容量和

血细胞比容恢复到正常，血压变稳定。

使用α-肾上腺阻滞剂后，通常还要加用β-肾上腺阻滞剂（不主张单独使用，以免导致血管收缩和高血压危象的发生），因为α-肾上腺阻滞剂可能会加重持续存在的心动过速等心律失常。普萘洛尔具有可靠的β-受体阻滞作用，半衰期短但选择性不强，哮喘患者禁用；阿替洛尔具有特异的β1-受体阻滞作用，减慢心率作用十分明显；拉贝洛尔主要阻滞β-受体，同时也阻滞部分α-受体的药物，一般不作为首选药物，有报道单独使用此药可以引起血压增高；艾司洛尔可以选择性地阻滞β1-受体，对心脏功能影响极小，目前成为临床控制室上性心动过速，心绞痛和高血压的常用药。

急性高血压危象的治疗选用静脉输注酚妥拉明或硝普钠。酚妥拉明是短效的α-肾上腺拮抗剂，静脉注射2～5mg或持续输注。硝普钠是一种强效的血管扩张剂，可直接作用于血管平滑肌，扩张血管，降低外周血管阻力，使血压下降。其生效迅速，持续时间短，停止输注后作用仅能维持2～15分钟，故易于掌握。

（二）其他治疗药物

1．钙通道阻滞剂　钙离子可能参与儿茶酚胺释放的调节，因此钙通道阻滞剂通过干扰钙离子的流入而减少瘤组织内儿茶酚胺的释放；此外，还可直接扩张外周小动脉及冠状动脉，降低外周血管阻力，降低血压，增加冠脉血流量，故适用于伴有冠心病或儿茶酚胺心肌病的嗜铬细胞瘤病人，也适合于α、β-受体阻滞剂合用进行长期治疗。临床常用硝苯地平，口服10～30mg/d，血压过高时也可舌下含服，副作用为头痛、心悸、低血压等。

2．血管紧张素转换酶抑制剂　由于嗜铬细胞瘤病人血中去甲肾上腺素水平高，直接作用在肾小球入球小动脉的肾上腺素能受体上，影响肾小球旁细胞的肾素分泌；此外，由于低血容量或直立性低血压等作用，嗜铬细胞瘤病人的血浆肾素水平较高。血管紧张肽转换酶抑制剂，如卡托普利，可通过抑制肾素-血管紧张素系统降低血压，常用剂量为口服12.5～25mg，每日3次。

3．儿茶酚胺合成抑制剂　α-甲基对位酪氨酸：为酪氨酸羟化酶抑制剂，可阻断儿茶酚胺的合成，用于伴儿茶酚胺心肌病的病人或不能手术病人的长期治疗，常用剂量为1g/d，逐渐增加，最大量为4g/d。用药后血、尿儿茶酚胺含量减少，血压下降。副作用为嗜睡、抑郁、焦虑、帕金森症候群、消化道症状等。

（三）扩充血容量

嗜铬细胞瘤病人体内大量儿茶酚胺释放造成外周血管收缩，在应用了α-受体阻滞剂以及切除肿瘤后，可引起明显的血容量不足，造成低血压。因此，术前应用药物控制血压的同时，以适量的血浆代用品、血浆或全血来补充血容量并适当扩容是该类病人术前准备不可忽视的重要内容。在此期间，应严密监测心脏功能的变化，以免心脏负担过重而发生意外。一般至少手术前3天开始扩容治疗，以红细胞压积下降5%并伴有体重的增加作为判断该类病人术前血容量补充满意的参考指标。

三、麻醉的选择与管理问题

（一）麻醉方法的选择应尽量满足下列条件

对心肌无明显抑制作用；不增加交感肾上腺素系统的兴奋性，不增加儿茶酚胺的释放；肌肉松弛；对代谢影响小；麻醉性能好，安全，作用快，消失快，便于调节麻醉深度；有利于术中调控血压；有利于肿瘤切除后的血容量和血压维持。

1．硬膜外间隙阻滞 适用于肿瘤定位明确，麻醉前准备充分，一般情况良好的患者。硬膜外间隙阻滞效果满意时肌肉松弛良好，对代谢影响小，手术后患者恢复较快。但肿瘤切除后的低血压发生率较高。

2．全身麻醉 适用于肿瘤定位不明确，手术中需要进行探查，全身状况差者，尤其是手术前不合作的小儿患者。麻醉药物可选择 硫喷妥钠、丙泊酚、咪达唑仑、芬太尼等；肌肉松弛药应选择对心血管功能影响小且无组胺释放的药物，维库溴铵或阿曲库铵较为理想。麻醉诱导应尽量平衡，并采取有效措施减少气管插管时的应激反应。选用静脉麻醉药与吸入麻醉药复合或静脉复合全身麻醉，肿瘤切除前行手术探查或挤压肿瘤时，原则上应加深麻醉，而肿瘤切除后应及时减浅麻醉。

3．硬膜外间隙阻滞联合全身麻醉 据报道，在实施嗜铬细胞瘤切除术的患者，采用硬膜外间隙阻滞联合全身麻醉，不仅麻醉效果满意，而且无患者发生严重的高血压和心动过速。

（二）术中麻醉管理要注意的问题包括

1．避免药物或手术操作激惹儿茶酚胺的释放，保持心血管系统稳定。

2．手术期间特别应注意的几个阶段为：麻醉诱导、气管插管、手术切皮、腹部探查特别是摘除肿瘤时发生的继发性高血压和（或）心律失常以及手术结扎肿瘤血管后发生的继发性低血压。

3．术中监测应包括有创动脉压、中心静脉压或肺动脉导管以及尿量等。手术期间应尽量避免刺激儿茶酚胺释放的因素，如恐惧、应激、疼痛、颤抖、缺氧、高碳酸血症等。

四、围术期常见问题与处理

（一）高血压危象

高血压危象是指收缩压高于250mmHg，持续1分钟以上的高血压状况，在嗜铬细胞瘤切除术中常见于以下情况：①麻醉诱导期，常与术前用药不适当有关，导致诱导前精神紧张恐惧，诱发高血压危象，另外与麻醉实施过程中的不良刺激直接相关，如静脉穿刺、硬膜外穿刺、气管内插管、体位变动等均可诱发高血压发作，严重者可致高血压危象。②手术期，多与术者操作有关，如分离、牵拉、挤压肿瘤及肿瘤相关组织时，常引起儿茶酚胺分泌增加，诱发高血压危象。③当病人合并有严重缺氧或有 CO_2 蓄积时也可诱发高血压危象。

手术麻醉过程中应密切观察血压、脉搏、心电图的变化，一旦血压升高超过原水平的 1/3 或达到 200mmHg 时，除分析与排除诱发原因外，应采取降压措施，根据情况采用酚妥拉明 1～5mg 静脉注射或配成 0.01% 的溶液静脉点滴以控制血压，也可用硝普钠 50mg 溶于 5% 的葡萄糖液 500ml（100μg/ml）中静脉点滴以控制血压，或用微量泵输入，先从 0.5～1.5μg/（kg·min）的剂量开始，根据血压高低再随时调整，获得满意效果为止。其他药物如硝酸甘油、乌拉地尔、拉贝洛尔、前列腺素 E 等也可应用。

通常在发生高血压时合并有心率增快，在降压的同时可以考虑使用 β-受体阻断药降低心率，短效的 β-受体阻断药艾司洛尔因其起效快、作用时间短、相对安全性高而常用。同时应除外麻醉深度、缺氧及 CO_2 蓄积问题带来的影响，必要时做适当调整。血压波动时如引发心律失常，则血流动力学剧变，应马上对症采取有效措施控制，否则后果严重，常成为死亡原因之一。

（二）低血压

肿瘤切除后儿茶酚胺的分泌速度降低，引起外周血管扩张，再加上血容量不足，导致低血压甚至休克。另外，麻醉药及硬膜外阻滞的影响、心脏代偿功能不全、肾上腺素能阻滞药的作用等均可诱发加重低血压。低血压通常在肿瘤血管被阻断时即开始，这是肿瘤切除后的严重并发症，可致死。术中有意识的预防性扩容可以降低血管扩张后的低血压发生率与程度。对嗜铬细胞手术的病人不应循规蹈矩地去遵守量出而入的原则，在监测心功能的情况下尽量在肿瘤切除前均匀逾量补充，一般多余丢失量的 500～1000ml，有些病人需要量更大。对术中血压偏高者还可在血管扩张药的帮助下进行剂量补充，整个过程需对心功能进行严密观察，是为了避免体液过量的负面效应，如出现肺水肿的迹象，可静脉推注呋塞米 20～100mg。大多数病人经过这种处理，发生严重低血压的概率减少。但仍有部分病人出现，需根据肿瘤分泌儿茶酚胺的成分比例给予相关的血管活性药物，尤其是合并有儿茶酚胺性心肌病者会表现出顽固性低血压，通常需使用去甲肾上腺素 0.1～0.2mg 推注或将 1mg 去甲肾上腺素溶于 5% 的葡萄糖溶液 250ml 中，经静脉持续点滴，根据血压水平调整低速，可延续到术后的一段时期，帮助心肌对儿茶酚胺依赖的戒断，直至心功能完全恢复正常。

（三）低血糖

嗜铬细胞瘤由于分泌大量儿茶酚胺可引起糖原分解，并抑制胰岛β细胞分泌胰岛素导致血糖升高。因此，嗜铬细胞瘤病人通常合并有高血糖表现，不应就此诊断为糖尿病。即使有明确糖尿病病史的病人在术前术后中使用胰岛素也应慎重，以免使嗜铬细胞瘤切除后的低血糖情况复杂化。一方面由于肿瘤切除后儿茶酚胺分泌量急剧减少，糖原和脂肪的分解随之下降，另一方面胰岛素分泌升高，常可导致严重的低血糖性休克，多发生在术后数小时内。如病人清醒，临床上可见到病人大汗、心慌、低血压等，如病人仍处于全麻恢复期，则主观症状较少，多表现为循环抑制，且对一般处理反应迟钝，一经输入含糖溶液，症状立即改善。对这类病人围术期管理中，凡怀疑有低血糖发生时应立即行快速血糖测定。对已确定合并有糖尿病的嗜铬细胞瘤患者必须使用胰岛素时，在围术期的用量应减半，并同时加强血糖监测。许多病人需要专门为此制定治疗方案，以维持体内糖代谢的相对稳定。

（四）心律失常

25%～50%的嗜铬细胞瘤病人合并有儿茶酚胺心肌病，表现为充血性心力衰竭，心律失常以及心肌缺血等症状和体征，手术中最多见的心律失常为心动过速，应根据具体情况给予处理。对窦性或室上性心动过速，可用艾司洛尔静注0.5～1mg/kg静注，若有室性心律失常，应给予利多卡因。同时注意做好呼吸管理，避免缺氧和CO_2潴留，麻醉深度控制适当，消除使心肌应激性增加的因素。

五、术后可能出现的问题

嗜铬细胞瘤病人在手术后仍可能发生复杂的病情变化，出现各种严重症状，如高血压、心律失常、心功能不全、代谢异常等。因此在术后仍应密切观察循环动力学的变化，如血压、心律、中心静脉压等。最好的方式是将病人自手术室直接转运到ICU由专人监测、治疗。及时采取有效措施，维持循环动力学的稳定，直至病人完全恢复正常。

六、麻醉失误案例分析

案例：病人，女性48岁，因左肾上腺嗜铬细胞瘤拟行手术治疗入院。术前控制血压满意，入手术室时血压120/80mmHg，心率76/min，心电图正常。在连续硬膜外麻醉下行肿瘤切除术。手术至探查分离肿瘤时血压突然升至270/180mmHg，心率165/min，立即停止手术给利血平1mg，此时病人口吐白沫，有大量粉红色泡沫痰溢出，急行气管内插管并酒精吸入，西地兰0.4mg、氨茶碱250mg静注，血压降至180/100 mmHg、心率130/min，两肺明显水泡音。再次静注利血平0.5mg，继续手术，当切除肿瘤时，病人血压骤降到零，随之心搏停止，救治无效死亡。

分析与讨论：本例的失误主要为麻醉处理不当，具体表现在以下几个方面：①连续硬膜外麻醉不利于病人抢救；②当发生高血压危象时没有应用短效α-肾上腺素受体阻滞剂或（和）其他短效、速效降压如硝普钠，而错误地选用了利血平，势必诱发或（和）加重肿瘤切除后低血压和肺水肿；③肿瘤切除后发生低血压时未能首选去甲肾上腺素救治；④肺水肿救治不利，包括降低心脏前后负荷和PEEP治疗等；⑤未进行必要的监测，如MAP、CVP、ECG等，若在CVP指导下，可在肿瘤切除前了解血容量情况。

防范与教训：充分了解本病，做好充分的术前准备，选择利于抢救的气管内全麻或硬膜外阻滞加全身麻醉，在术中调控血压时选用速效、作用时间短、可控性强的药物，并在有创动、静脉压力监测指导下用药，以上失误是完全可以避免的。

第六节 创伤和烧伤病人的麻醉

一、创伤患者术前的常见问题

1．创伤患者可能存在大量失血或活动性出血，如骨折部位出血、消化道出血、胸腹腔脏器破裂出血等；可能发生急性呼吸道梗阻，如气管异物、分泌物误吸梗阻、颌面咽喉部损伤引起的组织移位和出血、下颌松弛舌根后坠等；还可能伴发急性心脏压塞、张力性气胸等严重呼吸循环功能障碍。由于病情紧急，没有充裕时间详细了解病史和进行完善的术前准备。

2．严重损伤均伴大量失血和失液，因急性血容量丢失常出现失血性休克，据统计其发生率可达90%。大血管破裂时，往往来不及抢救即死亡。严重胸部损伤或颅脑损伤，有时发展迅速，可因窒息、缺氧而猝死。

3．严重创伤多为复合伤。据统计，胸部损伤者约有80%合并头部损伤，14%合并腹部损伤，26%合并四肢骨损伤。合并其他部位损伤的死亡率增至15%～20%。创伤病人以年轻者居多，但近年来老年病人也逐渐增多，因常并存心、肺疾病，给处理增添复杂性，并发症和死亡率增加。

4．创伤后常伴有剧痛，骨关节损伤的疼痛尤为剧烈。疼痛不仅增加患者的痛苦，而且还能促使某些并发症发生。胸部外伤疼痛干扰患者的呼吸运动，使通气量下降、肺内分泌物潴留，导致缺氧、二氧化碳蓄积和增加肺部感染的机会；下腹会阴部损伤疼痛可引起排尿困难和尿潴留；剧烈疼痛还可使患者烦躁不安，不能较好地配合检查和治疗。

5．创伤患者多为饱胃，正常胃排空时间为4～6小时，严重创伤后疼痛、恐惧、休克等引起强烈应激反应，使交感神经功能亢进、迷走神经功能抑制。胃肠排空时间显著延长。有人强调创伤后24小时内都存在呕吐误吸危险，据统计,择期手术反流率为10%,而急症者25%。

6. 机体出现严重创伤后,神经内分泌反应表现为下丘脑和交感神经兴奋,使血浆中儿茶酚胺(CA),尤其是去甲肾上腺素浓度增加。下丘脑室旁核细胞分泌促肾上腺皮质激素释放因子(CRF),此因子进入垂体后叶刺激促肾上腺皮质激素(ACTH)释放,从而增加皮脂醇分泌。肾素-血管紧张素-醛固醇系统反应增加,及一系列代谢反应,如应激性高血糖等。

7. 严重创伤患者由于分解代谢亢进和疼痛紧张引起过度通气,患者多表现为代谢性酸中毒和呼吸性碱中毒。极度衰竭患者、胸部或上腹部创伤患者,也可因咳痰无力和呼吸运动受限而发生呼吸性酸中毒,甚至肺不张、急性呼吸功能衰竭等。由于机体多个器官组织受损,腹腔实质脏器破裂、血管损伤、四肢和骨盆骨折等丢失血浆等,可直接导致血容量急剧减少,发生低血容量性休克。严重创伤患者,伤口出血可导致血小板和凝血因子大量丧失;同时,休克所致的肝脏低灌注亦能使凝血因子的生成减少。此外机体交感神经-肾上腺系统以及肾素-血管紧张素-醛固醇系统兴奋性增加,体液重新分布,肾脏血流量下降,可出现少尿甚至无尿。

二、创伤患者的麻醉前的处理

(一)做好创伤患者的麻醉前评估

1. 一般情况和外伤情况的评估 包括患者的性别、年龄、体重、受伤的部位、范围和程度,最后一次进食时间和性质,急诊化验结果等,有些检查对麻醉尤为重要,如脑外伤患者头颅CT能显示有无颅内高压和颅底骨折,颈部正侧位片可显示有无颈椎骨折和皮下气肿等,了解这些常可避免麻醉处理中的困境。

2. Glasgow昏迷评分 Glasgow昏迷评分是用来表明昏迷深度的评分法,评分越低,说明昏迷越深,脑组织的损伤程度也越重(表3-6)。

表3-6 Glasgow昏迷评分法(GCS)

检查项目	反应	评分
A. 睁眼动作	自动睁眼	4
	呼唤睁眼	3
	刺痛睁眼	2
	不能睁眼	1
B. 语言反应	回答准确	5
	回答错误	4
	能说出单个词	3
	只能发音	2
	不能言语	1
C. 运动反应	遵嘱动作	6
	刺痛能定位	5
	刺痛能躲避	4
	刺痛时肢体屈曲	3
	刺痛时肢体过伸	2
	不能运动	1

根据 Glasgow 昏迷评分的得分，可进一步对患者的伤情进行分型：①轻型脑外伤：Glasgow 昏迷评分 13～15 分，意识障碍短于 20 分钟；②中型脑外伤：Glasgow 昏迷评分 9～12 分，意识障碍的时间为 20 分钟至 6 小时；③重型脑外伤：Glasgow 昏迷评分 3～8 分，伤后昏迷至少 6 小时或伤后 24 小时内意识情况恶化并再次昏迷者。

3．失血程度评估　一般讲症状和体征可以反映失血程度。美国医学会根据症状和体征将失血程度分为 4 级（表 3-7）。休克体征包括面色苍白、心率增快、低血压、四肢厥冷、烦躁不安、呼吸增快、中心静脉压降低和少尿等。当患者存在严重发绀时，表明失血量已达 40% 以上。估计出血的其他方法，如根据创面大小和深度用手或拳头试验估计，一只收面积的表面外伤或一拳大的深部外伤失血量约为血容量的 10%。股骨骨折可失血 500～1 500ml，骨盆骨折失血可达 2 000～3 000ml。

表 3-7　创伤失血的分级

临床表现	分级			
	I	II	III	IV
失血量（ml）	<750	750~1 500	1 500~2 000	>2 000
失血容量（%）	<15%	15%~30%	30%~40%	>40%
脉搏（/min）	>100%	>100	>120	>140
血压	正常或偏高	降低	降低	降低
脉压	正常或偏高	减少	减少	减少
毛细血管再充盈试验	正常	阳性	阳性	阳性
呼吸频率（/min）	14~20	20~30	30~40	>35
尿量（ml/h）	>30	20~30	5~15	无尿
意识状况	轻度烦躁	中度烦躁	忧虑，精神错乱	嗜睡，神志不清

4．创伤评分　根据创伤时机体的生理和病理生理反应，对中枢神经系统，循环系统及呼吸系统的有关指标进行数字化分级，据此来评估患者创伤的严重程度和预后（表 3-8）。

表 3-8　创伤评分（TS）

		得分
A. 呼吸频率	10~24 次	4
	25~35 次	3
	>36 次	2
	1~9 次	1
	0	0
B. 呼吸方式	正常	1
	费力	0
C. 收缩压	>90mmHg	4
	70~89mmHg	3
	50~69mmHg	2
	0~49mmHg	1
	无颈动脉搏动	0

D. 毛细血管充盈		
前额或嘴唇黏膜充盈时间短于 2 秒	正常	2
充电时间大于 2 秒	延迟	1
无毛细血管充盈	无	0
E. Glasgow 评分	14~15	5
	11~13	4
	8~10	3
	5~7	2
	3~4	1

上述五项评分之和即为创伤评分（trauma score，TS），即 TS=A＋B＋C＋D＋E。一般将 TS＜12 分作为重度创伤的标准。据文献报道，TS 为 14～16 分者，生理变化小，存活率高达 96%；TS 为 1～3 分者，生理变化很大，病死率超过 96%；TS 为 4～13 分者，生理变化明显，救治效果显著。

（二）紧急处理

1 呼吸道处理　创伤病人都应被视为饱胃，发生误吸的可能性很大。这类病人往往同时伴有低血容量，难以耐受快速诱导插管。若伴有颈椎损伤，插管时还可能造成颈髓损伤。许多外伤病人还可因气道梗阻引起严重缺氧而在数分钟内死亡。因此，对下列病人的气道处理应采取紧急措施：①意识丧失后舌根下垂所致的气道梗阻；②因呕吐物、异物或其他碎片等误吸引起气道阻塞；③因口腔外伤，如双侧下颌骨骨折所致的急性软组织水肿或出血引起的气道梗阻；④胸部创伤呼吸急促的患者；⑤休克或烦躁需要镇静剂的患者。首先应迅速建立通畅的呼吸道，以便充分供氧，否则将会因严重缺氧而导致心搏骤停、脑水肿、颅内压增高而死亡。

解除气道梗阻包括：清洁口腔，吸出血块或呕吐物，结扎口腔内活动性出血点，头部后仰和托起下颌骨以及放置咽喉通气道等，均能使气道保持通畅，这些方法适用于能保持自主呼吸的病人。有声音嘶哑、喘鸣、颈部挫伤或穿透伤、脑脊液外溢、X 线片显示有气管移位、颈椎不稳定、面部骨折和气管异物的病人，气道处理十分复杂，必须小心。直接喉镜明视下经口腔气管内插管是紧急情况下确保气道通畅的首选方法，操作时尽可能稳定好头颈位置（防颈椎损伤），并适当压迫环状软骨防止空气进入胃里和胃内容物反流。对预计插管有困难或病情一时难以耐受诱导插管的病人，用面罩和皮囊做控制呼吸也是解除缺氧的方法。

由于各种原因无法采用经口气管内插管而又必须实施禁忌气道处理的患者可采用经皮环甲膜穿刺造口术，用 14 号套管针经皮环甲膜插入气管内，拔去内管针，用胶布固定于皮肤上，接氧气管。通过氧气管以 8～10L/min 气流速度可达到氧合目的，或可行气道喷射通气（30～50/min）。环甲膜穿刺造口术是一种快速而有效缓解严重上呼吸道梗阻的方法，但往往通气不足，也可采用经皮穿刺扩张气管造口术（percutaneous dilational tracheostomy, PDT），与传统的气管切开术相比，PDT易于掌握，操作时间显著缩短，无论是出血、气道损伤、甲状腺损伤等近期并发症，还是皮下气肿，气道狭窄、感染等中远期并发症，两者均无明显差异。

当患者情况危急，呼吸极度困难，手边又缺乏气管插管设备，或遭遇困难插管时，可应用喉罩或食管联合导管迅速缓解患者呼吸困难和缺氧状况。

对于情况不是很紧急，有自主呼吸的病人，为保证气道通畅也可选用下列方法：清醒、合作的病人可采用经鼻腔盲插管，但机会甚少。其他还有纤维光导支气管镜、逆行气管插管术等。

2．循环处理　创伤病人麻醉前都存在低血容量问题，在手术麻醉期间常常继续有出血，甚至加重。此外，由于麻醉药物的扩血管作用，使有效循环容量进一步降低，因此手术麻醉期间应进行持续的血流动力学监测和根据情况持续有效补液治疗。

补液治疗首先遇到的问题是建立充分的静脉输液通路，尽快进行深静脉穿刺。在有效补液和监测建立之前不能松止血带和给抗休克裤放气。

输入液体应加温至少到37℃，尤其是已存在休克和低温的伤员，可采用加温加压快速输液（>450ml/2min）。对于创伤病人，补液治疗的首要目标是恢复有效循环血容量，一般不会死于急性贫血而易死于低血容量休克。在容量恢复后，第二目标是恢复携氧能力，即输红细胞。补液治疗的第三目标是使凝血状态正常，为此，可能需补充血小板、新鲜冰冻血浆或其他血液成分。

为达到首要目标——补充有效循环容量，必须综合考虑下列因素：

（1）急性血液丢失常常低估；

（2）手术期间丢失量大约4～8ml/（kg·h）；

（3）晶体液补充量为失血量的2～3倍；

（4）大多数麻醉药增加血管容积。

以上因素均可引起容量补充不足，导致重要器官灌注不足，如急性肾衰、酸中毒加重和心血管功能衰竭。而另一方面，给予过多液体，可以产生容量负荷过多，引起肺水肿。对于大多数创伤病例，补液宁多勿少更为安全。换言之，宁可在恢复室使用呋塞米，也不要在手术室进行心肺复苏。

创伤病人首先输入的液体通常是晶体液。晶体液的优点是：快速补充容量同时维持电解质平衡，无毒性、免疫原性和致过敏性，可以快速恢复尿量，降低血液黏滞度，由于可以快速经尿排出，过度负荷的危险性较小。另一方面，晶体液的缺点是：不能携氧，一个小时内离开血管而成为细胞外液，易造成外周组织和肺水肿，还可以引起稀释性凝血障碍，需要输入量比胶体液大。一些研究推荐高渗盐水为容量补充液，此项技术有其自身并发症，目前尚未被临床广泛接受。

胶体液种类较多，其主要优点是在血管内维持时间长，因此不易产生水肿，扩容和增加心排血量作用优于晶体液，血液制品还有携氧和补充凝血因子作用。**胶体液主要副作用包括**：引起过敏或免疫反应，某些血液制品可引起感染（如肝炎、艾滋病），也可引起电解质失衡等。创伤病人输血的量通常以血容量补充较充分及血流动力学指标较稳定时测定血球压积在25%～30%范围是安全的，可以保障充分供氧。

创伤病人凝血问题大多数是由于失血后大量输液引起稀释性低血小板血症，在手术期间应维持血小板在70 000左右。

纤维蛋白原和其他凝血因子不足的出现通常比低血小板症晚，可根据实验室检查，如凝血酶原和部分凝血酶原时间测定结果，决定是否需补充新鲜冰冻血浆或凝血酶原复合物。

在严重创伤抢救中，大量输血是十分常见的，对其所带来的各种严重并发症应予重视。失血5 000ml以上将导致血小板和凝血因子丧失，出现凝血功能障碍时，应补充冰冻血浆、血小板等血液成分。大量输血治疗还可引起电解质和酸碱失衡，故应常规做血气和生化测定。在大量输血和抢救期间，血钾的变化很大，须加强监测。由于应激反应儿茶酚胺的大量释放，在入院时常伴有低血钾，但大量输血时可产生严重高血钾。腹腔内出血的病人在紧急情况下可采用自身血回输。

对低血容量休克使用血管收缩药物以代替补充血容量是绝对禁忌的。但血压很低测不到，而又不能及时大量快速补充液体时，为了暂时升高血压，维持心、脑血管灌注，以防心搏骤停，可以少量使用血管活性药物。其中最常用的药物是多巴胺，它可增强心肌收缩力，提高心排血量及使周围血管阻力增加，血压上升。一般剂量为每分钟5～10μg/kg。

三、创伤患者麻醉实施的常见问题与处理

(一) 麻醉前用药

对于严重创伤患者，手术前满意消除疼痛以及紧张和恐惧心理非常重要，手术前应给予适当剂量的镇痛药物和镇静药物，但应注意所用药物对循环和呼吸功能的抑制作用。对于垂危和昏迷患者，可免用镇静药物和镇痛药物，但不宜省略抗胆碱药物；对于已处于休克状态的患者，应小量、分次静脉给药，并注意药物对循环和呼吸功能的抑制作用。

（二）麻醉方法的选择及应用

对危重创伤病人的麻醉抉择，取决于：①病人当时全身状况，如果患者一般情况好，神情合作，根据手术部位和方式选择任一麻醉方法，如果患者一般情况不好，不合作，最好选择全身麻醉；②创伤部位、范围和程度，如果创伤部位局限于四肢，而且范围不大，可选择局麻或神经阻滞麻醉；③拟施手术的方式；④麻醉药和麻醉方法对当时病情的适应与禁忌，例如腰麻禁用于休克低血容量病人，氯胺酮不用于颅脑外伤、颌面口鼻咽喉腔外伤病人等；⑤麻醉医师的处理经验和理论知识水平，一般情况下，应选择麻醉医师最有经验，最熟悉的麻醉方法。

1. 全身麻醉

（1）麻醉诱导：麻醉诱导期容易发生两种危象：①静脉诱导药注入后容易出现血压进一步骤降，并诱发心搏骤停。因此，对任何低血容量、低心排血量、组织灌注不足和休克的病人，在使用任何静脉麻醉药时必须持慎重的态度，先考虑是否存在相对或绝对禁忌问题；②创伤病人几乎无例外地存在"饱胃"，部分患者处于昏迷状态，任何镇痛药物和机械刺激均可引起呕吐，甚至导致误吸。因此在诱导期需严防呕吐、误吸、窒息意外。具体可采取以下措施：①术前放置胃管吸引胃内容物；②术前用西咪替丁、雷尼替丁等 H2 组胺受体抑制剂，降低胃液酸度及减少胃液分泌；③表面麻醉下清醒插管；④静脉诱导插管可结合压迫环状软骨法，防止气体进入胃；⑤一旦出现呕吐，应迅速把头偏向一侧，及时清除口咽部呕吐物，发生误吸后应立即进行气管插管，必要时行气管内灌洗，即用生理盐水 5～10ml 从气管导管注入气管内，然后用吸引器吸尽，直至吸出的液体清亮为止。对病情虽严重而神志反应仍然存在的病人，可酌情采用下列方法之一完成气管内插管术：①仅在供氧和肌松药下完成插管；②仅在静注芬太尼 4～6μg/kg 和琥珀胆碱 2mg/kg 下完成插管；③插管后待血压稳定时再追加地西泮或咪达唑仑 0.05～0.2mg/kg 以促使病人入睡和记忆消失。对反应极迟钝或神志已消失的垂危病人，气管插管，需做到尽量减少颈部移动，以防脊髓进一步受损，最好选用纤维光束喉镜插管。对声门或口咽部复杂外伤病人，不能采用静脉快速诱导插管，可采用异氟醚吸入麻醉药诱导后完成气管插管，或直接做气管造口插管。

（2）静脉诱导药的选择：地西泮、咪达唑仑：对心脏病而心功能仍正常的病人，地西泮或咪达唑仑可使左室舒张脉压、心室壁张力和心肌耗氧量均降低，其作用类似硝普钠。因此，对严重低血容量伴心血管功能不稳定的创伤病人，可考虑选用小剂量地西泮或咪达唑仑施行诱导麻醉。

氯胺酮：对循环系呈双重作用，既升高血压和增快心率，又抑制左室心肌和血管平滑肌而导致血压下降。对循环系功能正常的病人，其作用以血压升高和心率增快为主；但用于严重低血容量休克病人，则不仅不使血压上升，相反因心肌耗氧量增加而加重心肌缺氧，因此容易导致心律失常和低血压，甚至心搏骤停。因此，氯胺酮禁用于危重创伤病人的麻醉诱导，尤其对颅脑外伤、高血压及心功能损害病人应绝对避用。动物实验证明，氯胺酮抑制心肌的程度几乎与硫喷妥钠的抑制程度相等。

硫喷妥钠：绝对禁用于低血容量休克等危重病人，极易导致血压骤降而突发心跳骤停。但可以谨慎使用于血容量已恢复正常和循环功能稳定的病人，剂量必须减少，注射速度必须缓慢，务必使心肌和血管平滑肌抑制作用降低到最低程度。

其他药物：①依托咪酯可能引起肌阵挛和抑制肾上腺皮质功能，不适用于创伤危重病人；②丙泊酚的呼吸循环抑制作用与硫喷妥钠相似，容易引起低血压，也不适用于危重创伤病人，或需极慎重的使用；③依诺伐（氟哌利多、芬太尼合剂）具有扩张周围血管作用，促使组织灌注，改善微循环，可考虑用于休克或危重病人，但剂量必须减小，注速也需缓慢，同时进行适当扩容，密切监测血压变化。

肌松药的选择

①琥珀胆碱：创伤后24小时以内的病人可以使用，但存在两方面缺点：a.因肌束颤缩可引起眼内压、颅内压和胃内压增高；b.因肌束颤缩可使肌肉内钾离子向血浆中释放，引起高血钾而导致心律失常，尤其对严重创伤后10~30天的病人，因已并存高血钾和电解质紊乱，以及全身消耗和营养不良，使用琥珀胆碱后发生心搏骤停的概率显著增高，应慎用。

②泮库溴铵：具有轻度心率增快和心排血量增加的作用，无组胺释放，容易维持血压稳定，故较适用于休克病人。

③维库溴铵：不释放组胺，对颅内压和循环功能影响较小，可用其0.25mg/kg在1~1.5分钟内注毕后插管。

④阿曲库铵：有少量组胺释放，但仍适用。

(3) 全身麻醉维持：芬太尼全凭静脉麻醉。低血容量危重病人可采用阿片类药-O2-肌松药维持麻醉，因吗啡和哌替啶均有组胺释放作用，故宜选用芬太尼。芬太尼对心功能差的危重病人能提供良好的镇痛作用，血流动力学影响轻微，故较适用，但芬太尼具有扩张周围静脉血管的作用，因此初始剂量应控制在2~10μg/kg。如果病人能耐受此初始剂量，维持麻醉中可按需每隔20~40分钟单次追加25~50μg/kg静脉注射。手术全程的芬太尼最大总用量不宜超过25~50μg/kg。需指出，大剂量使用芬太尼的手术后病人必然出现长时间的呼吸抑制，需要使用机械通气，一直持续至呼吸恢复正常为止，必要时可用纳洛酮 0.1～0.4mg 静脉注射以拮抗呼吸抑制。在芬太尼全凭静脉麻醉中病人有可能出现"术中知晓"不良反应，必要时可辅用小剂量地西泮、咪达唑仑或氟哌利多以求解除。

恩氟烷和异氟烷：吸入浓度增高可出现心肌抑制和心排血量减少等副作用，尤以恩氟烷为显著。因此，恩氟烷只适用于血流动力学稳定的病人；异氟烷低浓度吸入则适用于绝大多数危重创伤病人。低浓度恩氟烷或异氟烷维持麻醉均宜同时使用 1：1 N_2O-O_2 和肌松药。

麻醉药物的作用时间延长，严重创伤患者由于血液重新分配，肝、肾血流量减少，静脉麻醉药和肌肉松弛药的代谢、排泄减慢，药物作用时间延长，影响麻醉的苏醒。

2．部位麻醉

（1）局麻或神经阻滞麻醉：麻醉范围局限、全身影响小、无需气管内插管和用药，较适用于四肢外伤病人，但对创伤范围大、失血量多、血容量明显不足的复合创伤危重病人，显然不适用。而且在麻醉过程中要注意局麻药的毒性反应。

（2）椎管内麻醉：在众多脊神经根阻滞的同时，交感神经纤维也广泛阻滞，由此可引起外周血管扩张，进一步加重低血压或休克程度，因此椎管内麻醉应列为危重创伤病人的禁忌证，尤其蛛网膜下腔阻滞应列为绝对禁忌证。但经补充血容量已达到相对正常的病人，如果创伤部位仅局限于下肢或会阴区，可慎重选用低平面硬脊膜外阻滞麻醉，可能发挥其减少术中出血和防止术后深静脉栓塞的优点，但是麻醉过程中尽量控制阻滞平面，避免因阻滞范围过广加重低血压或休克。

（三）术中常见的其他问题与预防

1．凝血障碍和 DIC　虽经全面治疗而仍然处于持续低血压的病人较容易发生，此与该类病人常已经存在大量失血、隐性出血、血气胸、心脏压塞、进行性颅内出血、低氧血症、高碳酸血症、代谢性酸中毒、低钙血症、脂肪栓、低体温以及大量输血副反应等不利因素有密切关系。术中一旦出现凝血功能障碍，死亡率可高达 77%，故应加强预防，及时进行循环功能支持、纠正酸中毒和维持内环境稳定。

2．心律失常和心功能不全　除上述引起 DIC 的因素影响外，主要与病人的体温下降有关，尤易见于老年病人。体温下降系体表暴露、休克、大量输注冷溶液和冷血、机体产热量减少、体温调节中枢失灵以及血管调节中枢功能低下所致。严重低体温可引起寒战、氧耗量增加，并易导致心律失常和心肌收缩力减弱,应尽量避免低体温。

(四)术后常见的问题与预防

1. **急性呼吸功能衰竭** 术后病人如果出现进行性呼吸困难,提示已并发急性呼吸窘迫综合征(ARDS)。大多数创伤病人都伴有呼吸异常,表现为低氧血症和过度通气,如果再有大量输血、大面积组织破坏、感染、脂肪栓、氧中毒、吸入性肺炎和DIC等因素,则极易导致ARDS的形成。ARDS的病死率甚高,可达50%以上,占所有外伤后期死亡总数的1/3,故应重视认真预防,早期诊断和及时治疗。

2. **急性肾功能衰竭** 严重外伤后极易并发肾功能衰竭,常见的诱因有:失血造成血容量不足和低氧血症;软组织挤压伤引起肌红蛋白增高;麻醉手术对肾灌注和肾小球滤过率的影响;抗利尿激素(ADH)和醛固酮的分泌使肾小管再吸收增加;抗生素的应用;伴有肾、膀胱、尿道复合外伤等。急性肾功能衰竭的表现为少尿或无尿,病死率可达50%~90%。初期肾功能衰竭一般尚属可逆性,对创伤性休克给予迅速有效处理,肾衰的发生率可明显下降。早期出现多尿性肾功能衰竭,并非少见,但预后较无尿进行肾衰稍好。出现少尿时应首先排除血容量不足,同时应避免不恰当地使用利尿药,否则可能进一步加重低血容量和肾功能衰竭。

3. **感染和多器官功能衰竭** 休克后除肺和肾功能衰竭外,常合并肝功能及其他器官或系统功能损害。因肝动脉血流防止可发生肝小叶中心缺血性坏死,再加继发感染因素,肝功能衰竭将加速发展。因血肿吸收和大量输血促使胆红素增加,术后可出现明显黄疸。外伤后死亡发生于术后几天或几星期内者,称为后期死亡,约占所有外伤死亡总数的1/5,其中80%死于创伤感染后多器官功能衰竭。快速、完全的复苏有助于减少感染和多器官功能衰竭的发生,术后充分的代谢、营养支持可提高此类患者的生存率。

四、烧伤病人的麻醉常见问题与处理

1. 大面积深度烧伤常伴严重全身反应及重要脏器并发症,在治疗烧伤的同时,需兼治并发症。

2. 大面积烧伤病程长,需要多次施行手术和麻醉,机体消耗严重,全身状况差,难以耐受深麻醉及对呼吸和循环功能具有明显抑制作用的麻醉药物。

3. 严重烧伤患者,全身反应严重,机体重要器官与神经内分泌系统的功能储备均已耗竭,极易发生麻醉意外和并发症。

4. 病人常伴低血容量、低蛋白血症,贫血和水电解质紊乱,术前须积极纠正,以提高机体抵抗力。

5. 由于皮肤广泛烧伤,患者多疼痛难忍,手术前即应给予充分的镇痛处理,

手术要求麻醉和镇痛完全。

6. 肢体烧伤有时无法测量血压和脉搏,有条件者应行桡动脉或足背穿刺置管,进行有创血压监测,如无进行有创血压监测的条件,可借助观察中心静脉压,创面渗血、ECG 和尿量来判断循环功能的情况。

7. 由于创面广泛,再加敷料包扎,常使静脉穿刺无法进行,术前需做好静脉切开准备。

8. 在烧伤后到 3～5 天的时间里,在正常组织也有一天的时间微血管通透性提高,使得大量含蛋白质的体液丧失。这种液体流失被增高的血管内流体静水压和间质渗透压以及降低的间质流体静水压所增强。在烧伤病人液体复苏对于早期处理至关重要,但是恢复血容量一定要特别小心防止由于毛细血管通透性增加容易导致的(受损的和未受损的)组织水肿的形成。Evan 和 Brooke 建议联合应用胶体、晶体和 5% 葡萄糖酐溶液。烧伤病人,特别是小儿表现出早期糖耐量降低,因此应尽量避免在伤后 24 小时内输入含糖液(表 3-9)。

表 3-9　在热损伤后进行初期液体复苏

EVANS　方案*:
　1.0ml 晶体/kg/%烧伤面积/24 小时
　1.0ml 胶体/kg/%烧伤面积/24 小时
　2 000ml5%葡萄糖酐溶液/24 小时
BROOKE　方案*:
　1.5 ml 晶体/kg/%烧伤面积/24 小时
　0.5 ml 胶体/kg/%烧伤面积/24 小时
　2 000ml5%葡萄糖酐溶液/24 小时
改良 BROOKE　方案*:
　2.0ml 乳酸林格液/kg/%烧伤面积/24 小时
PAKRLAND　方案*:
　4.0 ml 晶体/kg/%烧伤面积/24 小时

* 在第一个 8 小时里输入计算量的 50%,第二个 8 小时给 25%,最后 8 小时给剩下的 25%。

9. 早期切痂植皮手术多在伤后 4 天左右施行,一般休克期已度过,但多数仍存在低血容量,再加手术失血失液,因此,极易再出现低血压或休克,要严加防范。头颈部烧伤致组织肿胀,常限制病人张口和颈部活动,易致气管插管和呼吸管理困难,应考虑在麻醉前先施行气管造口。大面积烧伤需经多次扩创、取皮、植皮术以消除创面,病人负担重,往往处于慢性消耗病容,呼吸、循环代偿能力减退,故不能耐受深麻醉。

(1)氯胺酮静脉复合麻醉:氯胺酮用于烧伤病人较为理想,因呼吸道容易保持通畅,有时可免用气管插管,但偶可引起一过性呼吸抑制,为确保安全,俯卧位手术仍以插管为妥;仰卧或侧卧虽可不插管,但必须备妥插管用具,以备急需。

（2）静吸复合麻醉：经气管插管或气管造口插管吸入 N_2O-O_2 及低浓度恩氟烷或异氟烷，再辅用小剂量镇静、镇痛药，如氟哌利多、芬太尼等，要求做到呼吸道无刺激，诱导快，苏醒快，拔管后基本能应答。

10．选用肌松药时应注意在烧伤后 18～60 天间应用琥珀胆碱时要慎重，因此期间病人血中假性胆碱酯酶浓度下降。气管插管需选择质地柔软且富弹韧性、可随体位改变而不致扭折的导购，套囊充气压力不可过高，面部有 II 度以上烧伤时，不能用面罩给氧，可采用黏膜表面麻醉后经鼻或口腔明视插管，也可在面部垫以纱布，加压吸氧后插管。

11．呼吸道烧伤病人的麻醉：呼吸道烧伤的程度较难确切判断，极易并发感染和呼吸功能不全，常是大面积烧伤的死亡原因之一。轻度呼吸道烧伤，早期可无任何临床症状；重度者呼吸道、咽喉部黏膜充血、水肿，分泌物增多，呼吸困难，肺通气和弥散功能障碍和低氧血症。有呼吸困难、梗阻症状者，须在局麻下做气管造口，在此之前不用任何麻醉药。麻醉选择必须避免进一步加重肺功能损害。烧伤面积不大或仅限于肢体者，尽量采用阻滞麻醉，面积大或躯干部手术须用全麻，避用吸入麻醉以防刺激呼吸道，宜选用静脉复合麻醉。

12．烧伤瘢痕晚期整形手术的麻醉：肢体手术多在阻滞麻醉下完成。躯干及头颈部手术多须全麻。颈部瘢痕畸形手术的麻醉有时有困难，如颌胸粘连瘢痕，使呼吸道不易控制，或有气管插管困难。如果瘢痕仅局限于颈前部，可考虑颈丛阻滞麻醉，但取皮往往仍须全麻。气管插管困难者，可选用表麻清醒经鼻盲探插管；极度困难者可用纤维光导支气管镜引导插管，不得已时可先在局麻下横行切断瘢痕，以提供头后伸位后再插管，但有时效果仍然不佳。一旦控制住呼吸道后，可选用任何方式的麻醉，静脉、吸入或静脉复合全麻，但要求术终尽快清醒。尚未完全清醒前不宜提早拔管。

第七节 器官移植的麻醉

一、肾移植术麻醉常见问题与处理

（一）肾移植受体术前常见问题与处理

1．肾移植受体术前常见问题

（1）水电解质与酸碱平衡紊乱，几乎所有的病人均存在代谢性酸中毒，严重而难以纠正的酸中毒应尽快进行血液透析或腹膜透析。水钠潴留表现为不同程度的皮下水肿或（和）体腔积液，这在临床相当常见。钠代谢紊乱多表现为低钠血症。高血钾是慢性肾病最严重的电解质紊乱，与代谢性酸中毒、尿钾排出减少、钾摄入过多有关。低钙血症主要与钙摄入不足、活性维生素 D 缺乏、高磷血症、代谢性酸中毒等因素有关。

（2）终末肾病患者常出现高血压、尿毒症性心肌病、尿毒症性心包炎、心包积液、充血性心力衰竭、肺水肿、心律失常等。大部分肾衰病人都会出现高血压和水钠潴留，肾素-血管紧张素-醛固酮系统激活、交感兴奋性增加等是造成高血压的主要原因。肾功能衰竭的病人可出现观众动脉粥样硬化，主要是高血糖、高血脂及高血压作用的结果。

（3）终末肾病患者神经系统异常在中枢神经、周围神经和自主神经均有表现。尿毒症性肾病是慢性肾衰的特征之一。透析治疗能慢性减少损害脑神经的毒素，但极少数病人出现透析性痴呆。尿中毒性周围神经病变可别吓我受阻麻木、肌肉无力等。尿毒症患者自主神经功能障碍也较常见，别吓我直立性低血压、压力感受器敏感性下降，在血压变化、血管扩张或收缩等情况下心率变化迟钝、血压昼夜节律紊乱、阳痿等。

（4）消化系统功能紊乱别吓我食欲不振、味觉障碍、腹胀、恶心、呕吐等，部分病人可有弥漫性胃黏膜损伤、溃疡和出血。

（5）慢性肾衰时，呼吸系统可出现多种功能紊乱或并发症，主要表现为尿毒症性肺水肿、尿毒症性胸膜炎或（和）胸腔积液、肺部感染及代谢酸中毒引起的深大呼吸、血液透析引起的急性低氧血症和慢性肺间质纤维化等。

（6）血液系统主要别吓我贫血和凝血功能异常，贫血可产生疲劳、虚弱、不适合识别功能受损等临床症状。凝血功能异常主要表现为凝血障碍，与血小板功能降低和血小板数量减少有关，部分病人也可出现凝血因子Ⅷ缺乏。

（7）肾功能衰竭可引起肾性骨营养障碍、继发甲状旁腺功能亢进，表现为瘙痒、软组织钙化、组织坏死、骨性疼痛、关节腐蚀、骨折、变形、严重影响活动能力。

（8）肾功能衰竭可引起免疫功能的紊乱，细胞免疫功能下降，而且为了防止急性排斥反应，术前常需采用免疫抑制剂治疗，更加使患者的抵抗力下降，极易并发感染。

2．麻醉前的处理

（1）充分透析：一般情况下，要求血液透析至少 30 次，腹膜透析 3 个月，使得患者术前的病情得到不同程度的改善，以利于实施麻醉和术中管理。肾移植术前一般需在肾移植前 24 小时内增加一次透析，使血钾降至 5mmol/L 以下，尿素氮降至 7mmol/L，血清肌酐降到 133μmol/L 以下。必须了解最后一次透析时间、最后一次透析的超滤量、最近阶段与体重的变化、心血管系统对水分超滤的耐受情况及血压波动范围，这些都与计算术中输液量，保证血管开放后肾血流量的正常有密切关系。

（2）禁食：肾功能衰竭患者特别是晚期尿毒症患者胃排空时间延长，并且整个消化系统都存在问题，如：食管炎、胃炎以及消化道出血等，因此慢性肾功能衰竭患者肾移植前禁食时间至少20小时。

（3）纠正严重贫血：肾功能衰竭患者特别是晚期尿毒症患者血红蛋白较低，术前可应用叶酸、多种维生素及促红细胞生成素改善贫血，必要时间段输新鲜血液，尽量使血红蛋白升至70g/L以上。

（4）控制高血压和改善心功能：慢性肾功能衰竭合并高血压患者术前2周应进行抗高血压基础治疗，严重高血压患者不宜停药。心功能不全失代偿患者手术危险性大，术前应积极治疗，除减轻心脏前后负荷（如限制水盐摄入、利尿、血管扩张药）外，还应加强心肌收缩力，宜用洋地黄治疗。

（5）肾功能衰竭患者易合并感染，因此术前尤应重视控制和预防感染。

（二）肾移植手术的麻醉过程中的常见问题及处理

1．麻醉选择

（1）椎管内麻醉：目前椎管内麻醉是国内肾移植术的主要麻醉方法，连续硬膜外麻醉肌肉松弛，麻醉用药品种较少，对机体生理干扰相对较小。特别适合慢性肾功能衰竭合并心力衰竭的肾移植患者。硬膜外麻醉术后肺部并发症较全身麻醉少，麻醉费用低廉，能提供较满意的术后镇痛，同时对改善或维持移植肾功能起到重要作用。但不能确保麻醉效果，遇病情突变或麻醉效果欠佳，麻醉管理较为被动，宜立即改为气管插管静吸复合麻醉。有凝血功能障碍或伴有炎症贫血、低血容量或肾衰竭未经透析治疗的急症肾移植术患者均不宜选用椎管内麻醉。连续硬膜外麻最多采用两点穿刺，上管穿刺点选择T11～12或T12～L1间隙；下管穿刺点选择L2～3或L3～4间隙，麻醉平面应覆盖下腹部和盆腔，上限T10以上，不超过T6，下限至S5。局麻药需用较高浓度，如利多卡因为1.5%～2%，布比卡因为0.75%。术中若患者过度紧张不安，可适量使用地西泮、咪达唑仑或依诺伐，但此时要注意面罩吸氧，以防缺氧对肾的损害。

（2）全身麻醉：全身麻醉与椎管内麻醉相比的主要优点：不会引起硬膜外出血、血肿及感染；不会引起血压下降；能控制呼吸，确保供氧；肌肉松弛，便于手术操作；无明确禁忌证。但是全麻药物有潜在的肾毒性，病人对药物敏感或易蓄积；有发生术后肺部并发症的可能。全身麻醉一般采用静脉诱导。诱导药物有多种组合方式，催眠类药物包括巴比妥类药物（如硫硫喷妥钠）、苯二氮卓类药物（地西泮或咪达唑仑）、丙泊酚（丙泊酸）、依托咪酯，复合各种阿片类药物（芬太尼、阿芬太尼、舒芬太尼）及肌松剂都是常规的方法。硫喷妥钠和丙泊酚是肾移植麻醉中最常用的诱导药物。使用硫喷妥钠诱导应注意减慢给药速度，密切观察血流动力学变化。麻醉维持多采用吸入性麻醉或丙泊酚、肌松剂及小量阿片类药物。丙泊酚对肾衰竭病人的肾功能没有影响，既可以用于麻醉诱导，亦可用于麻醉维持。肾衰病人可以安全使用芬太尼、阿芬太尼、舒芬太尼和瑞芬太尼，因为肾衰病人对这几种阿片类药物的药理学特性没有明显变化。常用肌松剂的代谢方式可分为3种：主要通过肾脏代谢，部分通过肝脏（如泮库溴铵）；主要通过肝脏代谢，部分通过肾脏（如维库溴铵、罗库溴铵）；通过其他途径消除（如琥珀胆碱、阿曲库铵）。肾衰病人使用任何一种涉及肾脏代谢的药物都可能引起肌松作用延长。肾移植是在腹膜外进行的下腹部手术，对肌松的要求低。在使用肌松剂时，应尽量采用低剂量，有条件地使用肌松监测，避免在手术即将结束时追加药物。慢性肾功能不全的病人最适合采用阿曲库铵。吸入麻醉药可通过肺排出体外，其代谢不依赖于肾功能，并且能够降低肌松剂的用量。与其他吸入性麻醉剂相比，异氟烷对心肌抑制程度轻，无机氟生成少，对肝肾功能的影响最小，是肾移植手术中最常用的吸入麻醉剂。

2．麻醉管理　麻醉管理应注意以下几个方面

（1）机械通气宜轻度过度通气，使二氧化碳分压（$PaCO_2$）维持在32.3～35.3mmHg。

（2）术中血压宜维持在较高水平，特别是在血管吻合完毕开放血流前，不宜低于术前血压的85%，必要时可静脉滴注多巴胺，以使移植肾有足够的滤过压。

（3）补液时应注意晶体与胶体液的比例。晶体液常用平衡盐溶液，失血过多时需输新鲜血液。避免过多补液，注意通过密切监测中心静脉压来加强术中输液的控制。

（4）移植肾循环建立后，可能尿量偏少或无尿，可静脉注射呋塞米、甘露醇或钙通道阻滞药维拉帕米。

（5）移植肾血管吻合开放前，依次给予甲泼尼龙6～8mg/kg静脉注射、呋塞米100mg缓慢鸡毛掸子，或40～60mg静脉推注、20%甘露醇100ml静脉滴注、多巴胺2～3μg/（kg·min）静脉滴注以及环磷酰胺200mg静脉滴注。

（6）术中可出现代谢性酸血症，应输入5%碳酸氢钠予以纠正。若遇到高血钾时，可给予葡萄糖酸钙或碱性药物。

（7）加强术中监测，常规监测血压、心电图、血氧饱和度、中心静脉压、呼气末二氧化碳浓度、血气分析、电解质和尿量等。

（三）术后常见问题与预防

1．术后常出现感染，应严格消毒隔离，预防感染。

2．观察移植肾功能的恢复：手术后早期应给予持续吸氧，预防发生低氧血症。术后两天可持续静脉滴注小剂量多巴胺，增加肾脏血流量。注意记录出入量，维持血浆晶、胶体渗透压在正常范围，必要时给予清蛋白输注。注意电解质平衡，维持血压高于正常水平。

3．肾移植术后常有排斥反应，一旦移植肾脏的功能基本恢复正常，即可给予免疫抑制剂。常规应用环孢素，使其血浓度维持在 200～400ng/ml，由于其具有肾毒性，宜待肾功能基本恢复正常后冯科给予；亦可用硫唑嘌呤和甲泼尼龙。

4．手术后伤口疼痛，可根据患者的具体情况来运用镇痛。

二、肝移植麻醉常见问题与处理

（一）肝移植病人病理生理的改变

急性肝功能衰竭可呈爆发性发病，并常伴肝性脑病，主要指肝脏对蛋白质和其他降解产物的代谢功能受损，血氨、硫醇及其代谢产物等增强意识障碍、行为异常和昏迷，可致肝性脑病。凝血功能障碍常为暴发性肝功能衰竭最后的也是最严重的表现，主要原因有肝内凝血因子合成减少、维生素 K 吸收障碍、血小板减少和功能障碍、纤维蛋白溶解、弥散性血管内凝血等。常表现为出血，往往危及生命。急性爆发性肝功能衰竭并肝性脑病时，心血管功能常不稳定，表现为低血压和心律失常。呼吸系统可表现为：低氧血症、过度通气和肺水肿等。急性肾功能衰竭是急性肝功能衰竭最常见的死亡原因。约 30%～75% 的急性肝功能衰竭者发生肾功能衰竭，常预示着预后差。急性爆发性肝功能衰竭常出现代谢紊乱，如低钠血症、水潴留、低钾血症、低钙血症和低镁血症。

慢性肝功能不良可导致门静脉高压和显著的肾、心、肺、红细胞生成、凝血和放你们功能等障碍。肾功能异常的病因学很复杂，包括肾外姓氮质血症、肝肾综合征和急性肾功能衰竭。慢性肝病可导致具有特征的心肺功能改变。包括高动力循环状态合并体循环血管阻力降低。低氧血症在慢性肝病时也很常见，多由肺血管系统紊乱合并肺实质病变引起。主要是肺毛细血管前血管床舒张导致弥散－灌注障碍。肝硬化患者因气道过早闭合导致通气－灌注比例失调是引起低氧血症的另一个因素。其他可致低氧血症的原因包括：大量的胸腔积液压缩肺组织而影响氧合、腹水干扰膈肌运动使通气受限等。某些慢性肝病患者可能有特发性肺高压。慢性肝病常伴有红细胞生成障碍、其原因很多，包括急（慢）性出血、脾功能亢进、慢性炎症和红细胞形态异常。凝血功能障碍是慢性肝功能不良时值得注意的重要问题。其病因众多，主要有：脾功能亢进使血小板破坏增多导致血小板数量减少、凝血因子合成减少、凝血蛋白合成异常、维生素 K 缺乏、纤维蛋白溶解活性增强及弥散性血管内凝血等。门静脉高压被认为是慢性肝病最严重的后遗症。一般认为门静脉压＞10mmHg即为门静脉高压、多由肝硬化造成。如压力超过16mmHg，则出血和死亡率明显增加。主要表现为侧支静脉形成、食管静脉曲张出血和腹水等。腹水的出现常提示慢性肝病的预后不良。

（二）肝移植病人术前常见问题和处理

1. 麻醉前的常见问题

（1）心血管系统：肝移植前，半数以上的病人心排血指数增加，外周血管阻力下降。心排血量升高而外周血管阻力低增加了准确评估左心功能的困难。高循环动力状态下，即使心室功能差，测定的心排血量也可能正常。终末肝病患者的射血分数如果小于60%，提示可能存在心功能不全，围术期风险增加。酒精性肝病、Wilson病机含铁血红素沉着症患者可能有严重的心肌病，如果怀疑有心肌病，可以通过心肌内膜或组织检查估计心肌的损伤程度。

（2）呼吸系统：终末肝病患者常出现肝性胸腔积液，出现低氧血症，其原因包括大量腹水抬高膈肌造成通气障碍、通气血流比异常、缺氧性肺血管收缩机制受损、双侧胸膜渗出、肺不张及肺内分流等。肺内分流可以造成严重的低氧血症，特别是直立位低氧血症。终末肝病的患者可能存在肝肺综合征，这是门静脉高压症常见的肺部改变，可概括为肝病－肺血管扩张-低氧血症三联症。与肺动脉高压相反，肝肺综合征患者的肺血管阻力低，其形成目前认为与多种血管活性物质失衡有关。终末肝病患者循环中的内毒素可激发一系列炎性反应，损伤潘氏内皮细胞，造成成人呼吸窘迫综合征（ARDS）。

（3）肾功能：肝衰竭病人常出现肾功能不全，其原因主要是急性肾小管坏死、肝肾综合征、肾前性氮质血症等。肝移植围术期肾功能的维持最重要的保证肾脏灌注和有效的循环血容量，控制感染，避免使用肾毒性药物。

（4）凝血系统：慢性肝病患者常伴有贫血及凝血功能障碍。一般认为，输血治疗在手术室进行，术前不必为纠正潜在的凝血功能异常而输血。手术开始前适当补充维生素K和新鲜冰冻血浆可减少术中失血。

（5）代谢：由于肝脏病变或应用治疗腹水及门静脉高压的药物，病人可能出现轻度至重度电解质及酸碱平衡紊乱。高醛固酮血症、低钠血症或呕吐可能造成代谢性碱中毒；腹泻可能导致代谢性酸中毒。肠胃道丢失、利尿剂的应用及摄入不足可能造成低钾血症；肾功能衰竭可能导致高钾血症。终末肝病病人也经常出现糖耐量异常。术前应尽可能纠正电解质及酸碱平衡紊乱。

（6）中枢神经系统：终末肝病病人可能出现中枢神经系统症状。肝性脑病与终末肝病不能清除体内毒性物质，脑代谢异常，血脑屏障改变及神经递质浓度改变有关。一旦病人出现精神异常，应该进行早期干预，维持气体通道及供氧，口服乳酸和胃肠道不吸收的抗生素以减少胃肠道细菌的数量和氨的产量。

2．麻醉前的准备

（1）术前用药：术前用药应注意以下方面：对饱胃病人应用雷尼替丁、甲氧氯普胺或质子泵抑制剂；术前有脑病并发症者应禁用苯二氮卓类药，凝血障碍的患者应禁止肌肉内注射等。

（2）静脉通路及输血的准备：肝移植手术经常需要大量快速输血输液，因此应准备好足够的静脉通路。通过颈内静脉放置肺动脉导管及中心静脉导管。快速输液的通路应安装液体加温设备。

（三）肝移植病人围术期常见问题与处理

1．麻醉的选择及药物的选择：大多数病人采用快速诱导、气管插管、静吸复合全身麻醉的方法。麻醉诱导用药以迅速起效、对循环无明显抑制的药物为首选。麻醉维持以吸入异氟烷较为常用。避免应用N2O，因易产生肠腔胀气，无肝前期可能增加肠腔淤血，循环不良。可持续输注芬太尼 $1 \sim 2\mu g/(kg \cdot h)$。肌肉松弛药常用阿曲库铵，因其不经过肝脏降解，通过霍夫曼清除，适用于肝移植手术。

2．无肝前期：在门静脉阻断之前为肝前期。手术操作是游离肝脏。主要的病理生理改变是开腹后大量放腹水，手术出血以及低体温开始。麻醉的维持与普通的肝脏手术类似。麻醉用药主要是避免使用减少内脏血流的药物。常用异氟烷加芬太尼维持，也可以单凭静脉麻醉维持，持续静脉注射丙泊酚和麻醉性镇痛药。一般不使用氧化亚氮。如果病人在术前存在大量腹水，开腹后放腹水可能对血流动力学产生严重影响。可静脉补充胶体为主，如白蛋白和新鲜血浆，适当限制晶体输入。必要时可使用少量缩血管药维持血压。整个手术过程中出血最明显的就是在无肝前期，此时期应随时观察手术出血量。对于术前已经存在肺动脉高压、慢性的低氧血症、心功能不全的病人，宜放置漂浮导管监测肺动脉血压、混合静脉血氧饱和度和心排出量。无肝前期输血输液的目标并不是维持血容量和血细胞比容于正常值，而是要维持在一个可以接受的相对较低的水平。由于体热的重分布以及开腹后热量随暴露的腹腔脏器蒸发而丧失，病人体温开始下降。低体温的不良作用包括：慢性抑制凝血系统的功能、心律失常、血流动力学紊乱以及术后感染率增加等。所以肝脏移植的病人都必须持续监测体温，术中必须进行保温和加温治疗。对肾功能的保护也应该从此期开始。具体措施包括维持适当的血压和血容量、使用利尿剂和小剂量多巴胺等。无肝前期还应对病人的酸碱电解质进行调节，尽量维持于正常水平；有针对性地输注白蛋白和补充凝血因子。常规应用质子泵抑制剂（奥美拉唑40mg，Ⅳ），保护胃肠黏膜。

3. 无肝期：无肝期开始的标志是门静脉被阻断。在无肝期，机体将发生一系列的严重的病理生理改变，下腔静脉回流别阻断，在阻断的瞬间，回心血量急剧减少，心脏前负荷不足，导致心排出量下降，血压下降。门静脉被阻断后，肝脏就与循环隔离。下腔静脉阻断后下腔静脉压大幅度上升，肾脏的血液回流明显受阻，肾脏灌注减少，所以在整个无尿期一般无二。这样，肝脏和肾脏对所有的药物及其代谢产物的排泄功能也停止了。在无肝期理论上麻醉药物极少代谢和排泄，对麻醉药和肌松药的需求极少。但是由于很多麻醉药物作用的消除主要是药物在体内的再分布，所以用药量下降并不明显。在无肝期不能及时追加麻醉药和芬太尼，就存在术中病人知晓和疼痛的可能性。通常在门静脉阻断前追加芬太尼和哌库溴铵，也可注射少量的咪达唑仑，以在无肝期维持较为稳定的血药浓度。这样，无肝期一般只要吸入低浓度的异氟烷就可以维持适当的麻醉和肌松。在无肝期最主要的问题包括循环和代谢两个方面。在循环方面，前负荷的急剧降低导致心排出量的明显下降，可能导致血压的下降，心、脑等重要器官的缺血。处理时首先是快速输血、输液，增加前负荷，维持血流动力学的相对稳定。在无肝期输液的目的应该是维持循环功能稳定与相对降低的水平，一般将平均动脉压的下限维持在 60～65mmHg。此外还可以用经颅超声多普勒监测大脑中动脉血流，或者持续监测颅内压。这两项监测对于急性肝功能衰竭的病人尤为必要。除了快速输液和输液外，还可以在阻断前调节病人体位于头低足高位，促进下半身的血液回流，减少阻断后下半身瘀血的发生。血管活性药物在阻断后低血压的处理中具有重要作用。通常使用作用于 α- 受体的药物，如去甲肾上腺素和去氧肾上腺素（去氧肾上腺素）。随着无肝期的延长，代谢和酸碱电解质平衡紊乱也越来越明显。在无肝期，糖异生停止，肌糖原迅速动员分解完毕，理论上可能出现低血糖。但在无糖期并不需要常规补充糖，但是要常规监测血糖，及时发现血糖的异常。再次是电解质的紊乱，突出的表现为低钙。血浆钙离子浓度的减少会导致心肌收缩力下降，对循环造成不良影响。氯化钙单位药物含钙较多，用于术中补充钙离子效果较好。向下腔静脉开放前，机体内蓄积的酸性代谢产物已经较多，多数病人存在程度不等的代谢性酸中毒。应根据血气、电解质分析，重点纠正低钙、酸中毒，适当进行过度通气，补充液体。在肝再灌注前 15 分钟常规静脉滴入甲泼尼龙、环磷酰胺和 5% 碳酸氢钠 100～200ml。

4. 新肝期：新肝期的血流动力学和酸碱电解质平衡紊乱以及凝血障碍非常明显。下腔静脉开放后，回心血量骤增，心脏前负荷明显增加。由于右心房壁内膜下血的压力感受器兴奋，将导致心率减慢，严重的甚至造成心搏骤停。此外，在下半身的淤血中含有大量的无氧代谢产物——乳酸，以及由于酸中毒导致的血浆钾离子浓度的明显增高。同时大量输血，血液制品中的枸橼酸与血液中的钙离子结合还可能伴有明显的低钙血症。除此之外，在淤血中还含有大量的未失活的血管活性物质，这些血管活性物质可能导致肺血管收缩，造成肺动脉高压、肺通气比值失常引起低氧血症等。在门静脉开放前就适当提高血压、纠正酸碱电解质平衡紊乱，适当补充液体、过度通气等，在门静脉开放后，将病人置于头高位，避免来自下半身的血液过快地进入循环；提高每分通气量，适度过度通气，部分代偿代谢性酸中毒，避免呼吸性酸中毒；根据血气电解质分析结果补充钙；适当输注新鲜全血。在门静脉开放后，经常需要应用正性肌力药物和血管收缩药。在淤血中，大量的组织型纤溶酶原激活剂可能导致纤溶亢进，产生严重的凝血障碍。主张在下腔静脉开放后使用抗纤溶药物，此外还存在凝血因子的缺乏，应该有针对性地输入凝血酶原复合物、纤维蛋白原、冷沉淀或者新鲜全血等。肾脏的灌注恢复，肾功能也应逐渐恢复。通常在新肝期给予利尿剂促进肾功能的恢复和体内药物与代谢废物的排泄。呋塞米和甘露醇是最常使用的药物。当新肝开始代谢功能后，首先就是体温开始回升，而且速度较快。所以在新肝期用药剂量应参照肝功能正常病人，避免麻醉过浅而发生术中失效或者疼痛。

5．加强术中的监测，包括凝血功能、酸碱平衡、代谢紊乱、液体转移、失血、体温、尿量、血糖、血流动力学指标、肾功能等，患者应向有创动脉压直接测压，中心静脉压及肺动脉压监测以对其血流动力学状况做出整体评价，进行管理；及时检测水电解质、血糖和血气。运用血栓弹性描记仪（TEG）评价凝血功能。

（四）术后的问题与预防

1．肝移植患者术后抵抗力差，易合并感染，最常见的是肺部感染，应严密消毒隔离，如果移植的新肝功能良好，血流动力学稳定，血气监测提示呼吸功能良好，保持 $PaCO_2 < 35mmHg$，$PaO_2 > 80mmHg$，24 小时内可拔除气管导管。

2．肝移植手术伤口大，多疼痛，可经静脉内应用阿片制剂或曲马朵行术后镇痛。

3．终末期肝病病人常常伴有肾功能不全，要注意尿量的观察。尿量保持在 $1\sim2ml/(kg\cdot h)$ 以上。肝功能不全面可持续滴注前列腺素 E1 以改善肝功能，同时也可使肾血管扩张。

4．肝移植手术创伤大，加之病人术前一般情况均较差，手术后感染是影响肝移植效果的重要因素之一。严格做到消毒隔离剂各种无菌操作，定时将痰液及引流液进行培养并做药敏试验，针对性使用抗生素。

5．终末期肝病患者常伴有营养不良和肌肉消耗。肝移植病人手术机体处于高代谢状态，手术结束 72 小时后开始静脉内营养。并可根据情况给予流质饮食，逐渐恢复正常剂量。

6．肝移植术后常有排斥反应，常规行免疫抑制治疗，原则上宜用最小有效剂量。

（1）手术当日开始：CsA2mg/kg 于 1.5～2 小时内静脉滴注完毕，8 小时 1 次，若肾功能损害，应减量；

（2）术后头 5 天同时静脉滴注甲泼尼龙（MP）200mg/d；

（3）第 6 天改为 MP20mg 口服；

（4）进食后，CsA 改口服 $17.5mg \cdot kg^{-1} \cdot d^{-1}$；

（5）出现急性排斥危象时，应用第 2 次激素冲击治疗（持续 5 天），MP 逐渐减至 30mg/d，同时用抗淋巴细胞球蛋白（ALG），效果更佳。

三、心脏移植麻醉常见问题与处理

（一）术前常见问题与准备

接受心脏移植的病人，心脏功能多无明显的改善和仍处于 IV 级状态。术前访视病人时，首先应详细询问和了解该病人的整个治疗过程、用药以及病人对药物的反应；并根据检查结果及血压、心率、心律等循环数据来估计病人的心脏；还应对肝、肾、肺等重要器官的受累程度进行评价，判断血液生化指标及凝血系统功能是否存在异常。严重的心力衰竭引起心室功能曲线变平下移，任何移植心肌及扩张血管的因素均可减少回心血量，导致心排血量严重下降，特别是血容量明显不足的病人表现更为突出。因此，对常规术前用药、麻醉诱导药剂维持药中，凡具有抑制心肌、扩张血管潜在危险者药禁用或慎用。术前各种心律失常如心动过速、室性期前收缩、贫乏短阵室性心动过速、心室纤颤等均可发生。因此，吸氧、强心药、血管活性药物及抗心律失常药等各种治疗应持续到手术开始或体外循环启动前。术前应将心功能调整到最佳状态，必要时使用机械辅助循环（主动脉内球囊反搏）等措施。心力衰竭时肺脏淤血，某些病人常反复持续肺部感染，术前应吸氧，训练深呼吸、腹式呼吸，提高肺的顺应性；超声雾化吸入透明质酸酶、地塞米松、抗生素混合溶液。术前肝功能障碍的病人应改善心功能，减轻肝化学及缺氧情况。术前可给予能量合剂及大量维生素 C，以增加糖原储备及合成。还可间断补充血浆及白蛋白，使血浆总蛋白提高到 60g/L 以上，白蛋白达 35 g/L 以上．肌注维生素 B 和 K，必要时术前 1～2 天静脉注射维生素 K，以促进凝血酶原的合成，使凝血酶原时间恢复正常。术前 6～12 小时口服环孢素 A（CsA）12～14mg/kg，肾功能不全者可酌情减量。选用苯二氮卓类药（地西泮或咪达唑仑）、麻醉性镇痛药（吗啡）和 M 胆碱受体阻滞药（东莨菪碱）作为术前用药，麻醉前应建立两条大静脉通道，桡动脉穿刺直接测压，监测心电图及直肠、食管温度。

(二)麻醉及术中的常见问题与处理

麻醉诱导是整个麻醉过程中最危险的阶段。因供心获取时间不定，受体病人可能禁食时间不足，同时术前常口服免疫抑制剂，故麻醉诱导应按饱腹情况对待。诱导方式采用静脉用药快速诱导，静注麻醉诱导药时应分次渐增剂量，诱导药物组合可以选用依托咪酯（0.3mg/kg）、芬太尼（5～10μg/kg）和琥珀胆碱（1.0～1.5mg/kg）进行快速诱导气管内插管。还可以选用其他药物如咪达唑仑（0.2～0.3mg/kg）、舒芬太尼（1.0～2.0μg/kg）、丙泊酚（2 mg/kg）以及泮库溴铵（0.1mg/kg）或维库溴铵（0.1～0.3mg/kg）等。气管插管后行机械通气，采用小潮气量正压通气（5～6ml/kg）。麻醉维持以麻醉性镇痛药为主，常采用大剂量芬太尼或舒芬太尼。肌肉松弛剂按常规定时给药。术前已经使用的血管活性药物一般情况下仍需继续使用，直至CPB开始。为尽可能缩短供心的缺血时间，供心送至手术间时，受体应已开始行循环并降温至32℃左右，最后确定供心可采用后，即刻降温至28℃左右，行完全体外循环。采用低压低流量转流技术，流量维持在40ml/(kg·min)，保持MAP30～60mmHg。开放升主动脉前静注甲泼尼龙500mg以预防超急性排斥反应；开放升主动脉后常规持续静滴异丙肾上腺素10～100μg/(kg·min)，以调整并维持心率在100～120/min以上。当供心恢复理想的心跳、直肠温度恢复到36℃以上以及心电图正常后可停止体外循环。停机及其后几小时内，可能发生急性右心衰竭，处理可应用肺血管扩张药、异丙肾上腺素和硝酸甘油等药物，或持续静滴前列腺素E1（PG E1）0.025～0.2μg/(kg·min)；停机后的另一常见问题是心律失常，主要为室上性，一般常规抗心律失常药物有效，少数病人需安置心脏起搏器。由于移植心脏对K^+特别敏感，术中应严格限制补钾，血钾水平宜保持偏低（<3.5mmol/L）。

心脏移植手术麻醉中应常规监测：直接动脉压（首选桡动脉穿刺）、中心静脉压（CVP）、ECG、经食管心动超声（TEE）；脉搏氧饱和度（SpO_2）、血气分析（动脉与混合静脉血）、呼气末CO_2分压（$PETCO_2$）；中心温度（鼻咽、食管或直肠温度）；血浆电解质测定（钾、钠、氯）；红细胞比容以及尿量监测等。

(三)术后常见问题与预防

1．术后患者应送入无菌、隔离的监护室，转送过程中易出现病情的变化，必须继续监测心电图和血压，并持续静滴正性肌力药。

2．术后早期患者常需呼吸机辅助呼吸，但比容清醒后，应尽早拔除气管导管。机械通气一般在12～24小时之间，但如有治疗用途，如急性右心衰竭及肺部淤血等情况时可适当延长，必要时加用PEEP。

3．术后心功能不稳定，需常规监测心电图、动脉血压和中心静脉压，必要时监测 PCWP，病情稳定后尽早拔除有创监测导管，改用超声心电图来监测心功能。

4．感染是心脏移植术后最常见的并发症。排斥反应包括超急性、急性和慢性排斥反应。

常用措施：①常规早期、持续应用抗生素、抗病毒及抗真菌药物，并定期进行咽拭、痰、血、尿和大便细菌培养和药敏试验，根据结果调整用药。②常规给予 CsA、Aza、MP 组成的免疫抑制三联疗法，也可应用 FK506、OKT3、ATG 等药物。③术后常规经右颈内静脉穿刺行心内膜活检，术后 2 个月内每 5～7 天 1 次，2 个月后改为 2 周一次，半年后改为 1 个月 1 次。一旦急性排斥反应确诊，应给予 MP500mg/d 冲击治疗 3 天。④术后应禁吃高脂食物，坚持降脂和抗血栓药物治疗。

四、肺以及心肺联合移植麻醉常见问题与处理

（一）术前常见问题与准备

需要进行肺移植或心肺联合移植手术的病人都是终末期肺疾病或心肺疾病的患者，肺功能和心功能已严重受损，术前全面的病情评估，是决定肺移植或心肺联合移植是否成功的重要因素。目前最常见的终末期肺病是慢性阻塞性肺疾病、肺气肿、特异性肺纤维化、原发性肺动脉高压、支气管扩张症及某些职业病或其他一些严重损害肺功能的疾病等。

终末期肺实质性疾病的病理改变主要为肺的阻塞、限制与感染，这些改变引起一系列病理生理变化，如气道阻力增加、肺弥散功能下降、肺动脉压力增高以及由此而引起的进一步改变。心肺移植受体病人可能具有严重的肺动脉高压及因此引起的右室衰竭或全心衰竭，此类病人的心肺储备功能严重受损，即使进行氧疗，仍会缺氧，表现为端坐呼吸。左肺动脉扩张压迫喉返神经，增加了误吸的危险性。

术前应该准备的内容：①放弃不良生活习惯，包括吸烟、饮酒和滥用药品等；②控制肺部感染；③呼吸功能锻炼，改善病人呼吸困难的自觉症状，提高自信心，呼吸训练可以增加受者肺活量及呼吸肌力量，促进咳嗽及排痰；④出现心衰时应给予强心、利尿、扩张血管，必要时使用人工心脏进行辅助，长时间大量使用强心、利尿药，应注意纠正离子紊乱和酸碱失衡；⑤术前营养支持极其重要，应鼓励患者高蛋白饮食；⑥术前应有效控制糖尿病和各种感染。

（二）麻醉术中的常见问题与处理

肺移植中麻醉医师面对的三个主要问题是由于心肺功能严重受损而造成的低氧血症、高碳酸血症和低心排出量。麻醉的目的是尽力维持其已有的平衡，包括血流动力学、氧供与氧耗以及内环境等。麻醉前用药应少用或不用，尤其

应禁用可能引起呼吸抑制的药物。麻醉诱导以快速静脉诱导为宜，应缓慢、平稳，避免使用对心肌有抑制、增加心血管阻力的药物。诱导用药可选用咪达唑仑、芬太尼、舒芬太尼、依托咪酯、维库溴铵等。选用高容量、低压力气囊的导管进行气管插管，其充气压力应< 20cmH2O，导管插入时气囊稍过声门即可，以保证导管不在术野。如果病人可耐受单肺通气可能插入双腔管，单肺通气便于手术操作。微粒减少右向左的分流量，应以小潮气量（5～6ml/kg）、高频率来维持正常的每分通气量。保持 $PaCO_2$ 正常或中度低 CO_2 血症来降低肺循环阻力。麻醉诱导后应及时调整心肌变力性药物的剂量。术前已使用变力性药物需维持至CPB开始。术中应尽可能减少对心肌的抑制，防止加重肺动脉高压。浅麻醉、气道阻塞、低氧血症、高碳酸血症、酸中毒、氧化亚氮都能升高肺动脉压力，应注意避免。

CPB应尽早开始，因CPB的时间较长，容易出现血红蛋白尿，故应保持尿量，可给予甘露醇或呋塞米，避免血红蛋白尿时对肾功能的不良影响。气管吻合后先吸尽气管内分泌物，用30cmH2O压力鼓肺，测试吻合口释放漏气。然后行 IPPV + PEEP（3.75～7.5mmHg）通气，维持 PaO_2 在100mmHg左右。通气时应严密监视气管吻合口的出血，施行间断、轻柔的气管内吸引，避免引起气道阻塞。机械通气过程中可出现支气管痉挛，可给予氨茶碱或雾化吸入异丙肾上腺素。移植肺对血管紧张素 I 转化为血管紧张素 II 的能力减弱，引起外周血管阻力降低，可给予血管收缩药。术中输液量应该适当控制，防止肺水肿发生，输液成分以胶体液为主。术中需要大量的血液制品，因血液制品保存液中含大量的钾，在开发阻断钳后要严密监测血钾浓度。心肺移植完毕后，待窦性心律重新出现、血流动力学稳定、体温恢复正常、酸碱平衡即可停止体外转流。

加强术中的监测，除了常规的 ECG、无创血压、脉搏氧饱和度、呼末 CO_2 及其图形、麻醉气体及尿量监测外，还必须有呼吸状态包括气道阻力和肺顺应性的监测，经鼻和经直肠温度监测，有创动脉压测定，中心静脉压和肺动脉嵌顿压测定。近年来，临床监测手段还有前负荷指数测定，即测定胸腔内血容量指数；连续血气监测；连续混合静脉血氧含量（饱和度）的监测；右心室射血分数测定；经食管超声心动图。

（三）术后常见的问题与处理

（1）术后病人在隔离消毒的ICU内需继续机械通气，注意吸除气管内分泌物及血块，并适当膨肺，持续应用PEEP，直至患者的呼吸功能恢复正常。

（2）术后易出现肺水肿：应控制输液量与速度，尤其是晶体液，可使用血浆、白蛋白以及维持胶体渗透压和血容量，促进液体从肺组织向血管内转移，同时给予利尿剂。还可使用PGE1，可扩张肺毛细血管、改善肺组织供血、减少肺水肿的发生。

（3）供体的心、肺存在缺血再灌注损伤，术后早期常出现心功能不全，因此术后早期应给予正性肌力药物，如多巴胺、多巴酚丁胺、肾上腺素、异丙肾上腺素、磷酸二酯酶抑制剂等。

（4）除患者残留的气管外，移植肺无咳嗽反射。因此手术后应强调呼吸道吸引，体位引流和胸部理疗等改善呼吸功能的治疗技术。

肺部感染是肺移植手术后患者死亡的主要原因。应定时拍摄X线胸片，做痰培养，气管吸引，支气管镜检查，支气管肺泡灌洗和经皮肺穿刺活检等。

（6）心肺排斥反应多见于手术后1～3周。诊断较为困难，通过定时拍摄X线胸片，心内膜活检，支气管肺泡灌洗等方法排除感染，协助诊断。心肺移植病人心脏和肺的排斥反应并非同步，肺的急性排斥反应常见且出现早。

（7）密切注意病人肝、肾功能及代谢的变化，加强饮食疗法，改善病人的营养状态，防止低蛋白血症。

病例：男，19岁，体重50kg，活动后心悸气促发绀10余年，经心脏超声、心导管等检查，术前诊断为先天性心脏病、室间隔缺损、重度肺动脉高压（压力为15.4/5.6kPa），心功能Ⅲ级。肺功能检查：肺活量1.65L，为正常值的39.5%，第一秒用力肺活量wie0.98L，为正常值的30.2%，每分钟最大通气量35.9L，为正常值的31.4%。供体为脑死亡患者，心肺功能正常，但胸廓小于受体10%，供、受者血型相同，检验细胞免疫（包括淋巴细胞直接计数、淋巴细胞绝对值等）、体液免疫（包括IgG，IgA，IgM）均正常。

供体脑死亡后立即气管插管，接简易呼吸囊上氧控制呼吸，迅速开胸，肝素化，分离心肺组织，阻断升主动脉后，从主动脉根部灌注冷晶体停搏液1 000ml，在灌注肺保护液前从肺动脉注入前列腺素E1200μg，并用3～6kPa压力与2分钟内注入肺保护液2 000ml，同时将肺尽力膨胀，使全肺血管充分灌注。取下心肺前，将肺膨至80%，然后阻断气管并结扎，断离下的心肺迅速置入冷保护液中，在其中修剪心肺组织。

受体术前药免用，病人入室后吸氧，监测ECG和SpO_2，开放静脉后，以静注咪达唑仑1mg/kg、芬太尼5μg/kg、丙泊酚0.8mg/kg、维库溴铵0.1 mg/kg麻醉诱导，气管插管，行机控呼吸。以芬太尼每小时5～10μg/kg，丙泊酚每小时4～8 mg/kg微泵输入肌松剂间断静脉维持麻醉。左桡动脉、右颈内静脉测压，全程监测BP，MAP，ECG，CVP，SpO_2，$PetCO_2$，尿量、肛温及鼻咽温，间断监测动脉血气及电解质。与其他心内手术相似，以浅低温、中高流量建立体外循环，于转流前、转流中和转流后分别给抑肽酶200万U。在麻醉后，钜胸骨前和转流中给予复达2g。开放升主动脉时和转流中给予甲泼尼龙25mg/

kg。麻醉后从中心静脉每分钟持续滴注前列腺素E10.05μg/kg。取下患者心肺后，将灌注压提高至MAP10kPa后创面彻底止血。吻合心肺前，再次给供体心脏灌注500ml冷停搏液，吻合心肺期间将体位循环灌注流量减低。气管吻合后立即气管内吸引，清除血液和分泌物，以30～40cmH$_2$O压力试漏，并低频率、低潮气量、低吸入氧浓度进行通气。鼻咽温升至32℃后开放主动脉，立即每分钟持续泵入异丙肾上腺素0.01μg/kg，多巴胺3～6μg/kg，20J电除颤一次成功。停CPB后30分钟心率维持在110～120/min时停用异丙肾上腺素。手术历时6小时。病人手术后10小时清醒，血压、心率维持正常且稳定。

本例患者为内科、外科常规治疗无法纠正的晚期心肺疾病患者，心功能极差，对具有扩张血管、抑制心肌潜在危险的术前镇静药应禁用，对呼吸中枢有抑制作用的中枢性镇痛药应禁用或慎用，故未用术前药。艾森曼格综合征病人因术前心、肺功能差，要尽量避免因麻醉而导致的心、肺功能进一步下降，防止加重病人的右向左分流。用小剂量咪达唑仑、芬太尼、丙泊酚联合用药麻醉诱导，因每种药的用量少，心血管抑制作用轻，故诱导后MAP、SpO$_2$没有明显下降。麻醉维持采用芬太尼、丙泊酚微泵持续泵入，根据MAP的高低调整其速度，使单位时间内维持满意的麻醉血药浓度，避免了单次静注麻醉药在极短时间内血药浓度快速升高可能带来的心血管抑制，也避免了因麻醉过浅引起的气道应激性增加和手术强烈刺激所致的心血管反应。同时麻醉开始后持续静滴前列腺素E滴肺循环阻力。呼吸管理非常重要，过高通气压力能减少静脉回流，升高肺动脉压力，增加右向左分流，因此采用小的潮气量快的呼吸频率来维持正常的每分通气量。气管吻合完毕后行轻柔的气管内吸引，清除血液及分泌物，并用30～40cmH$_2$O压力试验吻合口释放漏气，然后用混合氧（FiO$_2$小于0.5）行低频（5～6/min）低潮气量（5ml/kg）通气，避免气道过高压力。当主动脉吻合后，呼吸递增至12/min，潮气量恢复至10ml/kg左右。移植肺对氧毒性敏感性增加，故FiO$_2$一般保持在0.5以下。心肺联合移植由于肺缺血期间保持不良，其次是肺去神经、肺淋巴循环中断和手术创伤，术后早期可出现肺移植反应，表现为副市长，故CPB后尽量控制晶体液的输入，维持CVP在6cmH$_2$O以下，并给以适当的呼气末期正压PEEP，手术后未发生肺水肿。心肺联合移植术，供心因缺血时间较长，缺血/再灌注较严重，心功能常暂时受抑制，故移植后早期常需正性肌力药物以增加心排出量，同时去神经心脏在应激时每搏量有限，主要靠增加心率来增加心排出量。本例在松开主动脉钳后即开始输注异丙肾上腺素、多巴胺以改善心肌收缩力和增加心率。移植后肺处于去神经状态，失去迷走神经对支气管、肺血管、黏液腺及肺牵张感受器的支配，咳嗽反射消失，故应在患者完全清醒后拔管。

第八节 高血压病人手术的麻醉

一、高血压的病理生理

血压（blood pressure）是单位面积血管壁的侧压力，血压的产生用欧姆定律表达即血压＝血流量×循环阻力。决定血流量的因素包括：①回心血量，与有效的回心血量等有关，即心脏的充盈度，影响心脏前负荷；②心脏的收缩力和心率，决定了排血量和血流的速度；③循环阻力则以动脉血管为主，影响心脏的后负荷。回心血量和体循环血量、心脏收缩舒张力量、体位、骨骼肌的挤压作用还有呼吸作用等相关。循环血流决定了血液的充盈程度，是血压形成的前提。容量的调节与肾素－血管紧张素－醛固酮系统、心钠素、抗利尿激素等神经内分泌功能密切相关，通过对钠离子浓度以及渗透压的调节而对水做出取舍。静脉系统在机体作为一个储血库的作用，麻醉状态下静脉扩张，静脉储血增加。可致回心血量减少。心室收缩射血是血压产生的动力，心脏收缩做功不仅转变成推动血流的动能，还有弹性势能和压强能，压强能形成血压。心脏对血压的作用与每搏量（stroke volume, SV）和心率（heart rate, HR）有关。增加每搏量，收缩期大动脉的血量增加，血管壁压力上升，收缩压升高。而舒张压升高不明显。心率增快使舒张期缩短，心舒期内流向外周的血量减少，舒张末期大动脉内的血增加，导致舒张压上升，随后收缩压也小幅度上升，脉压减小。因此每搏量主要使收缩压上升，心率增快能导致舒张压上升，脉压变小。心脏的调控包括交感和副交感神经以及体液调节，交感产生正性变力作用，增加心肌收缩力，增快心率，副交感反之。外周阻力是血液在血管内流动，以及血液之间及血液与管壁之间的摩擦力。主要产生于中小动脉，而主动脉和大动脉最主要的作用是在心室收缩期储存的势能在舒张期释放以维持舒张压。引用流体力学液体层流的理论，血管阻力 R=8hL/pr4，可见阻力与管径（r）的 4 次方成反比，管径对阻力的影响很大，其次是液体的黏滞度（h）。血管的神经调节包括交感缩血管神经纤维和副交感舒血管神经纤维，其中交感神经影响平滑肌血管的收缩，是血管口径发生变化、调节外周阻力和血流量的主要因素，血管的体液调节包括有儿茶酚胺、血管紧张素以及各类炎症介质等。血液的黏滞度和红细胞比容以及其变形性和凝聚状态有关，这些还决定微循环灌注，以及为围手术期的液体治疗提供指导。当外周阻力增加，舒张期内流向外周的血量减少，而舒张末期储存在大动脉中的血量增加，结果导致舒张压上升，随后收缩压也有升高，但是不如舒张压明显，所以脉压减少。因此一般情况下，舒张压的高低主要反映了外周阻力的大小。此外，心血管的功能受到心血管中枢的控制，并受呼吸、血管和心房内压力以及化学因素的调控。心血管的神经反射包括：压力感受器反射，即颈动脉窦和主动脉弓，通过位于主动脉弓、颈动脉窦及心房的压力感受器来调节血压；血液中的 PO_2、PCO_2、H^+ 浓度影响位于颈动脉体、主动脉体的化学感受器调节心血管功能。反射的作用在于维持动脉血压的相对稳定，应激时保证心脑等重要器官的血供。最近提出的心血管压力反射敏感性（baroreflex sensitivity，BRS）是指血压变化致反射性心率变化的敏感程度，是反映迷走神经调节的一个指标，能很好地反映心脏自主神经功能活性。原发性高血压患者 BRS 明显低于正常人，尤其是老年人高血压患者 BRS 敏感性明显降低。早有人证实，慢性高血压病人的交感神经活性比正常人高，最近也有人研究证实副交感神经和交感-副交感神经系统的相互作用在心血管功能失调尤其是高血压的病理生理学方面起着重要的作用。而 BRS 的丧失在心脏副交感功能失调方面是一个重要因素。压力感受器敏感性对于血压的瞬时平衡有着重要作用，压力感受器和化学感受器相互作用与高血压、心力衰竭以及心肌梗死等疾病的发病有关，一些致命的综合征又可能是由于压力感受器功能失调，因而对压力反射做精确分析对血压也起重要作用。因此 BRS 系统是调控动脉的快速机制之一。

我国在 1999 年 10 月中国高血压联盟公布的《中国高血压防治指南》等将高血压定义为：在未服用抗高血压药物的情况下，收缩压大于或者等于 140mmHg，和（或）舒张压大于或者等于 90 mmHg，符合其中一项或两项即可确定为高血压。高血压人群中 90%～95% 的患者为原发性高血压或原发性高血压病，10% 为继发性高血压或症状性高血压，常见于肾脏疾病、内分泌疾病（嗜铬细胞瘤、化学感受器瘤、原发性醛固酮增多症等）、血管疾病（主动脉缩窄）、妊娠毒血症、颅内疾病等。高血压初期，主要是全身小动脉痉挛而导致周围总阻力增加，初期高血压可导致全身小动脉硬化，周围总阻力显著增高，心排血量正常或降低，持续的高血压促使动脉粥样硬化发生和发展，影响心、脑、肾等重要器官的血液供应，从而影响它们的功能，最终导致这些器官病变甚至功能衰竭。高血压病人的血浆容量较正常人少 10%，因此高血压病人对失血、脱水等容量减少的代偿能力减弱。美国国家高血压检出、评价和治疗联合委员会（JNC）2003 年 5 月公布的第七版指南（JNC7）不仅简化了高血压分级，而且特别强调了收缩压的重要性。JNC7 指出："对于 50 岁以上的高血压患者，收缩压升高比舒张压更难以控制，治疗重点应放在收缩压达标上"。因为单纯收缩期的高血压可增加心血管事件发生的危险 2～4 倍，收缩压对心血管结局的预测作用更强于舒张压；再有，老年人收缩期高血压治疗的益处是可降低脑卒中危险 25%～44%，降低冠心病危险 27%，降低心衰 22%～55%，降低总心血管危险 17%～40%，随着世界人口老龄化进程加快，收缩期高血压日益增加,已经危害老年人的身体健康和生活质量。而且将收缩压降至140mmHg以下(有效率仅60%)比舒张压降至90mmHg以下(有效率大于90%)更困难。因此控制好收缩压成为主要目标。麻醉医生在围术期也应当转变观念,更加重视收缩压。

二、高血压患者的麻醉处理

(一)术前评估

对于高血压病人,术前全面检查明确是原发的还是继发的,要警惕是否为未诊断的嗜铬细胞瘤,化学感受器瘤,警惕出现不可预计的高血压危象。因此术前应了解高血压的进展和程度,脏器受累情况,以及有无系统治疗。高血压的危险在于重要器官累及程度。一般来说,第一期危险性同一般人,第二期有一定危险,第三期高血压则有较大麻醉危险。择期手术一般应在术前将高血压控制在收缩压降低30mmHg或在正常范围高值,且患者能够耐受即可,并不一定要求控制在所谓的"正常范围",因为后者反而会引起组织特别是脑的灌注不足。术前现在已不主张停用降压药,口服降压药应继续到术晨,使血压控制稳定在合适的范围,但是应该熟悉抗高血压药物的作用机理和对麻醉可能产生的影响,在麻醉选择和管理上要谨慎。避免加重循环抑制。对于用噻嗪类利尿药降压的患者,术前应纠正低钾血症和水电解质平衡。合并心力衰竭者,术前应强心改善心功能,合并冠心病,特别是心肌梗死者,还应进行扩冠治疗。高血压病人容易激动导致血压上升,故术前充分镇静,能明显降低进入手术室和术后的高血压发生,常规应用抗胆碱药物。术前访视做好安慰和解释工作,减轻情绪波动和应激反应。

(二)麻醉选择

根据病情和手术需要,选择对循环影响最小的麻醉方法和麻醉药物。对于小手术,可选用局部麻醉或者神经阻滞,前提是术前镇静充分,阻滞必须完善,必要时术中镇静药。局麻药中不宜加肾上腺素。蛛网膜下腔阻滞血压波动较大,一般不宜采用,会阴部、下肢短小手术可以考虑腰麻,连续硬膜外麻醉一般局限于下腹部手术,腰麻与连续硬膜外麻醉都应该严加用格控制麻醉平面。对于手术范围大、创伤大的复杂手术以及比较健壮的或者仍以选择全身麻醉为安全,麻醉药物选择对循环系统影响较小的药物。高血压患者对麻醉药物往往比较敏感,少量的全麻药物能使血压骤降,而麻醉插管的刺激又往往能使血压骤升,因此麻醉诱导是一关键时刻,血压容易波动,必须谨慎小心,使用低于常规诱导剂量全麻药缓慢静推,插管前1分钟加深麻醉防止患者收缩压下降20%~25%,防止麻醉过浅插管时诱发血压升高。并适当予以容量补充,尽量减少全身麻醉诱导时的血液波动。

(三) 麻醉管理

围术期全麻深度与手术刺激强度密切相关，涉及意识、疼痛、肌松和应激反应四个方面，但是目前尚无能同时监测这四个方面的监护仪，只能分别用脑电双频指数（BIS）和听觉诱发电位（AEP）来监测意识水平。用四个成串刺激（TOF）和肌松恢复指数（RI）来监测肌松，应激目前尚无很好的监控方法，因此目前血压和心率成为临床麻醉医生来判断麻醉深浅的主要指标。对于高血压患者，麻醉管理的基本原则是尽可能维持血压接近于可耐受的水平，保证心、脑、肾等重要器官充分血供，防治低血压以及高血压所致的并发症，麻醉期间除密切监测血压外，还应监测心电图、尿量，必要时监测中心静脉压，有条件的还可以监测BIS以及TOF等。全身麻醉诱导和气管内插管以及麻醉苏醒拔除气管导管时都是这血压容易产生巨大波动的阶段，血压过高过低都是产生各种心脑血管意外的危险因素，因此麻醉医生要加强监测管理。

三、高血压病人术中出现的问题及处理

（一）低血压

因为是高血压患者，所以重点就偏向了高血压的防与治，误认为只要血压不高，患者就没有风险了，从而忽视了高血压患者术中发生低血压。因为对于高血压病人，不能按一般病人的标准来判断有无低血压，而应根据原来的血压水平来判定，凡高血压低于原水平的25%~30%即应考虑低血压，低于30%，则可认为是显著低血压，需要积极处理。高血压患者出现低血压的原因，常见的有全麻药物对心肌的抑制、术中失血、心排血量减少、体液丧失、心律失常或椎管内麻醉阻滞平面过高导致交感神经阻滞、外周血管扩张、有效循环血量减少等。此外，高血压患者长期服用抗高血压药物，尤其是抗肾上腺能活性药物，抑制血管张力，体位改变即可发生低血压。高血压患者交感神经处于兴奋状态，血管收缩，血容量相对不足，麻醉过程中由于麻醉药物的血管扩张作用，以及手术牵拉所致的迷走反射，都容易导致低血压。如果低血压持久，难以找到一般原因解释时，则应当考虑到高血压病人的一些特殊的严重的并发症如心肌梗死、夹层动脉瘤破裂等。原发性高血压是一种小动脉病变，动脉硬化、弹性下降、血管调节能力减弱、对于容量或者药物的反应都比较敏感、对缺氧的耐受性差；其次，由于动脉硬化病变的存在和心、脑、肾等重要器官的损害，对低血压的耐受力更差，不及时纠正就有可能影响重要器官的供血供氧，并发心肌梗死和脑栓塞颅内血肿等。因此围术期高血压患者要预防低血压，包括诱导时缓慢注射全麻药，吸入麻醉药忌讳突然加大浓度，硬膜外阻滞时，应先补充容量，局麻药从小剂量开始，根据患者对麻醉药物的反应再追加局麻药，控制麻醉平面，根据失血量及时补充容量。全麻中常见收缩压随正压波动而上

下波动，吸气时收缩压下降，呼气时收缩压上升，这称为收缩期变异性，吸气时的收缩压下降可能与胸膜腔内压上升和回心血量减少有关，如果吸气期收缩压比舒张期下降超过 5～6mmHg 以上，可能说明血容量不足，应适当补充，如果相差 1～2mmHg 且收缩压正常说明血容量已够。术中一旦发现低血压要迅速补充血容量以及血浆代用品明胶制剂，但必须考虑到心脏的承受能力，防止左心衰，同时可适量应有作用缓和的血管活性药物如麻黄素 10mg 静脉注射，如仍然难以维持血压，则可以小剂量多巴胺泵入。同时还需监测心电图，观察心肌有无缺血改变，是否发展为心肌梗死。

（二）术中高血压

很多高血压患者在术前一般都系统地服用降压药，因此术前一般都能控制血压在一合适的水平，但是由于高血压知晓率低（44.7%），服药率（28.2%）和控制率（8.1%）低，术前未控制的高血压也不少见。一些病人进入手术室后加上紧张因素收缩压可以上升到 200mmHg，舒张压可以达到 140mmHg，这类病人非急诊则必须延迟手术。高血压患者的血压过高是指病人血压较术前升高 30mmHg，则视为血压过高。血压过高对于对心肌供血的影响有时候较低血压更严重，因为血压过高使左心室射血阻力增大，一方面使心肌耗氧增加，另一方面导致左室舒张期容积和压力增加，当舒张期末压达到 15～20mmHg 时即可使心内膜下侧支供血闭塞，引起心内膜下缺血，严重时出现心肌梗死。此外还有可能出现一系列的严重并发症，如左心衰、脑出血等。因此术中高血压要谨慎对待。首先明确血压过高的原因，全身麻醉的患者一般是浅麻醉下对各种刺激的交感神经反射，其中气管插管和一些刺激较重的手术操作以及疼痛都可引起血压上升。此外，低氧和高碳酸血症也是血压过高的原因之一。插管前加深麻醉预防气管插管引起的高血压，使高血压患者收缩压下降 20%～25%，并适当补充容量减少血压波动。也有临床研究报道诱导前静脉滴注压宁定 0.4mg/kg 或者硝酸甘油滴鼻，对预防插管时血压骤升有一定作用。麻醉维持应保持呼吸道通畅和维持良好的通气，避免低氧和高碳酸血症，在心血管可耐受的水平维持一定的深度，根据手术刺激来调节麻醉深浅。镇静镇痛都必须完善，有条件的可以监测脑电双频指数（BIS）和听觉诱发电位（AEP）来调节麻醉深度。在排除低氧血症和高碳酸血症以及麻醉过浅而出现的高血压后，我们仍需积极处理，一般选用短效的抗高血压药物，临床常用的有：①硝普钠：扩张周围动静脉，优点是起效迅速，停药血压即可上升，因其降压作用产生快，存在个体差异，最好是微量泵泵入以 0.1μg/(kg·min) 开始，调至可接受的水平。降压的同时也要维持麻醉深度。②硝酸甘油：对高龄、体弱、心肌缺血者可采用硝酸甘油降压，它扩张周围小动脉，对心肌无影响，扩张冠脉血管，改善心肌供血和提高心排血量很少反跳性血压上升，用法：0.1～0.3mg/kg 静脉推注，25mg 加入 250ml 糖盐水里面泵注滴注都可以，根据效果来确定速度。③β-受体阻滞剂如拉贝洛尔和艾司洛尔也常用于治疗围术期高血压。拉贝洛尔兼有 α 受体和 β-受体阻滞的作用，但是 β-受体阻滞更明显，因此负性变力性效应降低血压，用法 5～10mg/次。艾司洛尔为超短效的 β-受体阻滞药，处理一过性的高血压和心动过速效果很好，开始是 5～10mg，每3分钟重复一次，至总量 100～300mg。④钙离子通道阻滞剂，最常用的是尼卡地平，常用剂量 1～2mg。此外用乌拉地尔、压宁定等术前术中用以预防高血压反应和维持循环功能稳定。

（三）苏醒期高血压

手术结束麻醉苏醒时往往也是患者容易出现高血压的时期。随着麻醉药物的消退，意识逐渐恢复，手术疼痛不适，拔除导管时候的刺激以及寒战、二氧化碳蓄积、疼痛等等都极易引起高血压患者出现血压过高。其危害除了术中高血压的危险之外，还可导致手术部位出血、吻合口出血。苏醒期高血压是器官和组织氧合存在的潜在危险的信号，因此必须降低高血压的发生率，减少术后并发症。苏醒时期诱导患者自主呼吸的时候避免通气不足产生二氧化碳蓄积，麻醉选用起效快、苏醒快、无体内蓄积的药物。严格掌握拔管指征。因为导管拔除，气管内导管的刺激消除，血压随之下降。术毕病人自控镇痛（PCA 镇痛）。如血压升高最好采用短效降压药治疗。此外术前处理不当，高血压患者术前降压效果不理想，或者降压药物太早停用，也容易在苏醒期发生高血压。因此充分预防、积极处理、消除术后各种应激反应是避免苏醒期血压升高的原因。

（四）高血压危象

也称恶性高血压，是指动脉压急骤上升，出现高血压脑病、急性左心衰、急性肾功能不全、不稳定型心绞痛和心肌梗死等危急情况。可能发生在嗜铬细胞瘤，化学感受器瘤、子痫等未能良好控制时，严重者可导致死亡。也有学者认为只要舒张压大于 140～150mmHg 或者收缩压大于 220mmHg，无论有无症状都可视为高血压危象。临床表现以血压异常升高为主，伴随血压升高造成一些敏感的重要脏器的损害，如头疼、恶心呕吐、视力模糊、心绞痛、心衰、心律失常、无尿等。治疗原则是迅速降压以防心脑肾的进一步损害，选择药物应具有快速高效仅对阻力血管有作用而对平滑肌或心肌作用较小的药物，常用有硝普钠、硝酸甘油、尼卡地平、拉贝洛尔、酚妥拉明等。必要时冬眠合剂，降低基础代谢率，防止高血压惊厥。抽搐者可静脉给予地西泮 10mg 或者 25% 硫酸镁 10ml 静脉注射，然后甘露醇颅内脱水。

病例介绍：男，60岁，65kg，在全麻下行胃癌根治术，发现血压升高 6 年，在医生指导下一直服用降压药物，尼群地平 5mg 每日含服一粒，血压控制在 140/80mmHg，心率 90/min，术前常规阿托品 0.5mg，苯巴比妥钠 0.1g 肌肉注射，麻醉诱导：咪达唑仑 5mg、异丙酚 20mg、芬太尼 0.3mg、维库溴铵 8mg 静脉注射，手术开始时追加芬太尼 0.1mg，吸入 1.0% 的异氟醚，静脉泵入 4mg·kg-1·h-1 的异丙酚，吸入 1.5% 的异氟醚维持麻醉，手术进行 40 分钟，血压突然上升至 180/95mmHg，排除麻醉过浅、镇疼不全以及缺氧和二氧化碳蓄积后，给予硝酸甘油 0.1mg 静脉推注，血压下降至 160/90mmHg，5 分钟后血压又上升至 180/100mmHg，改用 0.01% 硝普钠静脉滴注，根据血压调节速度，严密监测血压，麻醉继续维持，术前 30 分钟血压恢复 150/80mmHg，停用硝普钠。术毕拔管前血压又上升至 180/95mmHg，立即静脉推注硝酸甘油 0.3mg，血压下降至 165/90～95mmHg，病人清醒拔管，送病房血压正常。

分析　在麻醉手术期间，时常会发生高血压，尤其是高血压患者，由于患者手术日没服降压药，导致术中血压上升，硝酸甘油起效快，作用迅速、确切、可靠，因此静脉小剂量推注能有效降低血压，由于硝酸甘油作用时间短，因此静脉滴入硝普钠，控制血压，术中补充血容量，在术前缓慢停药，防止血压反跳，术后严密观察血压。

第九节　麻醉、手术期间相关超敏反应

由内源性或外源性抗原所致的细胞或体液介导的免疫应答导致的组织损伤称免疫损伤，通常称之为超敏反应（hypersensitivity reaction）或过敏反应（allergic reaction），又称变态反应。近半个世纪以来，药物超敏反应（drug allergy）的发生率增加 15 倍之多。药物超敏反应病人普遍见于临床各科，特别是处于麻醉、手术期间的病人，在较短时间内使用多种药物，过敏反应发生率上升，所以及时发现和诊治麻醉手术中的药物超敏反应是保证病人安全的重要步骤之一。

一、麻醉、手术期间超敏反应的机制

麻醉期间超敏反应的机制较复杂，能引起超敏反应的物质很多，但其发生率一般约为 1/3 500 次，麻醉中发生的超敏反应大部分为非免疫性或类过敏反应。麻醉、手术中的超敏反应，Stoeling 将其机制综合为四种类型：①超敏反应，即 I 型超敏反应，也称速发型超敏反应，由 IgE 介导，是临床最常见的超敏反应，具有明显个体差异及遗传倾向。特点是反应迅速、强烈，消退亦快，一般不遗留组织损伤。细胞释放的生物活性介质主要有组胺、白三烯、前列腺素、激肽和血小板活化因子等，它们能使平滑肌收缩、毛细血管扩张、通透性增强，并可促进腺体分泌。这一反应可作用于全身或相应的效应器官，引起多种过敏

性疾患，常见的有过敏性休克、支气管哮喘、荨麻疹、过敏性胃肠炎或过敏性鼻炎等。②传统途径，相当于Ⅱ型超敏反应。药物与循环抗体 IgG 或 IgM 相互作用后激活补体 C1，再启动后继补体成分的激活，被激活的补体蛋白的产物，具有特异的生物功能，如 C3a 和 C5a 就被称为过敏素，能诱发肥大细胞脱颗粒或溶解，随后释放出化学介质。这种超敏反应可在药物第一次接触时就发生；③替代途径，接近Ⅲ型超敏反应。这种机制是在不存在对某一药物的特异性抗体的情况下由药物直接激活补体蛋白 C3，被激活的产物 C3a 引起肥大细胞和嗜碱性粒细胞脱颗粒，随后释放化学介质。这种超敏反应也可发生第一次与药物接触时；④类过敏反应，由药物直接刺激肥大细胞和嗜碱性粒细胞释放组胺，因其机制是非免疫学的，不属Ⅰ～Ⅳ型超敏反应，临床表现与超敏反应或经补体系统激活的超敏反应物区别，但无需事先致敏或有特异抗体的存在。容易发生类过敏反应的因素包括遗传，如慢性特应性、补体系统不正常和与有关药物（如筒箭毒碱、琥珀胆碱）接触的次数。类过敏反应时组胺释放的多少与药物剂量及注射速度有关，快速静脉注射时造成血浆中高浓度比缓慢静脉滴注更容易激起肥大细胞和嗜碱性粒细胞脱颗粒。在同一病人中产生的超敏反应，可以包含一种以上的机制。无论病人过去是否接触过同一物质，均可能在麻醉期间发生超敏反应。

二、麻醉、手术期间超敏反应释放的介质及作用

麻醉期间发生真正的超敏反应时除释放组胺外，尚有前列腺素、白三烯及一些强力血管活性物质，它可自我加重，甚至致死。但过敏样反应虽可同样严重，但因组胺半衰期短，且无多种强力血管活性物质的参与，故有自限性。大部分麻醉药都可导致低水平的组胺释放。

组胺在机体内大部分含于肥大细胞内，是脱颗粒释放的重要化学介质。正常情况下血浆半衰期大大短于 1 分钟，正常组胺水平应低于 1ng/ml 血浆，超过 2 ng/ml 血浆必然伴有明显的生理异常。机体内组胺受体分为 H1 与 H2 两种，刺激 H1-受体后增加毛细血管通透性，兴奋支气管、胃肠道、子宫和膀胱等处的平滑肌。刺激 H2-受体使胃酸分泌增加，对心脏有正性心率和肌力作用。H2-受体和 β-受体在心血管起同样的作用。主要表现在以下几个方面。①变时作用：严重超敏反应或假性变态反应时心率增快 30/min 或更多，一是由于 H2-受体介导的对心脏的直接变时效应，二是由于组胺使肾上腺释放大量的肾上腺素和使交感神经兴奋。真性超敏反应若误用 β-受体阻滞剂以图控制心率，势必全面加重反应的严重性。须牢记，这是临床上针对恶性心率增快还不得不用肾上腺素的特殊情况之一。②变力作用：组胺受体有 H2-受体介导的正性变力作用。③抗传导作用：对于离体豚鼠的研究发现使用组胺后 PR 间期明显延长。

④组胺对冠状动脉既有收缩又有舒张作用，严重超敏反应时可出现冠脉痉挛，同时心率增快，使心脏遭受双重威胁，当冠状动脉有粥样硬化时痉挛程度更为严重。⑤实验发现低于正常血浆浓度的组胺可以使心肌片或离体心的室颤阈明显改变，全麻诱导时的心律失常可能与之有关。⑥组胺一旦激活，H1和H2受体同时参与，使全身阻力血管张力减低80%。

药物超敏反应的临床表现完全取决于肥大细胞和嗜碱性粒细胞脱颗粒释放的重要化学介质作用，其中特别是组胺。所以不论启动脱颗粒的机制如何，表现都是类似的。组胺释放早期，清醒病人口中有金属味，有濒死感、皮疹、支气管痉挛、心血管改变，麻醉下则症状各异。研究发现，严重的超敏反应和类过敏反应，首先表现为心血管虚脱。

三、麻醉、手术中与超敏反应有关的药品和物品

麻醉、手术期间可产生超敏反应的药品和物品较多，归纳如下

（一）与麻醉有关的药品

1．肌松药　琥珀胆碱和许多非去极化肌松药均可引起超敏反应和类过敏反应。在肌松药中琥珀胆碱超敏反应发生率最高（43%），其次是维库溴铵（37%），阿曲库铵最低（6.8%）。对一种肌松药有超敏反应的患者，80%对其他一种或两种肌松药也有交叉反应。此外，10%～50%对肌松药过敏的患者对有相似结构的季氨基分子有交叉反应，如抗组胺药物、新司地明和吗啡也有交叉反应，而且对含有相似季氨基结构的食物、化妆品和工业材料也有交叉反应。这些交叉反应可使患者第一次使用肌松药即发生超敏反应。对肌松药有反应的患者85%为第一次使用肌松药。

2．静脉麻醉药及麻醉性镇痛药　几乎所有静脉麻醉药均可引起致命的超敏反应。有的与其溶剂有关。

（1）巴比妥类药物：硫喷妥钠和甲己炔巴比妥极少引起过敏反应。据报道 硫喷妥钠超敏反应发生率为1/22 000，大部分报道的病例都是有慢性特应性病史者。

（2）依托咪酯：不引起组胺释放。很少报道与依托咪酯有关的过敏反应，故认为适用于有特应性和有麻醉药类过敏反应史的高危患者。

（3）苯二氮䓬类药物：静脉注射不引起组胺释放。很少报道有超敏反应。

（4）丙泊酚：超敏反应由IgE介导，很少发生超敏反应。

（5）氯胺酮：临床上氯胺酮过敏反应很少见，严重过敏反应更是十分罕见。

（6）麻醉性镇痛药：麻醉性镇痛药引起超敏反应者极少。临床使用的阿片类仅吗啡、哌替啶和可待因能释放组胺。芬太尼、舒芬太尼和阿芬太尼不引起组胺释放，罕见超敏反应。

3．局部麻醉药　局部麻醉药尽管使用广泛，但超敏反应却极少。因酯类局麻药的代谢产物含有可引起超敏反应的对氨基苯甲酸（PABA），因此酯类局麻药比酰胺类容易引起免疫反应。酯类和酰胺类局麻药超敏反应也可能与其保存剂有关。

（二）与手术有关的药品和物品

1．乳胶制品（天然橡胶）　乳胶制品超敏反应通常为Ⅳ型超敏反应。危险人群为有脊柱裂的儿童，因为经常用乳胶尿管而致敏。还有常用乳胶手套的保健人员、清洁工人、用乳胶玩具气球和避孕套的人。手术时乳胶手套直接与血液、黏膜和组织接触而缺乏皮肤屏障，可能是乳胶过敏反应特别严重的原因。术中发生过敏反应时麻醉医师应经常考虑到乳胶过敏，特别是当未用可疑的药物或血制品时。最重要的是对乳胶敏感的人应避免用含乳胶的制品，而用代用品如乙烯基或氯丁橡胶手套。

2．抗生素　青霉素及半合成青霉素、头孢菌素等可引起超敏反应，庆大霉素也可引起超敏反应，万古霉素可引起致死性类过敏反应。

3．血液制品　血液制品含有各种抗原和血浆抗体，输注后有可能发生超敏反应。血液制品超敏反应最早的表现可能是沿着输血的静脉出现红斑。如果发生白细胞凝集，更严重的后果将是微血管堵塞、血管炎症导致膜的损害、低氧血症、肺动脉高压和非心源性肺水肿，可能表现如ARDS。患者将在输血2小时内出现高热，伴有寒战、苍白、冷汗、心动过速和低血压，还可能有发绀。更严重的反应需停止输血和采用其他更积极的治疗。与血小板有关的超敏反应常表现为输血小板后发热，甚至产生抗血小板抗体。有输血超敏史者预防可能有益，如用苯海拉明和西咪替丁加水洗涤红细胞或血小板，以确保清除大部分潜在的有变应原性蛋白质。

4．血浆扩容剂　人造血浆代用品或人血浆衍生物包括人血清蛋白、葡聚糖（葡萄糖酐）、明胶和羟乙基淀粉（HES），在输注中或输注后均可引起超敏反应。人造血浆代用品更容易引起类过敏反应而非超敏反应，或激活补体通路。

5．鱼精蛋白　鱼精蛋白过敏反应的机制可能包括补体或肥大细胞激活或抗体形成。做过输精管结扎的患者对鱼精蛋白过敏的危险性增加。对于过去用过鱼精蛋白、鱼精蛋白锌胰岛素和对鱼有过敏史而怀疑对鱼精蛋白敏感者，建议先静脉注射鱼精蛋白试验量5～10mg。已知对鱼精蛋白过敏者可用己二甲铵替代鱼精蛋白。黄海清报道6例在体外循环下行心内直视手术中出现鱼精蛋白严重急性超敏反应，均表现为严重低血压、心动过缓（其中3例出现室颤）、严重支气管痉挛、动脉低氧血症，但未发现有明显的皮肤改变。这6例可能为鱼精蛋白-肝素复合物通过经典途径激活补体所致的一种不良反应的类型——"灾难性肺动脉高压"。在这型反应中，支气管痉挛、肺血管收缩和肺循环阻力急剧增加，导致右室排血受阻，外周血压下降。

6．抑肽酶　抑肽酶是牛肺的衍生物，静脉注射后有潜在的超敏反应性，已发现对其有超敏反应者有特异性抗体IgE。据报道，首次接触发生超敏反应的患者占0.7%，二次接触其超敏反应上升至10%左右。

7．骨水泥　全髋置换术常植入丙烯酸骨水泥作为黏合剂。丙烯酸水泥是一种高分子聚合体，由甲基丙烯酸单体液和聚甲基烯酸加醋粉剂构成。甲基丙烯酸是易挥发性液体，具有心脏毒性，可致细胞释放化学介质（包括组胺和5-羟色胺等）、心肌抑制因子，使心肌收缩减弱，血压下降，个别患者可能心搏骤停。

8．抗过敏药物　如皮质激素，氯苯那敏，阿司咪唑，葡萄糖酸钙，盐酸异丙嗪，苯海拉明等药常用于超敏反应的治疗，然而本身也可产生超敏反应。虽然这些反应较少，但临床医师必须警惕防治那些用于治疗超敏反应的药物本身也会引起超敏反应。

9．其他　血管移植物的材料可引起超敏反应，表现为顽固性低血压和播散性血管内凝血。离子造影剂过敏反应发生率为5%～8%。

四、超敏反应的临床表现和诊断

（一）临床表现

药物超敏反应临床表现比较复杂，但主要与肥大细胞脱颗粒释放的化学介质特别是组胺有关。主要临床表现发生的频率顺序为：皮肤改变；低血压伴心动过速；支气管痉挛致动脉低氧血症。次要临床表现有：胃肠蠕动亢进可使清醒患者呕吐和腹泻，可有血凝障碍、白细胞减少和体温降低。支气管痉挛是超敏反应中最威胁生命的表现，顽固的支气管痉挛或伴有喉水肿所引起的动脉低氧血症可能致死。

全麻和椎管内麻醉不能减弱超敏反应中化学介质的释放。全麻中患者因意识消失，又被手术巾覆盖，超敏反应的早期征象和体征可能被掩盖。麻醉药本身可改变介质释放，因此有可能延误早期诊断。椎管内麻醉由于周围交感神经被阻滞，从而阻止了肾上腺素的分泌，反而促进了化学介质的释放；而且周围交感神经阻滞可制止代偿性血管收缩，从而加重低血压的程度。麻醉期间的超敏反应有时仅表现为心血管虚脱，但这已是超敏反应较晚期的表现。

（二）诊断

对麻醉中发生超敏反应或类过敏反应的患者，主要根据临床表现及可疑致敏药物用药史来初步诊断。明确诊断还要依据免疫学方法进行实验室内的实验验证，但临床医生很难做到。目前已用的免疫诊断试验有：皮内试验、被动转移试验、IgE抑制试验、白细胞组胺释放试验、放射变应原吸收试验、酶联免疫吸附试验等。

五、围麻醉期超敏反应的预防和治疗

（一）术前预防

因药物引起的过敏反应可发生于任何人，无法预测，故临床工作人员应随时警惕药物过敏的发生。用药前应仔细了解患者有无过敏病史及有无家庭过敏史，严格考虑用药适应证，选用较少引起过敏的药物，不用或慎用一些容易引起过敏反应的药物。对一些有慢性特应性病史患者或有超敏反应史的患者，同样和同类药物应避免重复使用。两次应用相同的药物的间隔时间也很重要，两周是药物超敏反应易于发生的时间。此外，在用某药时剂量要缓慢增加，避免一次性注入，如在若干个组胺半衰期后注射完，即使药量大于一次性快速注入的药量，其心血管反应也会较轻。例如阿曲库铵、米库氯铵均可隔1分钟分次注射。对疑有药物超敏反应的患者，可在术前口服H1-受体拮抗药苯海拉明 $0.5\sim 1mg/kg$ 和H2-受体拮抗药西咪替丁 $4\sim 6mg/kg$。

（二）药物超敏反应的治疗

虽然临床上很难判断是超敏反应或类过敏反应，但仍有几项规则应该掌握：对于突然出现的心率增快超过 30/min 或血压下降超过 30mmHg 应高度警惕；90%的严重的药物反应发生在10分钟以内；皮肤表现可有可无；以低血压与支气管痉挛为特征的能威胁生命的超敏反应需要立即积极处理；治疗的目标是纠正动脉低氧血症，抑制化学介质的继续释放和恢复血管内容量。具体治疗措施是：①立即停用可疑致敏药物和停止使用麻醉药；②平卧，保持呼吸道通畅，吸入纯氧，对气管内插管控制呼吸的病例应及时调整呼吸参数，避免发生气压伤；③立即缓慢静脉注射肾上腺素 $5\mu g/kg$（不太严重者可皮下注射或肌肉注射，剂量同前）或 $100\mu g$（稀释至 1:10 000），可在数分钟内重复1次；④加快输液，根据心脏前负荷的情况补充血容量，但应用鱼精蛋白发生"灾难性肺动脉高压"时，右心负荷极度加重，此时切忌补充血容量，否则会加剧心内压力，加重心肌损害；⑤用氨茶碱接触支气管持续性痉挛；⑥尽早给予碳酸氢钠；⑦若反应持续，可肌肉或静脉注射苯海拉明 $0.5\sim 1mg/kg$；静滴氢化可的松 200mg；可用去甲肾上腺素 $2\sim 4\mu g/min$ 以维持灌注压。并观察病人至发作后24小时。

总之，原则上对药物过敏性休克的治疗既应积极，又应慎重。抢救药品种不宜过多，用量不宜过大，因为在药物过敏性休克时期，病人往往处于一种高敏感状态，对于一些原来非过敏的药物亦可出现过敏现象，故用药过多过滥反可能使病情复杂化。

六、病历资料

例1：女，9岁，体重22kg。因发热1月余，出现腹膜炎症状拟全麻下行剖

腹探查术。术前血常规 WBC：11.2×109/L，血生化正常。胸片：①双下肺感染；②膈下游离气体。术前肌注地西泮 3mg，东莨菪碱 0.3mg。T：39℃，R：40/min，HR：165/min，BP：110/70mmHg，SpO_2：95%，双下肺闻及少量湿啰音。麻醉诱导用力月西 2mg，阿曲库铵 12.5mg，依托咪酯 6mg，芬太尼 0.05mg，当推注阿曲库铵约 1 分钟后，SpO_2 突然降至 80%，手控呼吸发现气道阻力增大，面罩通气困难，立即气管插管，但因听不清呼吸音，通气阻力大而拔出气管导管，SpO_2 继续降至 35%，再次良好显露声门，气管插管成功，同时按心肺复苏抢救；阿托品 0.5mg、肾上腺素 1mg、地塞米松 10mg 静脉注射及头部敷冰降温；积极处理后 SpO_2 升至 80%，HR：160/min，瞳孔约 3mm，对光反射灵敏，呼吸道阻力降低，双肺闻少量哮鸣音，20 分钟后 SpO_2 稳定于 94%～97%。因手术开始，又推注阿曲库铵 6mg 后，发现气道压力 > 3.435kPa，双肺闻及广泛哮鸣音，SpO_2 又降至 80%，怀疑阿曲库铵过敏，立即予地塞米松 5mg，氨茶碱 50mg 静注，10% 葡萄糖酸钙 10ml 静推。10 分钟后气道压力下降，SpO_2 回升至 96%。后在异氟醚吸入麻醉下完成手术，共 150 分钟。次日患儿清醒，无运动及智力障碍，一次予力月西、阿曲库铵、依托咪酯在患儿前臂内侧做皮试，发现阿曲库铵有皮丘增大、发红，直径 > 2cm，伪足明显，证实患儿对阿曲库铵过敏。

讨论：阿曲库铵是一合成双季铵酯型的变异喹啉化合物，应用 0.3～0.6mg/kg，血组胺浓度无多大变化。当增大至 1m/kg 快速静注，可出现因组胺释放引起的低血压，心动过速，甚至支气管痉挛。为避免阿曲库铵致组胺释放引起副反应，首先应严格给予临床剂量并减慢静注速度，其次对阿曲库铵引起过敏有充分认识及判断，及时做出抢救处理措施，是可以避免生命危险的，并可在注药前给抗组胺药以避免组胺释放所致不良反应。总之，过敏体质及阿曲库铵有过敏者，均应慎用或忌用，以策安全。

例 2：男 40 岁，体重 76kg。因患胆囊息肉在静吸复合全麻下腹腔镜胆囊切除术。术前检查均正常。既往无药物过敏史。BP：110/60mmHg，HR：80/min，缓慢静推丙泊酚 120mg 诱导，再静注维库溴铵 6mg、芬太尼 0.3mg 后行气管插管。约 5 分钟后患者颈部及胸部出现大片红色荨麻疹，面色潮红，HR 增快到 110/min，BP 迅速降至 80/50mmHg，听诊双肺呼吸音略粗。静注麻黄素 15mg，BP 回升至 105/60mmHg。随后静脉给予地塞米松 15mg、10% 葡萄糖酸钙 10ml，荨麻疹渐消退。

讨论：该病例出现的症状与有关丙泊酚过敏反应的报道极为相似，且该病例所用的其他麻醉药发生过敏者罕见，因此首先考虑为丙泊酚过敏。但因丙泊酚的成分较为复杂，其过敏反应应由何成分所引起，尚不清楚。

例 3：女 43 岁，60kg，入院诊断：多发子宫肌瘤。既往无心脏病史及药物过敏史，术前各项检查结果均无异常，拟在连续硬膜外麻醉下行子宫全切术，术前常规肌注巴比妥钠0.1g，阿托品0.5mg，硬膜外诱导用2%利多卡因3ml、5ml、3ml，术中阻滞欠完善，经静脉给予氯胺酮注射液50mg，约1分钟后，患者出现呼吸困难，SpO2急剧下降，HR：148/min，随即测不清，紧急面罩加压给氧，缺氧症状明显改善，呼吸、心跳相继停止。立即行胸外心脏按压，气管内插管后辅助呼吸，经静脉给予肾上腺素1mg、地塞米松20mg、多巴胺15mg、西地兰0.4mg，约5分钟后心跳恢复，按复苏后处理，20分钟后逐渐恢复平稳，后用静脉复合麻醉完成手术，于手术当日及次日病房两次行氯胺酮原液皮试，出现局部红肿、皮丘直径＞2cm，伪足明显呈强阳性反应。

讨论：由于氯胺酮选择性抑制痛觉冲动向丘脑和大脑皮质传导，同时又能兴奋脑干网状结构和边缘系统使大脑感觉及意识功能"分离"，一旦发生过敏或类过敏反应，如不注意观察，易被氯胺酮的副反应所掩盖，应引起高度重视。

例4：女，62岁，因反复咯血3月胸部CT检查发现左下肺块影，为明确诊断行纤维支气管镜检查。术前用0.5%丁卡因雾化口腔吸入麻醉。在吸入10分钟约15ml后患者突感呼吸困难，大汗淋漓，面色苍白，急测心率血压测不到，心跳呼吸骤停，立即将其抬到抢救床进行持续胸外心脏按压，口对口人工呼吸，高浓度氧气吸入，并建立输液通道，予肾上腺素1mg静脉推注，并紧急气管插管，呼吸机辅助通气，再于5及10分钟时两次分别推注肾上腺素3mg和8mg，心跳未恢复，于20分钟后经电除颤（300J）两次，恢复自主窦性心律，测心率96/min，血压105/65mmHg，面色转红润。护送入病房继续观察治疗40余天，生命体征稳定出院，随访两年未出现心血管并发症。

例5：女，25岁，臀位。在连续硬膜外麻醉下行剖宫产术，体格检查，血、尿常规，心电图，血凝，肝肾功能，血糖均未见异常。入手术室后开放静脉，行硬膜外麻醉，L1～L2穿刺置管顺利，分两次注入2%利多卡因共14ml，麻醉效果满意，生命体征稳定，开始手术，并快速静滴聚明胶肽，13分钟后，患者自诉呼吸困难，测麻醉平面T6以下，BP：70/40mmHg，HR：96/min，予麻黄素20mg静滴，5分钟后BP：60/30mmHg，其他无好转，又静滴麻黄素30mg，5分钟后50/20mmHg，呼吸困难更甚，加快输液，吸氧，见四肢内侧、颈部、胸腹部布满风团，皮疹、皮肤潮红，诊为聚明胶肽过敏性休克。立即停止输入聚明胶肽，并静注地塞米松40mg，静滴葡萄糖酸钙2g，10分钟后生命体征稳定，30分钟后风团、丘疹消失，1.5小时后皮肤完全恢复正常，其后未见异常。

讨论：对于采用椎管内麻醉的患者，应注意区分引起低血压的原因。本例开始误诊为由于硬膜外麻醉引起的低血压，直到观察到皮肤改变，才意识到是超敏反应。对于麻醉医生，应提高对药物超敏反应的警惕性。

例6：男，12岁。因全身风团、皮肤瘙痒，给予异丙嗪15mg，肌内注射以抗过敏治疗。当药液注射至约2/3（10mg）时，患者感头晕、恶心、口渴，并出现面色苍白、四肢发冷。迅速拔出针头、平卧休息。体格检查：面色苍白、口唇略发绀，躯干四肢见散在风团，听诊心音略低顿，心率84/min，血压110/70mmHg。嘱患者平卧后，立即给予5%葡萄糖溶液口服，40分钟后症状消失。

例7：女，40岁。因不明原因面部红肿、双耳肥厚、全麻荨麻疹而就诊。遵医嘱给予50%葡萄糖20ml加10%葡萄糖酸钙10ml缓慢静脉推注。在患者左手背进行静脉穿刺一次成功，在药液推注不到2ml时，患者突然出现呼吸困难，迅速拔针，即刻患者进入休克、昏迷状态。立即组织抢救，快速皮下注射0.1%肾上腺素0.8ml，吸氧5L/min，肌内注射地塞米松5mg，并迅速建立静脉通道。经过20分钟抢救，病人渐渐苏醒，过敏症状仍存在，后经积极治疗病人康复出院。

例8：女，80岁，因右股骨颈骨折拟行"右人工骨髓置换术"入室，既往无外伤手术史，无传染病史，无食物和药物过敏史。查体：T37.0℃，R：20/min，HR：82/min，BP：180/100mmHg。血常规：WBC8.5×10^9/L，RBC4.56×10^9/L，K^+3.3mmol/L、Na^+138 mmol/L、Cl^-101 mmol/L，肝肾功能正常。硬膜外麻醉后，在手术中将头孢拉定粉剂和骨水泥（美国zimmer公司，批号：602587180）进行搅拌，并抽吸至真空，待骨水泥成面团后注入股骨髓腔。即将置入股骨柄假体时，患者突然出现收缩压下降至40mmHg，脉搏减弱至50/min，立即给予肾上腺素0.5mg、地塞米松10mg，输血浆200ml行抗休克治疗，并改用气管插管全身麻醉，30分钟后给予多巴胺25mg、肾上腺素0.3mg维持生命体征平稳，继续手术。术后返ICU，一日后死亡。

讨论：该患者过敏性休克症状的出现与骨水泥的使用有明确的因果关系。研究表明，在全髋置换术中置入骨水泥前，除加快输液、吸入纯氧外，给予地塞米松10mg静脉滴注，能有效减轻丙烯酸骨水泥对循环的影响，减少血管活性药的使用，利于血流动力学的稳定。

（马永征　顾　华　孙文朋　孙景奎　孙华苹　王宁芙　褚衍强　殷振）

第四章 急症、危重病人的麻醉

急症、高危病人多有内环境紊乱，可危及生命，因此要求麻醉医师在麻醉诱导前，尽可能调整内环境达到理想的状态，急症麻醉常因时间紧迫而没有充分准备，所以危险性倍增。"急诊医学临床模式"是美国的急诊医学学术学会（the society for academic emergency medicine, SAEM）对急诊医学临床实践进行分析，从而制定出急诊医学核心内容，列出常见症状、病症及疾病。"模式"主要有三项内容：①评估病人的危重程度；②提供急诊医疗服务所必须做的工作；③列举常见病状、症状及疾病表现。评估病人危重程度是"模式"中三项主要内容之一，"模式"将各种症状与疾病分为危重、重症及轻症三级。列举部分症状，加以说明。第一组症状属危重病症：窒息、休克、昏迷、发绀；第二组症状属危重或重症：脱水、低血压、多发创伤、偏瘫或截瘫、喘息、腹膜炎、呼吸困难、气短、咯血、喉鸣音；第三组症状危重、重症或轻症：发热、意识改变、头痛、胸痛、腹痛、晕厥、全身出血、红斑、中毒。其中危重指征指：①意识障碍及精神症状，其范围很广，包括嗜睡、昏睡、昏迷及精神障碍。②呼吸异常，包括呼吸困难、呼吸窘迫、呼吸急促及呼吸节律异常。呼吸是最敏感的生命指征。③休克是常见危重急症。本章主要就几个临床常见的急危重病人的麻醉问题展开探讨。

第一节 饱胃病人的麻醉

饱胃急症手术的麻醉处理，一直是困扰麻醉医师的难题，如何有效地防治全麻诱导期及术后拔管期的反流误吸是麻醉处理的关键。

一、饱胃病人的特点与术前病情评估

急症饱胃病人多为严重创伤、急腹症、紧急剖宫产等。严重创伤时，因为焦虑、恐惧、疼痛等因素，导致胃排空延迟，进食后立即发生事故者，可以在事故发生后许多小时内呕吐未消化的食物，因此严重创伤患者应一律视为饱胃患者。术前常规禁食时间为12小时，最低禁食禁饮时间根据食物的性质不同为2～6小时，但对于必须紧急手术才能挽救生命的危重胃患者来说，等

待禁食时间是不可能的，全麻期间如果发生胃内容物反流，误吸入气管可造成下呼吸道阻塞，严重时发生缺氧而死亡，据统计误吸胃内容物的病死率达50%～75%，急症手术误吸发生率为择期手术的12倍。麻醉医师接诊急症饱胃病人时应详细询问进食时间及所进食物性质，外伤病人应详细检查受伤部位、程度、神志是否清楚，特别头面部外伤，应详细检查口腔内有无积血、胃内容物及张口度。并及时与外科医师商量，如不影响病情尽量推迟手术，以达到最低禁食禁饮时间，最大限度保障病人安全。如病情不允许等待，则应向家属交代清楚麻醉面临的巨大风险，积极完善麻醉前准备工作，合理选择麻醉方法，制订麻醉中可能出现紧急情况而采取的各项应急措施，以确保病人安全。

二、饱胃病人的麻醉处理

总的原则是对饱胃病人尽可能采用局部麻醉或椎管内阻滞，以减少全麻期间发生胃内容物反流误吸入气管的情况。无论采用何种麻醉方法，都应准备好有效的吸引设施，以备紧急情况之用。若以上两种麻醉方法不能采用，又不允许推迟手术时间，则只能采用全麻气管内插管麻醉方法，可采取如下措施降低麻醉风险：①麻醉前放置硬质粗胃管行胃肠减压，饱胃病人的麻醉处理，重要的是尽可能在麻醉诱导前将胃排空。插入胃管不能将较大的食物团块吸出，但胃内液体量的减少对预防呕吐反流的发生显然是有益的。②麻醉前应用不同的药物以求达到抗呕吐、抗酸和减少误吸的危险。目前所知术前用药未必都能达到预期的效果，不作为常规要求应用。雷尼替丁（ranitidine）在术前1小时静脉注射，不仅可提高胃液pH，而且可降低胃液容量，作用时间可持续约8小时。5-HT3受体拮抗剂，代表性的药物是昂丹司琼（ondansetron），有研究表明，呕吐反射相关区域5-HT3受体的浓度较高，5-HT3受体拮抗剂在化学敏感触发区和胃肠道的迷走神经传入支，与5-HT3受体结合，从而发挥作用，该类药物对恶心呕吐有高特异性和选择性，且副作用少，有研究发现在出现需要治疗的呕吐症状之前应用昂丹司琼，效果最佳。但对于术前常规应用的阿托品和东莨菪碱，则因这两种药物可使食管下段括约肌能力降低，有利于胃内容物反流至食管引起误吸，所以美国麻醉医师协会专家小组建议术前不用阿托品和东莨菪碱，可以术中酌情追加以减少腺体分泌。③麻醉的诱导，麻醉诱导过程中最易发生呕吐和反流，对饱胃病人可采用如下的方法：a.清醒气管内插管，采用1%～2%丁卡因或2%～4%利多卡因溶液进行喉表面麻醉和经环甲膜气管内注射，气管插管成功后立即将气管导管的套囊充气，此方法较为有效，但仅对合作病人有用，对于躁动的病人和小儿不适用。b.直接行气管切开放置气管导管，此方法对于严重颅脑外伤饱胃病人特别有用，因严重颅脑外伤病人昏迷期长，术后苏醒时间不确切，一般都需气管切开，故此类病人麻醉前局麻下气管切开置管不失为两全其美的方法。c. 全麻诱导的体位,头高足低位,因一旦发生胃内容物反流较易发生误吸,临床上很少采用这种体位。另一体位是轻度头低足高位,虽然由于胃内胆增高而导致反流,但头低位使反流的胃内容物大部滞留于咽部,迅速吸引可避免误入气管,临床上多采用此种体位。d. 麻醉诱导时不宜过度加压通气,可在麻醉常规面罩吸纯氧10分钟,提高饱胃病人氧储备,延长病人耐受缺氧时间,面罩加压给氧时可把环状软骨向后施压于颈椎体上,以期闭合食管防止误吸的发生。e. 合理选用麻醉诱导药物,琥珀胆碱去极化过程中肌纤维剧烈收缩,可增加腹腔内压力而诱发反流,较少用于饱胃病人的肌松需求。目前多采用起效快,以期恶心呕吐少的药物诱导,如丙泊酚-维库溴铵快速诱导插管,因大剂量可迅速抑制呕吐中枢,短时间内不会发生呕吐,但要求有丰富气管插管经验的麻醉医生操作,以减少误插入食管引起严重的并发症。f. 拔管的时间,饱胃病人应在术后完全清醒时才能拔除气管内导管,病人作呕、吞咽、躁动并非神志完全清醒的标志,如不耐受气管导管,可给予适量镇静药物,送术后复苏室或重症监护病房,待病人能睁眼,具有定向能力和做出相应表情的应答可拔除气管导管。

总之,饱胃病人的麻醉处理目前仍无定论,一切的考虑都应以饱胃病人的安全为前提,同时结合麻醉医师的技术和经验,尽最大可能减少围术期反流误吸的危险。

三、反流误吸的处理

饱胃病人一旦发生反流误吸,极有可能窒息死亡,及时正确地处理,可以挽救病人的生命。

1. 误吸物的性质　误吸的严重后果包括急性肺损伤的程度,与误吸物的理化性质(如pH、食物碎块及大小)和容量有关,有研究表明引起误吸的临界pH为2.5,容量为0.4ml/kg(相当于25ml)。

(1) 高酸性胃液(pH < 2.5):误吸后,3～5分钟出现斑状乃至广泛肺不张,肺泡毛细血管破裂,肺泡壁显著充血,可见肺间质水肿和肺泡内积水,但肺组织结构较完整,未见坏死。病人早期迅速出现低氧血症,这可能与继发性反射性支气管痉挛,肺泡表面活性物质失活,以及肺水肿、肺不张等有关,由于缺氧性血管收缩而出现肺动脉高压症。

(2) 低酸性胃液(pH ≥ 2.5):误吸后肺损伤较轻,偶见广泛斑状炎症,为中性粒细胞和巨噬细胞所浸润。迅速出现PaO_2下降和Qs/Qt的增加,除非吸入较多胃液,此种改变一般可在24小时内恢复,且对$PaCO_2$和血pH值影响较小。

(3) 非酸性食物碎块:炎症主要反映在细支气管和肺泡管周围,可见斑片或融合成片，还可见到肺泡水肿和出血，炎症的特点是对异物的反应，以淋巴细胞和巨噬细胞浸润为主，在食物碎屑周围形成肉芽肿。小气道易发生梗阻，发生呼吸性酸中毒，并存有肺动脉高压症。

（4）酸性食物碎块：此种误吸死亡率不仅高且早期就可死亡。因此类食物误吸可引起肺组织严重伤害，导致广泛的出血性肺水肿和肺泡隔坏死，肺组织结构完全破坏。病人发生严重的低氧血症，呼吸性酸中毒等。

2．误吸的临床表现

（1）急性呼吸道梗阻：不论固体或液体的胃内容物，均可引起严重的气道机械性梗阻而导致缺氧和高碳酸血症，严重者可因吸入物对喉或气管的刺激而出现反射性心搏骤停。

（2）Mendelson综合征：此综合征首先由mendelson加以描述，即在误吸后不久或2～4小时出现"哮喘样综合征"，临床表现为发绀，心动过速，支气管痉挛和呼吸困难。在吸入侧肺野可听到哮鸣音或啰音。肺组织的损害程度与误吸胃内容物的pH直接相关。胸部X线的特点是受累的肺野呈不规则、边缘模糊的斑状阴影，一般在误吸后24小时才出现。

（3）吸入性肺不张：吸入物对支气管堵塞，以及支气管黏膜分泌物增多，可使支气管不完全性梗阻成为完全性梗阻，远端肺泡气被吸收后就发生肺不张。肺受累面积的大小和部位，取决于发生误吸时病人的体位和吸入物多少，平卧位时最易受累的部位是右肺下叶的尖端。

（4）吸入性肺炎：气道梗阻和肺不张易导致肺内感染，有的气道异物是可以排出的，但由于全身麻醉导致咳嗽反射的抑制和纤毛运动的障碍，使气道梗阻不能尽快解除，随之致病菌的感染可引起肺炎，甚至发生肺脓肿。

3．误吸后的处理　关键在于及时发现和采取有效措施，以免发生窒息、减轻急性肺损伤。（1）快速建立人工气道，纠正低氧血症：一旦发现病人发生误吸后，立即使病人处于头低足高位，头偏向右侧，充分吸引口、咽腔的胃内容物，并立即气管内插管。进行人工呼吸。若病人牙关紧闭，发绀明显，应立即行气管切开排出异物并建立人工呼吸给氧。通气模式首选呼气末正压通气（PEEP）5～10cmH2O，或持续呼吸道正压通气（CPAP）以恢复肺容量和肺内分流接近生理水平。

（2）肺灌洗：用生理盐水5～10ml注入气管内，边注边洗，反复冲洗、吸引，如果是双腔气管则可以分别冲洗两侧气道。

（3）药物治疗

①支气管扩张剂：吸入支气管扩张剂可以扩张支气管，改善V/Q比值。

②肺泡表面活性物质（PS）：吸入性肺损伤的高死亡率部分因为Ⅱ型肺泡

上皮细胞的损伤,PS 减少导致肺不张发生。给予外源性 PS 可加强肺泡的稳定性,降低气道压力,改善肺通气。

③全氟碳液:气管内滴入 3ml/kg,利用其有较高的携氧能力,能提高肺顺应性,改善 V/Q 比值等优点,低钠临床应用尚待进一步的研究。

④激素:目前对误吸后病人是否应用类固醇类药物认识不一,仍有争议。早期应用有可能减轻炎症反应,改善毛细血管通透性和缓解支气管痉挛,但最近大量前瞻性临床研究表明肺损伤早期短程大剂量的类固醇药物治疗是无益的。临床上仍多有应用,宜早期应用并早期停药,如静脉内给予氢化可的松或地塞米松。

(4) 其他支持疗法:如保持水和电解质的平衡,纠正酸中毒,降低肺动脉压,加强血流动力学、呼气末 CO2、SpO2、动脉血气分析的监测,可应用抗生素预防肺部感染。

病例 男性,80 岁,50 千克,因右下腹疼痛 5 小时急诊入院,诊断为右侧嵌顿性直疝,拟在全麻下急诊行剖腹探查术。术前各项基础检查正常,"高血压病"病史 20 多年,间断服用抗高血压药物,无"冠心病"病史,术前常规禁食,未插胃管行维持减压。入手术室三测正常,常规开放静脉输液,全麻诱导以咪达唑仑 5mg,丙泊酚 30mg,芬太尼 0.2mg,维库溴铵 6mg 静脉推注,面罩纯氧加压行人工呼吸,助手压胃部以防胃胀气。在等待肌松药起效过程中,患者突然呕吐大量胃液和食物残渣,紧急头低位,侧向右侧抽吸呕吐内容物,氧饱和度迅速下降至 60%,快速插入气管导管纯氧控制呼吸,氧饱和度上升至 90% 以上,10 分钟后听诊双肺有湿啰音,经与外科医师及家属商量,施行简单疝复位术,术毕送 ICU 继续治疗,术后 24 小时死于呼吸衰竭。

第二节 休克病人的麻醉

休克(shock)是临床常见而又严重的病理过程,是医学中的一个重要课题。一旦发生,如未能及早发现,未采取积极正确的治疗措施,将贻误生命,造成严重后果。临床引起休克的原因很多,如急性大出血、创伤、感染等,有些需要立即进行手术治疗,因此麻醉医师对休克病人的麻醉处置能力直接影响抢救结果。

一、休克的原因和分类

休克是指因各种原因(如大出血、创伤、烧伤感染、过敏、心力衰竭等)引起的急性血液循环障碍,微循环动脉血灌流量急剧减少,从而导致各重要器官机能代谢紊乱和结构损害的复杂的全身性病理过程。不论何种原因引起的休克，微循环动脉血灌流急剧减少，导致重要生命器官因缺氧而发生功能和代谢障碍，是各型休克发生发展的共同规律。

1．按休克的原因分类　①失血性休克：大量失血引起休克称为失血性休克（hemorrhagic shock），常见于外伤引起的出血、消化性溃疡出血、食管曲张静脉破裂所引起的出血等。失血后是否发生休克不仅取决于失血的量，还取决于失血的速度。休克往往是在快速、大量（超过总血量的30%～35%）失血而又得不到及时补充的情况下发生。②创伤性休克：严重创伤特别是在伴有一定量出血时常引起休克，称为创伤性休克（traumatic shock）。③感染性休克：严重感染特别是革兰阴性细菌感染常可引起感染性休克（infectious shock）。④过敏性休克（anaphylactic shock）⑤心源性休克：大面积急性心肌梗死、急性心肌炎、心脏压塞等常可导致心源性休克（cardiogenic shock）。⑥神经源性休克：剧烈疼痛、高位脊髓麻醉或损伤等可引起神经源性休克（neurogenic shock）。

2．按休克发生的始动环节分类　尽管引起休克的原因很多，但休克的始动环节不外乎血容量减少，有效循环血量下降或心脏泵血功能严重障碍。引起有效循环血量下降和微循环流量减少，或由于大量毛细血管和小静脉扩张，血容量扩大，血液量相对不足，使有效循环血量下降。据此，可将休克做如下的分类。①低血容量性休克：低血容量性休克（hypovolemic shock）的始动发病环节是血容量减少。快速大量失血、大面积烧伤所致的大量血浆丧失、大量出汗、严重腹泻或呕吐等情况所引起的大量体液丧失都可使血容量急剧减少而导致低血容量性休克。②心源性休克：心源性休克（cardiogenic shock）的始动发病环节是心肌弥漫性病变如急性心肌炎、严重的心律失常如过度的心动过速、心脏压塞等所引起。③血管源性休克：血管源性休克（vasogenic shock）的始动发病环节是外周血管（主要是微小血管）扩张所致的血管容量扩大。属此者有过敏性休克和神经源性休克等。此时血容量和心泵功能可能正常，但由于广泛的小血管扩张和血管床扩大，大量血液淤积在外周微血管中而使回心血量减少。

3．按休克时血液的动力学的特点分类　①低排高阻型休克：亦称低动力型休克（hypodynamic shock），其血流动力学特点是心脏排血量低，而总外周血管阻力高。由于皮肤血管收缩，血流量减少，使皮肤温度降低，故又称为"冷性休克（cold shock）"。本型休克在临床上最为常见。低血容量性、心源性、创伤性和大多数感染性休克均属本类。②高排低阻型休克：亦称高动力型休克（hyperdynamic shock），其血流动力学特点是总外周血管阻力低，心脏排血量高。由于皮肤血管扩张，血流量增多，使皮肤温度升高，故亦称"温性休克（warm shock）"。部分感染性休克属本类。

目前临床上多采用第二种方法区分休克类别。

二、休克的病理生理变化

（一）微循环变化

各种休克虽然由于致休克的动因不同，在各自发生发展过程中各有特点，但微循环障碍（缺血、淤血、播散性血管内凝血）致微循环动脉血灌流不足，重要的生命器官因缺氧而发生功能和代谢障碍，是它们的共同规律。休克时微循环的变化，大致可分为三期，即微循环缺血期、微循环淤血期和微循环凝血期。

(1) 微循环缺血期（缺血性缺氧期）微循环变化的特点是：①微动脉、后微动脉和毛细血管前括约肌收缩，微循环灌流量急剧减少，压力降低；②微静脉和小静脉对儿茶酚胺敏感性降低，收缩较轻；③动静脉吻合支可能有不同程度的开放，血液从微动脉经动静脉吻合支直接流入小静脉。引起微循环缺血的关键性变化是交感神经-肾上腺髓质系统强烈兴奋。交感神经兴奋儿茶酚胺释放增加对心血管系统的效应是使外周总阻力增高和心排血量增加。但是不同器官血管的反应却有很大的差别。皮肤、腹腔内脏和肾的血管，由于具有丰富的交感缩血管纤维支配，因此它们收缩最为强烈。脑血管的交感缩血管纤维分布最少，口径可无明显变化。冠状动脉虽然也有交感神经支配，但交感神经兴奋和儿茶酚胺增多却可通过心脏活动加强，代谢水平提高以致扩血管代谢产物特别是腺苷的增多而使冠状动脉扩张。本期的主要临床表现是：皮肤苍白，四肢厥冷，出冷汗，尿量减少；因为外周阻力增加，收缩压可以没有明显降低，而舒张压有所升高，脉压减小，脉搏细速；神志清楚，烦躁不安等。此期微循环变化具有一定的代偿意义，皮肤和腹腔器官等小动脉收缩，既可增加外周阻力，以维持血压；又可减少这些组织器官的血流量，以保证心脑等重要器官的血液供给；毛细血管前阻力增加，毛细血管流体静压降低，促使组织液进入血管，以增加血浆容量。另外，动静脉吻合支开放，静脉收缩使静脉容量缩小（正常约有70%血液在静脉内），可以加快和增加回心血量，也有利于血压的维持和心脑的血液供给，可起到"自身输血"及"自身输液"的作用。此期如能及早发现，积极抢救，及时补充血量，降低过剧的应激反应，可以很快改善微循环和恢复血压，阻止休克进一步恶化，而转危为安。

(2) 微循环淤血期（淤血性缺氧期）微循环变化的特点是：①后微动脉和毛细血管前括约肌舒张（因局部酸中毒，对儿茶酚胺反应性降低），毛细血管大量开放，而使微循环容积扩大；②微静脉和小静脉对局部酸中毒耐受性较大，儿茶酚胺仍能使其收缩，毛细血管后阻力增加，而使微循环血流缓慢；③微血管壁通透性升高，血浆渗出，血流淤滞；④由于血液浓缩，血细胞压积增大，红细胞聚集，白细胞嵌塞，血小板黏附和聚集等血液流变学的改变，可使微循环血流变慢甚至停止；⑤由于微循环淤血，压力升高，进入微循环的动脉血更少。由于大量血液淤积在微循环内，回心血量减少，使心排血量进一步降低，加重休克的发展。由于上述微循环变化，虽然微循环内积有大量血液，但动脉血灌流量更加减少，本期的主要临床表现是：病人皮肤颜色由苍白而逐渐发绀，特别是口唇和指端。静脉萎陷，充盈缓慢；动脉压明显降低，脉压小，脉细速，心音低钝，表情淡漠或神志不清，严重的可发生心、肾、肺功能衰竭。这是休克的危急状态，应立即抢救。补液，解除小血管痉挛，给氧，纠正酸中毒，以疏通微循环和防止播散性血管内凝血。

（3）微循环凝血期（播散性血管内凝血）从微循环的淤血期发展为微循环凝血期是休克恶化的表现。其特点是：在微循环淤血的基础上，于微循环内（特别是毛细血管静脉端、微静脉、小静脉）有纤维蛋白性血栓形成，并常有局灶性或弥漫性出血；组织细胞因严重缺氧而发生变性坏死。在不同类型的休克，播散性血管内凝血形成的早晚可不相同。例如，创伤性休克及感染性休克都可较早地发生播散性血管内凝血，而在失血性休克，则播散性血管内凝血发生较晚。本期的主要临床表现是：全身性的缺氧和酸中毒愈益严重，心、脑、肺、肾在内的各重要器官的机能代谢障碍也更加严重，给治疗造成极大的困难，故本期又称休克难治期。

（二）细胞代谢的变化以及功能、结构的损害

（1）休克时细胞的代谢变化：休克时由于组织的低灌流和细胞供氧减少，使有氧氧化受阻，无氧糖酵解过程加强，从而使乳酸产生增多，而导致酸中毒。休克时脂肪代谢障碍造成脂肪酸和（或）脂肪酰CoA在细胞内蓄积，从而加重细胞的损害。

（2）休克时细胞的损害：休克时细胞的损害首先是生物膜（包括细胞膜、线粒体膜和溶酶体膜等）发生损害。细胞膜损害的最早改变是细胞膜通透性增高，以及Na^+-K^+泵衰竭；严重休克时线粒体膜肿胀，呼吸功能和ATP合成受抑制；溶酶体含有多种水解酶，溶酶体膜破裂释放活性组织蛋白酶、多肽酶、磷酸酶等，可溶解和消化细胞内、外的各种大分子物质，尤其是蛋白类物质。

（三）器官功能的改变

休克时各器官功能都可发生改变，其中主要是中枢神经系统、心、肾、肺、胃肠及肝脏等重要器官的功能障碍。多器官功能衰竭（multiple organ failure MOF）是指在24小时内有原无器官功能障碍的两个或两个以上的器官相继或同时发生功能衰竭。休克的晚期常出现MOF，MOF是致死的重要原因，而且衰竭的器官越多，病死率也就越高。如有三个器官发生功能衰竭时，病死率可高达80%以上。MOF在临床上有两种表现形式，一是创伤性休克直接引起的

速发型，又称单相型，发生迅速，发病后很快出现肝、肾和呼吸功能障碍，在短期内或死亡，或恢复；二是创伤、休克后继发感染所致的迟发型，又称双相型。此型患者往往有一个相对稳定的间歇期，多在败血症发生后才相继出现多器官功能衰竭。

总之，休克时生物的损害被认为是细胞发生损害的开始，而细胞的损害又是各脏器功能衰竭的共同机制。

三、休克病人麻醉前病情评估与准备

麻醉医师接诊疑似休克病人应当及时准确判断病人是否休克及休克的程度，诊断依据根据心排出量减少或周围血管舒缩张力不足引起组织灌注不充分的表现，任何具有一定的易患因素的病人发生血压明显降低，尿量 < 30ml/h，以及动脉乳酸浓度或阴离子隙（aniongap）进行性增加伴以 HCO3- 浓度减少，大多可考虑为休克。特异脏器的低灌注迹象（迟钝，少尿，周围发绀）或相关的代偿机制征象（心动过速，呼吸急速，出冷汗）均支持休克诊断。一旦确诊休克，则应依照病情轻重缓急进行个体化处理。如急性失血性休克属于紧急抢救性手术，必须尽快手术治疗控制活动性出血，此时不应过分强调纠正术前休克状态而贻误手术。麻醉医师接诊此类病人时应迅速了解病人的基本病情、出血部位、估计失血量、有无饱胃情况、有无血气胸等与麻醉相关的其他合并情况，边抗休克治疗边进行手术。麻醉前开放两条快速输血输液通路，如果怀疑腹部大血管损伤时应避免下肢输液，外周静脉条件不好的可行中心静脉穿刺置管，输液同时还可测定中心静脉压。出血性休克病人在出血未得到有效控制前，不必过于积极地输血将血压恢复到正常水平，但是要保证重要脏器功能正常。一项多中心回顾性研究已表明创伤病人术前大量输血并不能提高抢救成功率。非紧急抢救性手术术前应详细了解病情及治疗经过，特别注意血管活性药物使用情况，检查病人意识状态，心肝肺肾等重要脏器功能情况，结合相关实验室检查结果，初步判断病人休克分期，对合并疾患做出相应处理、争取在休克状态有所好转及做好相应准备后再开始麻醉。休克病人麻醉前用药取决于休克程度，循环较稳定的休克病人处理与常人相同，病情稍重的休克病人一般减少术前药用量，或等建立静脉通路后在输液的支持下应用术前药，以减少术前用药引起的 q 循环波动和呼吸抑制，避免加重低氧血症。

四、休克病人的麻醉处理

（一）麻醉方法与麻醉药物的选择

1. 局部麻醉和神经阻滞　局部麻醉和神经阻滞麻醉操作简单方便，对休克病人全身情况影响小，但适用于手术范围很小，仅限于表浅皮外伤清创缝合和四肢手术。休克病人因大量失血，多并存低蛋白血症，对局麻药耐受性差，易

发生局麻药中毒，丁哌卡因、丁卡因心脏毒性大，避免用于休克病人，并且要严格控制单位时间内的局麻药剂量。

2．椎管内麻醉　在休克未纠正前禁止应用椎管内麻醉，尤其禁止应用蛛网膜下腔麻醉。椎管内麻醉必然产生交感神经阻滞，导致外周血管扩张及阻力降低，静脉回流及心排血量进一步减少，导致动脉血压下降，加重休克程度。目前仅包括病人下腹部以下手术，在病人循环功能代偿尚好时可以考虑硬膜外麻醉，减少全麻时胃内容物反流误吸危险。如宫外孕破裂出血，估计出血量在血容量20%以下，循环尚稳定，硬膜外麻醉前可快速输液输血，小量分次试探硬膜外用药，局麻药用量约为常规用量1/2以下，严格控制麻醉平面在手术需要的最低水平，术中严密监测生命体征，出现血压下降除加快输液输血外应积极使用血管活性药物支持血压。休克合并凝血功能障碍或有败血症病人禁用椎管内麻醉。

3．全身麻醉　一般选用快诱导气管插管全麻，麻醉维持采用多种药物复合的浅麻醉。临床麻醉中以创伤性休克多见，一律视为饱胃病人，按本章第一节所述饱胃病人麻醉慎重处理。休克病人全麻诱导和麻醉维持用药也应十分谨慎，总的原则选用对循环抑制轻的药物，避免血压剧烈波动，减轻休克的程度。

（1）静脉麻醉药：氯胺酮有明显的心血管刺激作用，循环兴奋作用是通过交感神经介导的，用氯胺酮诱导时常出现血压和心率明显增加，但氯胺酮固有的心肌抑制作用只有对儿茶酚胺储备减少的危重患者使用时才表现出来，因此氯胺酮仅用于休克早期的病人，诱导剂量 1～2mg/kg。

丙泊酚目前广泛应用于全麻的诱导和维持，但普遍认为丙泊酚造成的心血管反应比硫喷妥钠严重，心血管的抑制主要由直接的心肌抑制和外周血管阻力降低引起，休克病人应用时要调整剂量，推荐诱导剂量 0.5mg/kg 左右。有研究表明失血性休克动物实验中恒速输注丙泊酚 $2.5mg \cdot kg^{-1} \cdot h^{-1}$，于休克代偿晚期丙泊酚浓度迅速增加，并且肝脏对丙泊酚的代谢清除能力也显著降低。因此休克病人麻醉中丙泊酚的维持量也应酌减，以免术后苏醒延迟及加重休克。

依托咪酯对心肺功能抑制很轻，对心肺功能不全的患者也一样，较适合用于并存低血容量和循环状态不稳定的休克病人。诱导用量 0.3mg/kg，起效快，心率和心排血量基本不变。因依托咪酯对皮质醇合成有抑制作用，使用依托咪酯维持麻醉的方法并不值得推荐。

苯二氮䓬类药物具有抗焦虑、遗忘、镇静作用，临床最常应用咪达唑仑，是水溶性苯二氮䓬类药物，0.2 mg/kg 静脉注射后出现血压下降、心率增快，已存有低血容量休克的病人应注意，咪达唑仑造成的心血管反应会更明显，宜减小用量，麻醉诱导剂量小于 0.1mg/kg 静脉注射，但为避免术中失效发生，维持浅麻醉时小量应用咪达唑仑是可行的选择。

麻醉性镇痛药中以芬太尼为首选，对循环影响最小，一般麻醉诱导剂量1～2μg/kg静脉注射，目前倾向于应用小剂量（5～10μg/kg）芬太尼与低浓度吸入性麻醉药或小剂量苯二氮䓬类药物联合用于休克病人的麻醉维持。瑞芬太尼对循环影响较大，血压下降明显，应慎用于休克病人。

休克病人麻醉用药总的原则是小量分次用药，根据病人情况决定用药总量。

（2）吸入麻醉药：目前已知所有的吸入麻醉药都有循环抑制作用，并且抑制程度与吸入浓度有关。在吸入麻醉药中安氟醚心肌抑制明显，异氟醚、地氟醚、七氟烷扩张外周血管而引起血压下降，氧化亚氮心肌抑制作用最轻，休克病人应采用低浓度吸入麻醉药并与静脉麻醉药联合应用。

（3）肌肉松弛药：急症休克病人多按饱胃病人处理，因琥珀胆碱可增高胃内压引起呕吐误吸，较少用于诱导用药。非去极化肌松药种类很多，可根据需要选用。阿曲库铵降解不依赖肝肾代谢，无药物蓄积作用，但用量大时有组胺释放作用引起血压下降，顺式阿曲库铵在保留阿曲库铵代谢优点同时无组胺释放作用，但价格昂贵。维库溴铵循环稳定，可用于休克病人。休克病人肌松药作用时间都会延长，因此应用时适当减量。

（二）休克的治疗

休克的治疗分为对因治疗和对症治疗，外科手术处理休克病人主要是对因治疗，麻醉医师术中处理休克病人主要是对症治疗。随着对休克认识的深入，发现休克时不仅有明显的微循环障碍（缺血、淤血、微血栓形成），并且微循环障碍往往发生在血压降低之前。因此休克早期不适当地应用升压药，血压暂时得以维持在较高水平，实际更加重微循环缺血，促使休克进一步发展。因此目前认为休克的治疗应着重于尽快改善微循环，而不应单纯追求一个"满意"的血压。休克的研究已进入细胞代谢和功能的分子水平，从代谢、功能和结构多方面进行综合研究。近年来的研究发现，休克时细胞损伤还可以由休克的始动因素直接引起，如感染性休克，在有些情况下，它主要不是由于血液灌流不足，而是由于组织细胞对氧和其他营养物质利用能力降低。相信随着对休克本质认识的逐步深入，对休克的防治水平也将不断获得提高。

1．休克病人麻醉期间的监测　除去平时常规生命体征监测，如心电图、氧饱和度等，休克病人只要有条件都应建立有创动脉血压监测及通过放置肺动脉导管监测中心静脉压、肺毛细血管嵌压，以方便调整血管活性药物剂量及输血输液速度的控制。尿量、体温及动脉血气分析也应常规纳入休克监测指标。当前休克复苏的终点是以纠正氧债为主，因此血乳酸、碱缺失、胃黏膜内pH值、氧供需指标监测成为临床研究的热点。血乳酸是反映组织灌注和代谢的敏感指标,具有预告休克病人存活的价值,休克病人的乳酸水平大于4mmol/L而仍能存活下来的几率只有11%。

2. 液体治疗 长久以来休克液体治疗的原则是"需多少,补多少",目的是达到最佳前负荷。但原有以恢复正常血流动力学为目的的液体复苏措施难以满足休克后集体高代谢状态下细胞对氧的需求,常遗留缺氧性损害,导致细胞凋亡,因此,应以防止细胞缺氧作为液体复苏的目标。首先要估计失血量,以便掌握输血输液的用量。输液不仅需要补充已丧失的液量,还应补充扩大的毛细血管床的量。传统的是一般先输入晶体液,可选用等渗盐水或平衡盐液,以增加静脉回心血量和心搏出量,降低血液黏稠度和改善微循环,快速输入平衡盐溶液,1000～2000ml或20ml/kg,初步纠正低血容量,再根据临床反应如血压、脉搏、中心静脉压、尿量等判断下一步的输液速度和输液量,CVP若<7.0mmHg可安全补液,CVP>7.4mmHg则应控制输液量及输液速度。一般情况下,轻度休克病人只要输入平衡盐溶液即可,该液体不仅具有扩容、改善微循环的功效,其乳酸盐经肝脏转化为碳酸氢盐,对酸中毒有益。中度至重度休克病人则可同时输入胶体液以维持血浆胶体渗透压,疏通微循环,但要注意过量会导致出血倾向,严重出血。有资料表明6%羟乙基淀粉用于创伤性休克病人能降低毛细血管对白蛋白的通透性,增加血容量的同时减轻组织水肿。对于白蛋白在创伤性休克病人中的应用,目前尚不能作出对病人有益或有害的正确评价。红细胞压积低于20%时,必须输血治疗,预期的复苏效果是使病人红细胞压积大于25%,血小板计数在$80×10^9$/L以上。其次可选用高渗溶液(7.5%)、常用有含钠晶体液(7.5%)和高渗含钠晶体液,高渗液能有效而迅速扩容,使体液重新分配,但其改善循环作用持续时间较短且不能反复应用。高渗盐溶液对出血性休克的复苏效果已经肯定,它除了能快速升高血压、增加心排血量,达到改善动物和病人的循环功能外,还具有对心肺功能的干扰小,不增加颅内压和用量小等优点,输3～4ml/kg高渗盐水后可显著改善微循环功能,如扩张血容量,增加心排血量和降低外周阻力。近来有人提出了延迟复苏的概念,即对创伤性失血性休克,特别是有活动性出血的休克患者,不主张快速给予大量的液体进行即刻复苏,而主张在彻底止血前,应给予少量的平衡盐液维持机体基本需要,在彻底止血后再进行大量复苏,因为在出血得到有效控制之前血压回升会冲破已经形成的血栓引发再次出血或大量输液后血液稀释后凝血功能减退而出现进行性出血加重,从而并不能提高患者的存活率而有增加病死率和并发症的危险。

近年来国外一些学者提出的一些新的复苏标准,包括氧供(DO_2)、氧耗(VO_2)超常值标准和血乳酸、碱缺失和胃黏膜pH值等,这些指标是判定器官灌注状态和氧利用的标志，复苏的目标应是在24小时内恢复这些反映组织灌注的指标到正常值水平，目前临床应用的是氧供（DO_2）、氧耗（VO_2），血乳酸、碱缺失。组织供氧量（DO_2）是动脉血氧含量和心排血指数的乘积，表示为 $DO_2=CI×CaO_2×10$，正常值为520ml/（min·m²），$CaO_2=Hb×1.39×SaO_2$，以上公式可看出供氧是由心排血指数、血红蛋白、血氧饱和度决定，增加供氧主要改善此三项指标。组织耗氧量（VO_2），是机体所有氧化代谢反应耗氧量的综合，相当于动静脉氧差和心排血指数的乘积，表示为 $VO_2=CI×Ca-VO_2×10$，正常值为130ml/（min·m2）。VO_2 和 DO_2 的比值代表组织氧摄取率（ERO_2），正常为0.25，ERO_2 值升高提示供养不足。有研究发现即使通过复苏CI[4.5L/（min·m²）]、DO_2[600ml/（min·m²）]、VO_2[170 ml/（min·m²）]达到超常标准，实际上也可能提高死亡率。有资料表明用血乳酸、碱缺失和胃黏膜内pH作为休克病人复苏的终点是一种较理想的选择，不论用哪一种复苏技术，在这三项复苏终点指标中，至少要选择一项作为复苏的终点，血乳酸<2mmol/L，碱缺失<3，胃黏膜内pH>7.33。

3.血管活性药物 各型休克的共性是微循环障碍致微循环动脉血灌流不足，因此尽快改善组织灌注是休克治疗的重要环节，其中提供满意的心排出量和足够的有效灌注压是最常采用的手段。一般休克病人充分液体复苏后CI仍低于4.5L/（min·m²）或MAP低于70mmHg时应考虑使用血管活性药物，首选多巴胺，用量在7μg/（kg·min）以下是安全有效的，剂量过大[>10μg/（kg·min）]时作用于α-受体，使内脏血管收缩导致低灌注，推荐应用能维持最低可接受血压水平的最小剂量。用药后升高血压但心排出量低于预期水平可考虑联合应用血管扩张药，如硝酸甘油等。若用药后血压和心排出量均不达标，可考虑联合应用多巴胺和肾上腺素，同时纠正酸中毒和低钙血症。组织灌注有效的标志是血流动力学稳定，尿量>0.5ml/（kg·h），血乳酸浓度下降，动脉血气检查无明显酸中毒，混合静脉血氧饱和度>75%。

五、休克常见并发症的防治

1. 低温 休克、大量冷液体复苏可使病人出现体温降低，当核心温度低于32℃，死亡率达到100%。防止和治疗低体温的最有效办法是静脉输入加温的液体。

2. 凝血功能异常 最早发现此异常的临床表现是手术野广泛渗血，应尽快找到出血原因，进行针对性的治疗。休克与弥散性血管内凝血（DIC）互为因果，恶性循环。休克晚期病人若伤口或手术野广泛渗血，实验室检查发现血小板<100×10⁹/L，纤维蛋白原<1.5g/L，INR>1.25，血清纤维蛋白降解产物（FDP）>20mg/L，3P试验阳性，以上五项中任何三项阳性可确诊弥散性血管内凝血（DIC）。DIC 治疗的根本措施是祛除原发病，积极地对症处理。血液高凝状态可用肝素 6 000～12 000U/d 持续静滴，调整药量到 APTT 延长到正常值 1.5～2.5 倍可考虑停用肝素，已有出血倾向禁用肝素。有研究表明即使血小板和凝血因子减少，但无异常出血，不必预防性输注血小板。一旦发生明显异常出血应考虑立即输注血小板、新鲜全血、新鲜血浆、纤维蛋白原等。休克病人液体复苏达到 1～2 个人体血容量时，必须输注血小板和凝血因子。

3．呼吸功能不全　肺是休克时最易受到损伤的器官，也是多发性器官功能衰竭时的首发器官，主要临床表现为进行性低氧血症，程度较轻时称为休克后急性肺损伤，重度即为呼吸窘迫综合征（ARDS）。

ARDS 诊断标准包括引起 ARDS 的高危因素，胸片示双肺弥漫性浸润，进行性低氧血症，$PaO_2/FiO_2 < 200mmHg$，$PAWP < 18mmHg$。治疗原则主要包括原发病治疗和机械通气，目前提倡采用低潮气量（6～8ml/kg）、低正压（<40cmH_2O）、适度呼气末正压（10 cmH_2O）和适当延长呼气时间等综合通气措施，恢复 $PaO_2 60～65mmHg$，$PaCO_2$ 可轻度升高。

4．急性肾功能不全　外科休克病人约半数以上可能发生肾功能不全，术中或术后尿量 2 小时以上持续低于 20ml/h 即应考虑为肾功能不全。治疗包括实验性输液治疗、利尿治疗，血液透析。

第三节　大出血病人的麻醉

大出血是指 3 小时内出血量超出体内血容量 30% 以上，常由自身疾病和创伤引起。麻醉医师对创伤引起的大出血一般能给予足够的重视，但对于自身疾病引起的大出血有时掉以轻心，术前病情估计不足，造成麻醉处理上的一些失误，本节主要讨论心身疾病引起大出血的麻醉处理，如动脉瘤破裂、肝硬化、围产期大出血等，创伤引起大出血的麻醉处理在下一节讨论。

一、大出血病人的特点

1．存在引起大出血的原发病　原发疾病的病程长短不一，起病缓急不定，肝硬化合并食道胃底静脉曲张，病程长达数年至数十年，胸、腹主动脉瘤误诊率较高，有的甚至依靠尸检才得以确诊。

2．病情危重　急性大出血病人因急性血容量丢失很快出现低血容量性休克，病人严重缺氧、发绀，大血管破裂时往往来不及抢救病人即刻死亡。

3．病情复杂　急性大出血病人属于危重急症，麻醉前不但要考虑低血容量性休克，也要对引起大出血的原发病情况有所了解。如前置胎盘引起大出血的病例，麻醉既要保护孕妇安危，又要顾及胎儿安全，麻醉处理比较棘手；咽部大出血的病例全麻诱导存在误吸的危险,麻醉处理更要十分慎重。

二、大出血病人的术前病情评估

1. 出血程度的估计 低血容量性休克体征有面色苍白,四肢厥冷,低血压,烦躁,心率增快,呼吸增快和少尿,严重者可昏迷,重度发绀,SaO2低于60%,表明病人失血已达40%以上。美国医学会根据症状和体征把失血程度分为四期(表4-1),一般来讲症状和体征能反映失血程度。对老年及婴幼儿或原有贫血者,即使出血程度较轻,也可出现同样的症状。

表4-1 失血程度分期

临床表现	I	II	III	IV
失血量(ml)	<750	750~1 500	1 500~2 000	>2 000
失血容量(%)	<15%	15%~30%	30%~40%	>40%
脉搏(/min)	>100	>100	>120	>140
血压(mmHg)	正常或升高	降低	降低	明显降低
周围循环	正常	较差	差	严重障碍
呼吸频率(/min)	14~20	20~30	30~40	<35
尿量(ml/h)	≥30	20~30	5~15	无尿
中枢神经系统	轻度烦躁	中度烦躁	定向障碍	嗜睡,神志不清
输液补充(3:1原则)	晶体	晶体	晶体或胶体输血	晶体或胶体输血

2. 合并存在的原发病 麻醉的危险与引起大出血的原发病有很大的关系。肝硬化合并食道胃底静脉曲张破裂出血的病人如果并发肝昏迷,麻醉处理难度增加,对麻醉药物耐受性差,预后也较差。支气管扩张大出血如果不迅速采取措施止血,有引发窒息的可能。因此麻醉医师术前要详细询问病史,明确诊断,根据病情制定麻醉方案,增加麻醉安全系数。

三、大出血病人的麻醉处理

急性大出血病人麻醉总的原则是按休克病人的麻醉处理,保证两条静脉通路,有条件尽量行中心静脉穿刺和桡动脉直接测压,按照美国医学会提供的失血评估表,所有急性大出血的病人都应及时输血、补液,充分液体复苏,保证重要器官的有效灌注,保持机体供氧、氧耗平衡。本节主要讨论不同原发病引起大出血的麻醉处理。

1. 消化道大出血 消化道出血是临床常见严重的症候,其中上消化道出血指屈氏韧带以上的食管、胃、十二指肠、上段空肠以及胰管和胆管的出血,屈氏韧带以下的肠道出血称为下消化道出血。临床麻醉工作中常见的是上消化道出血,其麻醉处理有一定的难度。上消化道出血的常见病因为胃、十二指肠消化性溃疡,肝硬化门静脉高压,食管胃底静脉曲张破裂,上消化道急性大量出血多数表现为呕血,易导致急性周围循环衰竭。随着内科上消化道出血诊疗水平的提高,多数病例经过内科处理无需手术治疗,仅少数需要手术处理。

上消化道出血麻醉处理的难点在于饱胃和原发病的处理，术前一律插胃管行胃肠减压，手术床旁准备好吸引设备。对于神志淡漠或昏迷的病人，可不用任何全麻药直接气管插管，然后再推注全麻醉以防误吸；对于神志较清醒的病例，应分两种情况区别对待，一种麻醉前仍大量呕血，应采取清醒气管插管，有条件可用纤维喉镜引导插管，减少硬质喉镜带来的咽喉部反射，并可边吸血边插管；一种麻醉前呕血量不很大，气管插管条件好，可采取头低脚高位快诱导全麻气管插管，全麻诱导前吸 5～10 分钟纯氧，面罩加压给氧时尽量减少压力，并把环状软骨向后施压于颈椎体上，以期闭合食管减少误吸的发生。

原发病中以肝硬化门静脉高压症最为棘手，肝硬化病程长，肝脏具有极其复杂的生理生化功能，一旦发生肝功能不全，麻醉风险大增，术前肝功能的评估较多采用计分法（表4-2），当病人得 5～6 分时，手术危险性小（相当于轻度肝损害），8 或 9 分手术危险性为中等（相当于中度肝损害），而 10～12 分手术危险性大（相当于重度肝损害）。

表 4-2　肝功能评估计分法

临床与生化检查	疾病严重性		
	1	2	3
脑病（程度分级）	无	1~2	3~4
胆红素（μmol/L）	<25	25~40	>40
白蛋白（g/L）	35	28~35	<28
凝血酶原延长时间（s）	1~4	4~6	>6

肝硬化门静脉高压症导致食管胃底静脉曲张破裂大出血原则上选用全身麻醉，麻醉药要求选用无明显肝损害的药物，吸入麻醉药对肝功能有一定损害，但临床的观点并未将其列为禁忌，尽量避免使用为好。肝硬化病人各种凝血因子缺乏，出血倾向明显，术前、术中可静注维生素 K，术中输血尽量用新鲜血（贮存于血库不超过 24 小时），如果肝硬化病人术前存在肝昏迷，术后苏醒将明显延迟，过度通气导致低 CO_2 血症可加重肝昏迷应尽量避免，术后将病人送至 ICU 复苏。总之此类病人所有用药都应慎重，因肝功能不全，药物肝脏清除率降低。

2．咽部大出血　咽部大出血多见于鼻咽癌、鼻咽癌放疗后、鼻咽纤维血管瘤等，临床虽不多见，但一旦发生大出血，大多凶险危急，抢救不当可导致死亡。咽部大出血的外科紧急处理一般能在局麻下完成，对于非采用全麻不可的病例，所有病人都应按饱胃处理，因随时有发生窒息和误吸危险，术前上胃管，准备好吸引设备，表面麻醉下清醒状态气管插管或气管切开后插入气管导管；对于病人和家属不接受气管切开，且插管条件好、无插管困难的患者方可采取快速诱导气管插管。

3. 妇产科疾病引起大出血 此种大出血多见于输卵管异位妊娠破裂，前置胎盘，胎盘植入等。对于诊断明确的宫外孕破裂大出血，患者一般情况较好，血压尚稳定，血源充足情况下，可先行开放静脉输液输血，再行硬膜外穿刺置管，根据病人生命体征小量分次注入局麻药，严格禁止蛛网膜下腔麻醉；患者一般情况差，有周围循环衰竭表现，按休克病人麻醉处理，紧急情况下可局麻开腹止血或全麻下完成手术。产后大出血与休克病人麻醉处理比较特殊，产前大出血常见于前置胎盘、胎盘早剥，母婴死亡率较高，因胎儿尚未娩出，麻醉处理棘手。母体一旦因大出血发生休克，产生严重缺氧必将影响胎儿，胎儿缺氧表现为心动过缓，极易导致胎儿死亡，因此产前大出血时产科医师和麻醉科医师要积极处理，在母体休克早期进行急诊剖宫产。所有产科病人应按饱胃病人对待，术前、术中应积极输血、吸氧，保证母婴供氧、氧耗的平衡，麻醉方法根据孕妇情况可选择局麻、硬膜外麻醉、全身麻醉，出于母婴安全考虑，产前大出血并休克的病人应选择局麻或全身麻醉。

4. 动脉瘤破裂出血 动脉瘤主要指胸、腹主动脉瘤，近年由于吸毒者增加，股动脉瘤临床也多见，大动脉瘤一旦动脉外膜破裂，几分钟内即可死亡，绝无抢救机会。此处所指动脉瘤破裂出血主要是胸、腹主动脉夹层动脉瘤破裂，血液从真腔进入假腔，动脉外膜尚未完全破裂，但病情仍非常危急，随时有生命危险。近年血管外科介入治疗取得很大进展，一般采用带膜支架置入治疗主动脉夹层及胸、腹主动脉瘤，选择局麻或全身麻醉，目前更多采取全身麻醉以确保放置支架时病人无体动。全麻诱导力求平稳，避免血压过度上下波动，肌松药物一定要足量，待肌松效应完全时方可气管插管。术中麻醉维持可采取浅麻醉，因腔内操作刺激不大，术后苏醒要及时避免躁动，丙泊酚全凭静脉麻醉是不错的选择。术后苏醒延迟会引起对支架植入术并发症的判断失误，曾有一例胸主动脉夹层在局麻下行带膜支架置入术，术毕发现病人神志欠清，嗜睡，因无麻醉问题遂考虑支架位置放置不当，透视下发现支架挡住头臂干开口，使脑内供血不足而引起精神症状，只好急症下行动脉搭桥术改善大脑血供应，倘若该病例采用全麻并术后苏醒延迟，将给病情判断带来不良影响，耽误抢救时间。胸、腹主动脉瘤患者行带膜支架置入时术中、术后应仔细观察上肢、下肢血运及血压情况，注意尿量变化，保护脊髓和内脏器官以免发生缺血性损伤。

四、大出血病人的输血处理和血液保护

目前临床血源很紧张，经常发生由于血库无血液供应而被迫取消手术的情况，另一方面由于医疗技术水平的限制，人们也害怕由于异体输血而传播乙肝、获得性免疫缺陷综合征（acquired immune deficiency syndrome，AIDS）及严重输血反应（急性溶血反应AHTR、输血相关急性肺损伤TRALI）等，因此麻

醉医师应严格掌握输血的适应证及临床最新的血液保护技术，以最小的代价换取病人的平安。

急性大出血病人液体复苏主要以晶体液和胶体液为主，维持组织的供氧、氧耗平衡和有效的容量负荷，维护机体的止血、凝血功能，如果输液不能满足以上要求，就应及时输血。以前认为血红蛋白（Hb）100g/L、红细胞比容30%以下时需要输血，现在认为围术期是否输血应以临床判断为基础，而并非特定的血红蛋白水平能够代替。美国国家健康学会建议：Hg ≥ 100g/L 时无需输血，Hb < 70g/L 时，往往需要输注红细胞，必要时结合实验室检查，如动脉血气分析、混合静脉血氧张力、心排血量、血容量等来指导治疗。我国卫生部2000年颁布了新的输血指南，采用与美国国家健康学会相似的标准，增加一项即 Hb 在 70～100g/L 之间时，应根据患者的代偿能力、一般情况和其他脏器的病变程度考虑输血指征。

急性大出血比容的失血量超出体内血容量30%以上，已有低血容量性休克的临床表现，完全具备输血指征，近年来随着知识的更新，旧的输血观念正在转变，输血风险意识深入人心，各种节约用血措施纷纷出台。过去将输血作为唯一救治失血的方法或滥用输血的观念正转向不输血或少输血、输成分血和血浆代用品的观念，即逐渐重视血液保护与合理用血的新观念。基于各种原因，我国各医院当前存在的问题是输血指征普遍偏宽。其中较严格为 Hb80～90g/L，较宽松的达 Hb100 g/L。很多医师仍然凭经验输血。不少医师担心患者携氧能力不足，用全血来补充血容量；另一方面由于缺乏快速检测设备，医师对患者的即时状况心里没底，也是盲目输血的原因之一。尤其是手术中是否输血及输多少血，常凭麻醉医师的经验或服从外科医师的指令，输血带有盲目性，不仅导致血源的极大浪费，而且增加了血液传播疾病的危险。此外不少地方仍在用全血纠正贫血或补充血容量，用新鲜冰冻血浆（FFP）治疗低血容量或营养缺乏，成分输血还需要大力推广。Hb < 70g/L 或红细胞压积低于20%时，必须输血治疗，预期的复苏效果是使病人红细胞压积大于25%，血小板计数在 $80×10^9$/L 以上。

急性大出血病人经常需要开发两条以上的静脉通路，在积极液体复苏的同时，对于出血量 1000～5000ml 之间的需要输注人工胶体和浓缩红细胞维护容量，大于 5 000ml 的出血需要人工胶体、浓缩红细胞和血浆共同维护血容量，保持血浆总蛋白水平大于 52g/L 或血浆胶体渗透压大于 15mmHg。输注新鲜冰冻血浆作为凝血因子的补充物，预防大量输血、输液后凝血因子的缺乏，其输注标准应满足以下三项要求：①出血无法通过外科缝合和电凝止血；②部分凝血酶原时间 APTT 超过正常值1.5倍以上；③血小板计数大于 $50×10^9$/L（以排除异常出血的主要原因是血小板减少），平均剂量变化在 5～15ml/kg，输注速度不超过 10ml/min。大量输血达到 2～3 脑血容量时，血小板数量显著降低，血小板数在 $(20～50)×10^9/L$ 时可输注血小板，同时也应根据患者的出血情况、出血时间做出综合判断。血小板输注剂量按每 10kg 输血小板 1 个单位计算，即拿即用，输注速度越快越好，1 小时后可使血小板数上升 $50×10^9/L$，达到止血的效果。

血液保护（blood conservation）包括小心地保护和保存患者的血液，防止其丢失、破坏和污染，并有计划管好、用好血液这一宝贵的天然资源，预防输血并发症及输血传播疾病。血液保护的目的是少出血、少输血、不输血和自体输血。血液保护的同时强调科学用血、安全用血和成分输血，反对输"保险血""人情血""营养血"。血液保护的具体措施包括自体备血、血液稀释（常用的方法是急性等溶血液稀释 ANH）、控制性降压、血细胞回收、用药物替代输血、加强患者的防寒保暖等，急性大出血病人仅适用后三项措施。

自体备血是指在择期手术前储备自体血以待手术时应用。目前澳大利亚择期手术患者约 60% 输了自体血，日本择期手术患者术前备自体血 2～3 个单位的已达 80%～90%，美国有的医院自身输血量已占总用血量的 15% 左右（AABB 年报）。但自体输血同时也存在不少问题：据有关研究表明，大约 50% 的此种自体备血未被实际使用。此种备血的方式与所获得的医疗效果相比，显得较为昂贵，自身备血需要术前良好、周密的计划，备血数量的问题，保存条件不当可能造成血液质量降低或造成血液污染都是存在的问题。

目前较为常用的血液稀释方法是急性等溶血液稀释（ANH）。ANH 的优势在于可以尽可能地避免术中异体血液的输注，且不会存在保存损伤的发生，同时血液中还富含凝血因子成分；另一个好处就是自体血液的采集、回输对于有不能接受异体血信仰的人来说是可以接受的。ANH 最大的不足就是对于自体血回收的不利影响，据估计经过 ANH 后的自体血液回收量至多可达 100～200ml，几乎不足以避免再次进行异体血液的输注。目前 ANH 已应用于体外循环、胸腹大动脉及脊柱等手术，但未用于脑肿瘤手术患者。ANH 前如果血红蛋白浓度较高，ANH 的效果会更好。ANH 可能的风险主要与血红蛋白浓度降低以及补液有关。通常冠心病、心肌功能降低、二尖瓣反流以及老年人都能耐受中度 ANH。适当的血液稀释后动脉氧含量降低，但足够的氧供不会受影响，主要是心排血量和组织氧摄取率增加的代偿作用。ANH 还可降低血液黏稠度，使组织灌输改善，纤维蛋白原和血小板的浓度与血细胞比积的平行性降低，但红细胞比积 > 0.20 时，凝血不会受到影响。与自体储血相比，ANH 方法简单、成本较低，肿瘤手术及伤口感染手术不能进行血液回收，但可以应用 AHN。

术中控制性低血压是指全麻手术期间在保证重要脏器供氧的情况下,人为地将平均动脉压降低到一定水平,使手术野出血量随血压的降低而相应减少,避免输血或使输血需要量降低,保持术野清晰利于手术操作,缩短手术时间。控制性降压可以减少患者术中和术后出血,是血液保护的支柱之一。为此麻醉应当有足够深度,以降低患者应激反应,并可合并使用血管扩张药,应选择短效、可控性强的动脉血管扩张药,最好用微量泵持续静脉输注,以达到平稳降压目的。近来有把控制性降压技术与血液稀释结合使用的研究,在全麻下对健康志愿者先用急性等溶血液稀释降低 Hb 至 50g/L,然后采用药物使动脉平均压降至 60mmHg,历时数小时后恢复 Hb 和血压,受试者苏醒后无任何不适。尽管将控制性降压技术和血液稀释结合起来最大限度减少出血,但降压可削弱血液稀释过程中的心排血量代偿机制,是否会影响心脑等重要脏器的供氧有待进一步研究。

术中血液回收指使用吸引器等装置回收手术野的血液再回输给患者,与术前自体备血和等容性血液稀释相比,血细胞的回收技术具有很多优势。患者在手术野的失血和术后出血都可经过收集、洗涤后重新回输到体内。使用这一技术,理论上可使 60% 的术中失血得到回输,患者可以不需要异体输血得到足够的血容量的补充,回收的血液与血管内的血及自体储存的血有差别。血液回收有多种技术方法,其质量高低取决于对回收血的处理好坏,处理不当的回收血输入体内会造成严重的后果。目前先进的血液回收装置如洗血球机(cell saver)已达全自动化程度,按程序自动过滤、分离、洗涤红细胞,并装袋备用。目前对于在肿瘤手术中是否使用血液回收技术,意见尚不统一。主要担心癌肿细胞混杂于血液中,暂时倾向于不用血液回收技术。一般来说,污染的手术野和恶性肿瘤手术中血液回收是禁忌的。

目前临床替代输血的药物使用最多的是血浆代用品,常用的血浆代用品有明胶和合成的(非蛋白)制剂如羟乙基淀粉(HFS)和葡萄糖酐等。理想的血浆代用品应具备下列条件:①无毒性、无抗原性、无热源原件及无致癌、致畸和致突变副作用,导致疯牛病作用;②输入血管后能存留适当时间,以期对血容量产生有效的替代作用,半衰期较长;③与血浆有相似的渗透压、黏稠度和 pH 值;④能确保血管内液与组织间液的平衡,改善微循环,改善休克和促进利尿;⑤对血液有形成分和凝血系统无明显干扰,对机体主要脏器无明显损害,不干扰血小板等凝血机制,不影响血型鉴定和血液交叉配血;⑥理化性能稳定,可长期保存。明胶羧甲淀粉有琥珀酰明胶(gelofusine,佳乐施)和聚明胶肽注射液(菲克血浓),有研究证明 6% 羟乙基淀粉(HES200/0.5)剂量达 20～36ml/kg 时,不但无副作用,还可堵塞渗漏的血管系统,减少血管活性物质的释放，降低血浆黏度，维持血容量和改善循环，使患者心排血量、氧运输和氧耗量显著提高。重组的 VII 因子激活物（VIIa）是一种新型止血药，对于体外循环、肝移植和其他大手术的困难止血有显著功效。重组的 VIIa 能直接作用于出血处，与局部组织因子 TF 结合形成 VIIa/TF 复合物，再进一步激活共同凝血通路上的 X 因子和内源性通路上的 IX 因子，增加局部凝血酶的产生，同时还通过不同机制增强血小板功能，在严重出血和其他治疗手段失败时，VIIa 能有效减弱体外循环和其他大手术的出血。由于它不激活全身的凝血系统，很少发生高凝和血栓事件。其他药物如促红细胞生成素、血液代用品（人造血）等尚未正式用于临床，有待进一步研究。

正常体温患者的失血量和输血量均少于轻度低体温患者（35.0℃±0.5℃），且低体温患者同样容易引起严重的术后感染。在手术室患者中心体温持续降低可产生多种不良后果，如出血、伤口感染、苏醒延迟及术后心肌缺血等。低温可来自输注冷的液体或血液制品及大出血患者低血容量性休克。低温会影响参与止血的血管、血小板和凝血因子。低温患者常有凝血高凝异常，如体温降至 18～26℃时，外周血小板计数明显减少，血小板隐退到门静脉循环中，复温时 80% 再返回循环中。低温下血栓素合成酶反应速度减慢，使血栓素 A2 生成减少，血小板功能受损。低温体外循环下血小板聚集功能明显下降，体外循环后也未完全恢复，而且有大面积内皮细胞受损或被激活。低温期间血浆凝集障碍主要来自酶功能失调，而不是凝血因子水平的改变。低温下凝血试验显示凝块形成时间明显延长，相当于常温下凝血因子缺乏的患者。综合检验表明 APTT 和 PT 延长比 TT 延长更显著，凝血因子缺乏也常见于低温和严重损伤的患者，从而加重凝血障碍。复温后出现 DIC 的诱因可能有组织损伤、低血压和低氧血症等。保暖防寒方法：①患者入室前的温度应达到 24～25℃，并用被褥盖好；②在输用全血和血制品前应当加温和保温；③根据手术部位采用不同类型的充气升温毯（forced-air warming），既可将手术室温度降低至 20～23℃，又可使患者保暖，用复温毯保温至术终，以提高血小板功能。

第四节 多发性创伤病人的麻醉

随着现代交通业、工业的发展，因交通事故、工伤等各种灾害性事件造成严重创伤病人的数量日渐增多，继心血管疾病、肿瘤和脑血管疾病之后，其死亡病例已居第四位。创伤的死亡率（6.3%）远低于心血管疾病（31.5%）和肿瘤（23.3%），但它却是 1～45 岁的人群中最常见的死亡原因，在美国创伤所用的医疗费用占所有医疗支出的 7%，给社会和家庭造成巨大损失。严重多发性创伤是指在一种致伤因素的作用下,多部位或多系统器官受伤,且其中一处为威胁生命的严重伤或并发休克或致残。创伤死亡分三个时期:立即死亡,指半数病人死于伤后 1 小时以内,主要为大血管撕裂或脑干伤,这类病人不可能得到治疗机会;早期死亡,30% 死于伤后几小时(黄金时间),主要由于肝脾破裂、血气胸、硬膜下血肿等严重出血性损伤,对这类病人进行及时正确处理将有部分病人脱离死亡;后期死亡,20% 死于伤后几天至几周,大多死于多系统器官功能衰竭。因此对于严重创伤伴有大出血、严重休克需急诊手术时,麻醉医师应积极处理,正确评估病情,选择最佳麻醉方案,这类病人的抢救处理最能体现麻醉医师的医疗水平,细小的失误都可对病人的预后带来不良后果。

一、多发性创伤病人的特点

多发性创伤是指同一致病因素下,使两个或两个以上的解剖部位或脏器受到严重损伤,其中有一处是危及生命的或已合并休克。

1. 病情紧急 接诊多发性创伤病人后必须马上进行抢救,经过初步检查后,对主要损伤应及时处理,各项检查最好床旁完成,待病情稳定由医师陪同完成相应的必需的检查。对于严重失血性休克者,应把握手术时机,不可拖延,进行必要的术前准备后马上手术治疗,有成批伤员应及时分诊,优先抢救危重患者。

2. 病情严重、复杂 多发性创伤病人多数出现失血性休克,严重胸部损伤或颅脑外伤可引起窒息或缺氧,颈部脊髓损伤病人可出现严重低血压和呼吸无力。该类病人多为复合伤,术前应详细询问受伤情况,仔细体格检查,完善必要的辅助检查,避免漏诊、误诊,如单纯胸部损伤的死亡率为 10%,合并其他部位损伤死亡率增至 15%~20%。

3. 饱胃 多发性创伤病人多非空腹,疼痛、休克等因素可使胃排空时间显著延迟,但病情紧急不允许等待禁食时间,强调运用适当的麻醉技术控制气道,并且强调伤后 24 小时内都存在呕吐误吸的危险,有统计表明急症手术反流率约为 25%,因此创伤病人一律按饱胃麻醉处理。

二、多发性创伤病人的病理生理

主要的病理生理变化是低血容量性休克,本节不再详述,主要是创伤后的某些特殊的病理生理改变。

1. 创伤后的高血糖反应 创伤后代谢反应的重要变化是糖代谢紊乱,表现为血糖升高和乳酸血症,是由于肝糖原分解、糖异生作用增强、胰岛素分泌抑制、胰高血糖素分泌过多所致。因此创伤病人不宜大量输注葡萄糖,以免促成创伤后糖尿病发生。

2. 全身炎性反应综合征 全身炎性反应综合征(systemic inflammation

response syndrome，SIRS）相关概念1991年由美国胸外科医师学会正式提出。严重创伤后机体可出现全身性炎性反应，临床表现为发热，T＞38℃，心率增快达90/min以上，白细胞计数＞12 000/mm3，毛细血管通透性增加，负氮平衡，肝脏急性期蛋白和细胞炎性因子合成增加。局部的炎性反应对机体是有益的，但过度的全身的炎性反应对机体是有害的，可导致心源性休克、酸碱失衡、细胞凋亡、器官功能不全和免疫抑制等。目前休克研究的重点和热点是如何治疗炎症反应失衡给机体造成的不利影响。

三、多发性创伤部分的病情评估

无论创伤病人病情如何危急，临床的处理都应是一个病情评估、抢救和再次评估的连续过程，评估的方法分三个连续部分：快速观察、初步检查和进一步检查，如果病情紧急，快速观察可仅需几秒钟，判断病人情况是否稳定，死亡或濒临死亡，如果病情允许，可进行更多检查以全面评估。

1. 伤情评估 主要包括受伤程度和部位，着重采用CRASH PLAN法检查，以减少漏诊。CRASH PLAN是一种便于记忆、突出重点、疏而不漏的快速检查方法，较多在多发性创伤病人的急救中采用，C（circulation）循环、R（respiration）呼吸、A（abdomen）腹部、S（spine）脊注、H（head）头部、P（pelvis）骨盆、L（limb）四肢、A（arterio）动脉、N（nerve）神经反射。麻醉医生最关注的是气道情况，如情况允许可以做胸部X片检查、头部CT、颈部侧位片，以了解病人有无血气胸、颅底骨折、颅内出血、颈椎骨折、脱位，避免盲目麻醉处理带来意想不到的困境。出血程度的评估见前一节内容。

2. 伤情评分 目前流行的创伤评分系统有损伤严重程度评分（injury severity score，ISS）和创伤评分（trauma score，TS）。ISS评分仅适用于钝器伤，临床运用较少，TS评分是美国外科医师学会推荐使用的评分系统（表4-3），适用于不同类型外伤，且可连续评测动态评分，TS评分在13分以下时，应及时送往医院救治。有研究表明危险函数即危险率与年龄无明显关系，而TS与危险率存在着密切的关系，TS分值越低即死亡率越高。因此应根据术毕TS评分，决定病人送往场所，一般认为术毕TS≤8分的病人应送往ICU室，以便得到全方位监护、治疗和护理以降低死亡率。

表4-3 创伤评分（TS）

		得分
E. Glasgow评分	14~15	5
	11~13	4
	8~10	3
	5~7	2
	3~4	1
	TS分数为A、B、C、D、E各项分数之和	

表 4-3 创伤评分（TS）

		得分
A. 呼吸频率	10～24 次	4
	25～35 次	3
	≥36	2
	1～9 次	1
	0	0
B. 呼吸方式	正常	1
	费力	0
C. 收缩压	≥90mmHg	4
	70～89mmHg	3
	50～69mmHg	2
	0～49mmHg	1
	无颈动脉搏动	0
D. 毛细血管充盈		
前额或嘴唇黏膜充盈时间短于 2 秒	正常	2
充电时间大于 2 秒	延迟	1
无毛细血管充盈	无	0

四、多发性创伤病人的麻醉处理

多发性创伤病人病情危急，经常需要在麻醉前给予紧急处理，主要包括建立通畅的呼吸道，充分给氧，动、静脉有创穿刺置管，积极液体复苏，快速大量输液输血。麻醉诱导及维持按休克病人麻醉处理，但对于不同部位的创伤，麻醉处理还是有所分别，本节着重介绍几种特殊创伤的麻醉处理。

1. 头部损伤　颅脑外伤是神经外科中常见的疾病，有着较高的致残率和死亡率。重度脑外伤患者半数以上存在全身多处损伤而并存有严重失血性休克、缺氧，格拉斯哥昏迷评分（glasgow coma scale，GCS）≤ 8 分，定义为重型颅脑损伤，9～12 分为中型，＞13 分为轻型，然而使用中发现中型颅脑损伤的死亡率 11%，显然与其定义不符，临床工作应尤其注意。

目前创伤性脑损伤，包括最初颅脑直接机械损伤，以及几分钟至几小时以后产生的继发性损伤，如脑水肿、颅内高压、颅内出血、缺血等，应用一些新药防治继发性脑损伤成为近年研究的热点。头部损伤常见的症状是昏迷、颅高压、神经源性肺水肿、高血糖，麻醉处理的重点和难点在于此。严重颅脑外伤的麻醉处理原则是：①保证充分的脑灌流。②避免脑缺血。③避免因药物或操作而引起的颅内压增高。对于昏迷病人有的不用全麻药即可完成气管插管，清醒、躁动的病人可应用除氯胺酮以外的任何静脉诱导药物，琥珀胆碱可升高颅内压不宜选用，严重面部损伤、怀疑颅底骨折应避免经鼻气管插管。

颅内压与脑血流量成反比，脑灌注压是平均动脉压与颈内静脉压之差，颅内压正常为成人平卧位 15mmHg，临床上将颅内高压分为三类：15～20mmHg

为轻度；20～40mmHg 为中度；40mmHg 以上为重度颅内高压。严重颅高压可产生中枢神经缺血缺氧，脑疝形成，头部颅脑损伤病人一般存在低血压和颅内高压，两者均可影响脑血流供应，低血压的处理以抗休克治疗为主，维持脑灌注压 70mmHg 以上。颅内高压的麻醉中处理主要有如下措施：①过度通气是脑外伤后轻、中度颅内压增高的第一线治疗方法，目前主张维持 $PaCO_2$ 在 30～35mmHg 之间，以避免过低的 $PaCO_2$ 降低脑血流量加重脑缺血，对于顽固性颅内高压使用二线治疗方法时可考虑使 $PaCO_2$ 降至低于 30mmHg。②药物性降低颅内高压，甘露醇为脱水利尿药，降颅内压的效果迅速且持久，是降颅内压的首选药，一般一次剂量 1～2mg/kg，30 分钟静脉滴完，6～8 小时重复一次，重度颅内高压经两次用药无效不必再用，用药期间应注意电解质和血浆渗透压。其他常用的药物有呋塞米、地塞米松等，临床上多数将三种药物联合应用，可提高降颅压效果，减少副作用。③低温疗法：低温可降低脑耗氧量，同时使脑血流减少，降低脑细胞通透性，从而降低颅内压、减轻脑水肿。低温控制在 32～35℃之间，以物理降温为主。

颅脑外伤后引起的肺水肿为神经源性肺水肿，发病机制目前认为是由于下丘脑受损或缺氧使交感神经极度兴奋，大量交感神经递质释放进入血液循环，引起左心房、左心室顺应性下降，同时肺静脉痉挛，肺毛细血管嵌压增高，肺血容量急剧增加致肺血管充血，血管内水分外流，间质水肿及肺泡内液体积聚而出现肺水肿。神经源性肺水肿引起的呼吸障碍有两种表现，一是呼吸抑制，表现在呼吸频率和潮气量，二是如伴有过度通气致体内 CO_2 排出量增加，导致低碳酸血症，两者都可导致 PO_2 下降，麻醉处理要求快速建立呼吸通道，立即插入气管导管吸净呼吸道内的分泌物，提高高浓度的氧控制呼吸进行正压通气，可使灌满水肿液和萎陷的肺泡重新扩张，增加肺泡通气功能，同时由于增加了气道压力，压向水肿的肺间质使肺血管渗出液减少，还可使气道内的泡沫破碎，利于通气。在监测血压、脉搏、尿量下适当输液以保证血压平稳，同时可给予脱水剂，常用的是甘露醇、呋塞米交替使用，可加速颅内压降低、减少肺内液体，消除肺水肿。

颅脑外伤常伴有血糖的升高，且伤情越重，血糖越高，高血糖能加重血脑屏障损害并导致钙离子代谢异常并加重脑缺氧。有人主张术中监测血糖，避免使用含糖溶液，当血糖 > 11.1mmol/L 时，给予胰岛素治疗。颅脑外伤患者液体复苏主要目的是维持血浆渗透压，避免血浆胶体渗透压的进一步降低，恢复血容量，同时尽量不加重脑水肿。可给予等渗晶体液、胶体液，必要时输血，维持脑灌注压在 70mmHg 以上。继发性脑损害的药物治疗大多处于研发阶段，真正临床应用的不多，钙通道阻滞药尼莫帕米、兴奋性氨基酸拮抗药拉莫三嗪、炎性因子抑制药等取得较好的疗效。

2. 颈部损伤 颈部刺伤和颈部顿伤可能损伤颈部的重要结构：大血管、呼吸道、食道、神经系统等，可出现出血、窒息、纵隔炎症、截瘫、休克或死亡等严重后果，麻醉医师术前能准确及时判断伤情，将给颈部损伤患者带来生还的希望。颈部锐性损伤由于临床表现典型，伤情评估一般无困难。颈部钝性损伤较复杂，颈部血管损伤会出现气道受压、阻塞、伤口活动性出血，扩张的搏动性血肿，休克等体征，需要及时的气道管理和血管控制，气道受压严重者可在清醒下借助纤维喉镜行气管插管，休克昏迷者可在直接喉镜下行气管插管。气道损伤的指征有呼吸抑制、发绀、喘鸣，发声困难，声嘶、咯血，皮下捻发音等，需要立即气管插管或气管切开。

3. 胸部损伤 大部分胸部损伤需要手术治疗，多发性肋骨骨折可导致气胸和血胸，并有可能造成肝脏、脾脏损伤，张力性气胸常见临床症状有发绀、呼吸急促、低血压、颈静脉怒张、气管移位和受伤侧呼吸音消失等，胸部X线片可确诊，情况紧急时可快速经锁骨中线第二肋间隙插入14G导管行胸腔闭式引流。对于确诊的创伤性气胸，在气管插管和正压通气前都应行胸腔闭式引流，无明显休克体征而发生低氧血症者应高度怀疑创伤性气胸。对于左或右主支气管断裂的病人术中通气可以采用部分单肺通气，即术前行双腔气管插管，施行健侧单肺通气，待吻合口缝合后再行双肺通气。心脏刺伤可导致心脏压塞，典型症状包括心动过速，低血压，心音遥远，颈静脉怒张，奇脉，此类病人迅速发生休克，情况危急，常在院外就已发生心搏骤停，不需麻醉即可气管插管，紧急止血是唯一生还希望，麻醉医生工作的重点放在心肺复苏后并发症的防治上，主要是脑复苏。膈肌破裂发生膈疝的病人，由于胃、空肠进入胸腔，气管插管误入食管时同样可听到呼吸音或见到胸廓起伏，仔细鉴别还是可以判断气管导管位置，有条件最好监测呼末二氧化碳分压可有利确诊。

4. 脊柱、脊髓损伤 脊柱、脊髓损伤中以颈椎、颈髓损伤最为严重，可引起高位截瘫。早期发现脊柱、脊髓损伤很重要，清醒病人诊断较容易，有外伤史病人针刺测试发现特定脊椎平面以下的神经支配缺失，脊椎骨折时受损椎骨处有疼痛和触痛；对于昏迷病人，以上症状难以确定，可通过体格检查发现病人软弱无反射，直肠括约肌张力缺失，膈式呼吸和低血容量时心动过缓可确诊；颈椎损伤时颈髓受损的症状和体征有：肘部可屈曲但不能伸展，锁骨上对疼痛刺激有反应而锁骨下对疼痛刺激无反应。脊椎损伤时保持制动非常重要，怀疑颈椎骨折时，移动病人前应颈部制动或MIS固定，如果怀疑胸椎或腰椎损伤，要用平行滚动方法移动病人。

脊髓损伤后有一些独特的病理生理学改变给麻醉处理带来极大的困难，脊髓损伤后几秒钟，持续约2～3分钟，由于患者血浆内有大量儿茶酚胺聚集，引起严重的高血压和心律失常，5分钟后进入"脊髓休克期"，主要表现为低血压和心动过缓，持续几天至6～8周，大多伴有多个重要器官系统功能紊乱。脊髓损伤水平越高，对呼吸系统的影响越大，原因如下：①不同程度的呼吸肌麻痹，引起限制性通气功能障碍。②由于交感神经对呼吸系统的支配被破坏，迷走神经的功能增强，气道明显收缩变窄，分泌物明显增多，引起阻塞性通气功能障碍。③中枢对高碳酸血症的敏感性降低，呼吸驱动力也降低。"脊髓休克期"病人心血管功能低下，机制为交感神经张力低于正常，迷走神经功能相对亢进。心律失常以心动过缓，室性期前收缩，右束支传导阻滞为常见。自主反射亢进可能是脊髓损伤后最为严重的并发症之一，脊髓损伤水平越高，自主反射亢进发生率越大，诱发因素以损伤平面以下的内脏刺激较为常见，膀胱充盈诱发最多见。其最常见的临床表现为高血压，伴有头痛，颜面潮红或苍白，损伤平面以上皮肤大量出汗，反射性心动过缓，有些病人有瞳孔改变、阴茎勃起、内脏和肌肉痉挛等。高血压呈发作性，可引起颅内出血，肺水肿，甚至死亡。

脊髓损伤病人的麻醉处理较复杂，术前可不用镇静、镇痛药，但必须给予抗胆碱药，以预防心动过缓和呼吸道分泌物过多。对于短时、浅表小手术可选择局麻，局麻药中应避免加入肾上腺素，因为脊髓损伤病人对儿茶酚胺敏感性增高。椎管内麻醉应用已越来越少，目前应用最多的是气管插管全身麻醉。此类病人对静脉麻醉药的敏感性增高，心血管代偿能力下降，因此诱导和加深麻醉时易发生低血压，诱导前应快速输入500～1000ml晶体液，诱导可选用力月西、依托咪酯等对心血管抑制较轻的药物，肌松剂不宜选用琥珀胆碱。颈部损伤的患者为避免加重脊髓损伤的可能，可采用清醒下纤维喉镜插管。术中麻醉维持适当深度，过浅易诱发自主反射亢进，一旦发生应及时找到诱因加以去除，如诱因去除仍不能恢复，可快速给予酚妥拉明2～10mg，伴有痉挛发作时可给予可乐定，总之全麻深度的控制比药物的选择更为重要。

第五节 气管、支气管异物病人的麻醉

气管、支气管异物多见于3岁以下小儿，是常见的凶险性意外事故，属麻醉科急重症，救治不当可危及生命。在这种意外发生时，及时采取一定的急救措施是至关重要的。患者能够得救也许就在这短短的几分钟里。儿童急救手法：①拍背法。让小儿趴在救护者膝盖上，头朝下，托其胸，拍其背部4下，使小儿咯出异物。也可将患儿倒提高并拍其背。②催吐法。用手指伸进口腔，刺激舌根催吐，适用于较靠近喉部的气管异物。③压迫胃部法。救护者抱住患儿腰

部，用双手食指、中指、无名指顶压其上腹部，用力向后上方挤压，压后放松，重复而有节奏进行，以形成冲击气流，把异物冲出。上述方法未奏效时，应尽快送医院在喉镜或气管镜下取出异物。

一、气管、支气管异物病人的特点及麻醉前病情评估

1．气管、支气管异物多见于 3 岁以下小儿，尤其是 1 岁以内婴儿多见。婴幼儿气管短、直径小，一旦发生气管异物堵塞，气管直径即使仅减少 50%，气道阻力将增加 16 倍，婴幼儿呼吸储备有限，但耗氧量是成人的两倍，因此婴幼儿发生气管、支气管异物时呼吸困难、缺氧发绀明显。

2．追问病史多有误吸史，通常气管异物类似花生、瓜子、豆类等为多见，也有鱼刺、骨片或塑料笔帽等。豆类、花生仁等植物性异物因含有脂肪酸对气道黏膜刺激性很大，常由其气道弥漫性炎症反应，黏膜充血水肿，分泌物增多，肉芽形成，加重气道梗死，尤其气管、支气管炎、肺炎、肺脓肿、肺不张、支气管扩张等。异物如被吸入气管则称为气管异物，患儿于异物吸入后立即发生剧烈呛咳，顿时面红耳赤，并有憋气、呼吸不畅等症状。随后，若异物附于气管壁，症状可暂时缓解。如异物被吸入支气管则称为支气管异物，异物一般多进入右侧支气管。早期异物经过气管时可出现与气管异物一样的表现，而当异物进入支气管后，咳嗽可略减轻。气管或支气管异物影响呼吸，可使机体缺氧，使心脏负担加重，进而引起心力衰竭，表现为烦躁不安，脸色苍白或发绀，心率增快等。支气管异物较大时，可完全堵塞支气管引起肺不张。而支气管异物较小时，可部分堵塞支气管，患儿吸气时气流可进入肺部，而呼气时则气体呼不出，终导致阻塞性肺气肿，严重者肺泡破裂，可形成哮喘纵隔气肿、气胸。

3．麻醉医师接诊患儿时，应详细了解病史，特别是误吸时间及异物大小及性质，病情许可应结合胸片及胸部听诊情况，了解有无肺不张及肺气肿。若患儿哭声响亮，咳嗽有力，唇稍发绀，说明患儿病情较稳定，可在尽量完善术前准备前提下施行气管异物取出术。若患儿哭声低微，面色青紫，甚至青灰色，说明患儿病情危重，需紧急施行气管异物取出术。

二、气管、支气管异物病人的麻醉处理

近年来，随着麻醉技术水平的提高，大部分气管、支气管异物病人采用全身麻醉，少数病情危重紧急的病人，由于麻醉耐受性差，可在咽喉部表麻下完成异物取出，术前用药可给予阿托品肌注，心率过快可用东莨胆碱肌注，不应给予镇静剂。如果患儿曾在近期内进食，应按照饱胃处理。目前麻醉医师对于全麻是采用慢诱导还是快诱导，不同麻醉专业存在不同的看法，笔者认为麻醉医师应结合资深馆员设备条件及自己的临床经验，积极与耳鼻喉科医师商量，选择最佳麻醉方法，确保患儿围术期平安。

1．慢诱导全麻 麻醉诱导前充分吸氧，术前氯胺酮5mg/kg肌注基础麻醉，声门、气管充分表麻，可用丁卡因或2%以上的利多卡因，吸气时对准声门多次喷入，效果极佳，但需注意局麻药毒性反应。麻醉诱导可用咪达唑仑0.05～0.07mg/kg，产生良好的镇静，芬太尼可减少气管镜带来的心血管反应，用量1～2μg/kg，氯胺酮可防止支气管痉挛，镇痛镇静效果好，丙泊酚苏醒快，副作用少，可用于麻醉诱导和维持。γ-基丁酸氨具有良好的松弛下颌及镇静作用，但由于γ-OH作用时间长，苏醒慢，咽喉反射恢复迟等缺点，临床已较少应用。总之慢诱导其麻醉不宜过浅，以利于放入气管镜和减少心血管反应，气管镜放入后调整麻醉药剂量，适当加深麻醉，保留自主呼吸，并以高频喷射通气辅助呼吸。如表麻做得好，静脉全麻药用量可大量减少，尽早应用激素，地塞米松1～5mg分次静推。有报道连续吸入安氟醚麻醉下完成小儿气管异物取出术，术中不用静脉麻醉药，患儿吸入麻醉与静脉麻醉比较，置镜顺利率明显升高，苏醒时间显著缩短，术后支气管痉挛发生情况明显减少，取得满意效果，但由于此属于开放麻醉，麻醉医师和手术医师会同时吸入大量麻醉剂，推广受到限制。

2．快诱导全麻 有研究报道采用丙泊酚、芬太尼、阿曲库铵快诱导麻醉，术中不保留自主呼吸，采用两种方法控制呼吸，方法1经气管镜侧孔行高频喷射通气，驱动压0.08～0.15MPa，频率60～12bpm，I：E=1：1～1：1.5；方法2通过连接麻醉机和气管镜侧孔，手法控制呼吸频率30bpm左右，尽量使呼气潮气量达到8ml/kg。如遇SaO2＜90%，即嘱手术医师堵住气管镜接目孔行人工呼吸，SaO2恢复后再手术。快诱导全麻术中较少发生呛咳和屏气，术中患儿平稳，声门充分开放，给手术操作提供了非常好的条件，苏醒时间也较快，但术后因肌松残余作用，咳嗽反射稍迟钝，不利于患儿术后咳出残余异物及分泌物。

不论采用何种麻醉方法，术必应在患儿较清醒，咳嗽有力但不是长时间刺激性呛咳，双肺听诊无肺不张情况下，方可送回病房。

三、气管、支气管异物取出术中紧急情况的处理

1．气道痉挛 大多数患儿就诊时伴有肺气肿或肺不张、呼吸道炎症，由于异物和炎症的刺激，使气道对外界刺激反应增强，极易出现气道痉挛进而呼吸心跳停止，在麻醉早期或者麻醉较浅时易出现，如表面麻醉不充分，或某些麻醉药如氯胺酮和地西泮合用时，氯胺酮镇静作用稍差，而且致使呼吸道分泌物增加，易导致喉及气管痉挛。如果在麻醉诱导过程中出现气管痉挛，应立即面罩加压给氧，同时给肌松剂，痉挛如仍不缓解，应立即插管或导入支气管镜，手控呼吸或者高频喷射通气给氧，待监测指标正常后再手术取出异物。如果在

手术过程中出现气管痉挛，应立即停止手术操作，适当加深麻醉，可采用吸入麻醉药或加用激素，雾化吸入沙丁胺醇或静脉给予支气管扩张剂缓解气管痉挛。

2．血氧饱和度下降 在手术过程中出现血氧饱和度下降时，低于85%时麻醉医师应及时采取措施，常因为：①麻醉较浅、气道受刺激屏气，可适当加深麻醉，轻压胸腹部人工呼吸，刺激自主呼吸的恢复，如无效，应进行辅助呼吸。②支气管镜使管腔狭窄，无法提供足够的气体交换，可退支气管镜到气管内给予控制呼吸，尽快完成手术。③1岁以下患儿气管较细小，或者支气管镜型号不适合，镜体有可能压迫健侧支气管口，更换支气管镜或退镜至气管内，待情况好转。④术前有肺不张者，积存的分泌物流入健侧支气管，应进行反复吸引，尽力吸净。

3．较大或易碎异物 异物体积较大或者易碎者，术中易发生滑脱，易卡在声门导致窒息。此时应迅速在直接喉镜下暴露声门取出异物，如不能立即取出也可将异物推入气管或支气管，暂时通畅气道，待情况好转后，再将异物取出。

4．心功能衰竭 伴发支气管肺炎的气管异物患儿，由于发热、缺氧导致心脏负担加重，手术刺激可导致心功能衰竭。有先兆心衰者，术前可给予西地兰及呋塞米等药物。术中如果心率长时间超过160/min，也可给毛花苷C减少心衰的发生。

病例 男，2岁零2个月，15kg，家人自述五日前进食花生米后开始出现咳嗽和呼吸困难，CT显示气管隆嵴有异物。术前患儿一般情况尚可，呼吸尚能代偿，双肺呼吸音减弱，心电图正常，阿托品0.4mg，地西泮8mg肌注，入手术室后在氯胺酮基础麻醉下，地塞米松10mg静推，行直接气管镜下异物取出。术中一直给纯氧，血氧饱和度维持在95%以上，心率150~160/min，经半小时左右未发现异物，气道分泌物多，重复吸痰，换纤维支气管镜继续寻找，约半小时左右仍未找到，其间血氧饱和度偶有最低75%，很快纠正基本维持在95%以上。将纤维支气管镜取出后患者血氧饱和度急剧下跌至70%，心率慢至55/min，立即阿托品0.3mg静注，面罩加压给氧，稍有改善后继续下跌，紧急气管插管，但通气不畅，气道压很高，无法人工呼吸，怀疑气管导管不在气管内，重新气管插管确定在气管内，仍然无法人工呼吸，此时心脏停搏，给予肾上腺素5mg，阿托品0.3mg静注，胸外心脏按压，发现患儿面部及前胸部明显皮下气肿，抢救约30分钟后无法心肺复苏宣布死亡。

（顾 华 孙文朋 孙景奎 孙华苹 王宁芙 马永征 屈文慧）

第五章 术后麻醉相关问题及处理

第一节 麻醉后恢复室问题及处理

随着全麻的普及和危重疑难病人施行复杂手术的增加,越来越多的术后患者有必要进行术后的持续监护。手术结束后,并不意味着全麻作用的消失和主要生理功能的完全恢复。手术麻醉期间已发生的循环、呼吸、代谢功能紊乱未彻底纠正,全麻后的麻醉药、肌肉松弛药及镇静镇痛药作用未消失,保护性反射尚未完全恢复,极易导致呼吸道梗阻、通气不足、恶心呕吐、误吸或心血管功能与呼吸功能紊乱等各种严重并发症的发生。麻醉后恢复室(recovery room)亦称麻醉后监测室(postanesthesia care unit,PACU),能使患者顺利度过术后、麻醉后的不稳定时期,进一步保障患者的安全。它的设立填补了传统将术后病人由严密监测的手术现场直接送至普通病房后出现的"监治真空",是保证术后病人安全恢复的重要单位。

一、PACU 的发展史

全身麻醉已有 160 多年的历史,但麻醉后恢复室直到 20 世纪 50 年代后才普遍在发达国家开展。恢复室能有效地提高麻醉质量与安全性,使术后早期并发症及死亡率大大减少。我国的麻醉恢复室起于 20 世纪 50 年代末,在近 10 余年得到了普及。20 世纪 60 年代以后,随着心血管手术、颅脑手术及器官移植的普遍开展,术后病人的危险性提高,手术的成功与失败使人们清醒地认识到术后严密监测和加强治疗对患者的康复尤其重要。

二、PACU 的基本任务

1. 严密监护手术室中当日全麻未苏醒病人,非全身麻醉后病人情况未稳定者,或神经功能未恢复者,及时观察病情变化,提高手术麻醉后病人的安全性。
2. 监护和治疗在麻醉苏醒期出现的生理紊乱。
3. 给予病人一定的镇静、镇痛治疗,以减轻各种并发症。
4. 过渡性地监测和治疗危重病人,若需要进一步加强监测和治疗则送入 ICU。

三、PACU 的设计和人员配置

1．设计　麻醉后恢复室应设在临近手术间或手术室内，以便于麻醉医师或外科医师观察和处理病人，也便于在紧急情况下将病人转送回手术室做进一步治疗。若能靠近 ICU 更好。其规模应根据各医院手术间数量结合手术病例的数量和所实施手术的难易程度而定。一般讲，手术间与复苏室床位比例为 2∶1，或与全天手术例数之比为 1∶4。结构上应为大房间敞开式，中心护理站设在中央，以便观察了解病情，处理病人。大的恢复室中至少设有一个隔离床位，以便隔离特殊的病例。各床位均需有中心供氧，高低负压吸引，床头能放置多功能监测仪，呼吸机。床位应有轮子，可以自由移动，尽可能少搬动病人。床旁应有可升降的护栏，防止病人坠床，床位应能调节体位，并能升降。

根据择期手术与急症手术量，麻醉恢复室可 24 小时开放，亦可日间开放。现多主张白天开放，有的危重病人恢复时间延长及晚间急症手术可送转 ICU 进行观察治疗。

2．人员配置　麻醉恢复室在麻醉科领导下，由分管的主治医师与护士长共同管理。负责病人手术麻醉的医师应协助恢复室医师决定该病人麻醉恢复期的检测指标和治疗计划，并决定转送普通病房或 ICU。麻醉恢复室由专职医师或护士负责日常工作，护士的编制按病床与护士之比 2～3∶1。配有护工 1～2 名，负责清洁卫生工作。

四、病人入 PACU 后的评估和检测

1．全面评估

（1）掌握一般资料：患者姓名、年龄、术前情况、麻醉方法及手术方式。

（2）详细了解麻醉处理情况：术前用药，麻醉诱导及维持药，麻醉性镇痛药和肌松药的用量及最后一次用药时间和剂量，拮抗药及其他药物的应用。

（3）麻醉手术中的特殊情况及其处理情况：麻醉手术中生命体征（血压、脉搏、呼吸、体温等）是否平稳，有无险情或重大病情变化（如插管困难、支气管痉挛、心律失常等），经过何种药物处理，效果如何。

（4）术中体液、电解质及酸碱平衡情况：特别注意大型手术的失血量、输血、输液及尿量，注意内分泌病人、腔镜手术病人等可能出现的电解质紊乱及酸碱失衡。

（5）各种导管情况：如胸腔、腹腔引流管，胃肠道减压管，动静脉穿刺导管，导尿管等。

（6）估计患者可耐受的生命体征范围，术后可能发生的并发症。

（7）明确目前所存在的问题及必要的检查，制定治疗措施、转出计划。

2．监测　值班护士立即接收患者，测量血压、脉搏、呼吸、脉氧饱和度等。并向麻醉医师问清有关病情。将患者妥善固定，以免摔伤或擅自拔除各种导管。

至少每15分钟记录一次生命体征。

五、PACU 监测设备和紧急情况处理装备

具有监测和处理术后常见并发症的基本设施，如每张床位至少配备三项基本监测手段：无创血压、心电图、血氧饱和度。目前的多功能监测仪皆能监测无创血压、有创血压、中心静脉压、脉搏血氧饱和度（SpO_2）、呼末二氧化碳分压、心电图（ECG）等，是 PACU 理想的监测设备。

配备常规的治疗设备：呼吸机、吸引器、输液泵、加压输血器等。

配备一般的紧急情况处理装备：喉镜、气管插管包、面罩、口咽及鼻咽通气道、胸腔闭式引流瓶、胃肠减压装置以及除颤器、气管切开包等。

备有常用的呼吸、循环急救药品和静脉用液体。

六、常规 PACU 病人拔管指征

严格来说，应该根据每个患者的病情来制定拔管方案，没有一成不变的拔管指征。但对于大多数病人，拔管时我们应该把握以下三个拔管的基本条件：意识恢复、良好的自主呼吸、呼吸道防御反射恢复。下列指征有助于评估术后病人不需要辅助通气：①PaO_2 或 SpO_2 正常。②呼吸方式正常，病人能自主呼吸，呼吸不费力。③意识恢复，可以合作和保护气道。④肌力完全恢复。⑤没有气道梗阻或通气不足的征象。

七、病人离开 PACU 时的评估与对策

手术病人经恢复室治疗后，大部分病人回原病房（门诊小手术由家属陪伴回家），小部分病人生理功能较长时间不稳定或出现严重并发症，转入 ICU 继续监测治疗。在普通病房，病人将接受一般的护理和监测。鉴于普通病房的工作性质，人员及硬件设备的配置，无法对麻醉后需严密观察或监护的手术病人提供更高层次的诊疗服务。因此，麻醉医师应于手术结束时根据病人实际情况，医院的现有条件，决定病人去向，确保病人恢复期安全。对病人离开 PACU 的评估应着重以下三个方面：意识状态，呼吸与循环情况，肌力恢复情况。

1. 意识状态　神志完全恢复，能直立行走，无眩晕，可在家属陪同下回家。病人清醒，定向能力恢复，可回原病房。病人经过较长时间观察仍处于深或浅睡眠状态，或术中有过较长时间的低血压或低氧过程，或体温低估计需要较长时间才能苏醒者，或原有神经系统疾病和并发症者，应转入 ICU。

2. 呼吸方面　呼吸道通畅，呼吸无困难，保护性吞咽及咳嗽反射恢复，无需安放口咽或鼻咽通气道，通气功能正常，能自行咳嗽并排出分泌物；呼吸频率和幅度在正常范围；$PaCO_2$ 在正常范围或达到术前水平，面罩吸氧 PaO_2 不低于 70mmHg，SpO_2 不低于 95%。以上患者可回原病房，门诊小手术由家属陪伴回家。如果病人病情严重不能自行保持气道通畅，或估计较长时间呼吸仍

不能恢复达到满意程度，或出现呼吸系统并发症，仍需呼吸支持或严密监测者需转入 ICU。

3．循环系统　门诊病人能直立行走无直立性低血压者可回家。血流动力学指标平稳或血压、心率改变不超过术前静息值 20%，维持稳定 30 分钟以上，且无严重的心律失常和 ST-T 改变者可转回原病房。若病人循环不稳定仍需血管活性药物维持者或手术麻醉期间曾发生严重心律失常或心搏骤停的病人，应转入 ICU。

4．肌力恢复情况　能自动或按指令活动四肢或抬头，平卧时抬头能抵抗重力或抬头能持续 5 秒以上，无下颌松弛或舌根后坠者可转回原病房。

5．其他　凡术后在恢复室用过镇静、镇痛药以及拮抗药的病人，应在药物高峰期过后观察一段时间方可转出恢复室。

Steward 曾提出在病人出恢复室以前，应由麻醉医师对病人苏醒程度作一总的评价，苏醒程度可根据：①清醒程度；②呼吸道通畅程度；③肢体活动程度等方面进行评价，凡达到 4 分以上者，才能离开恢复室（见表 5-1）

表 5-1　Steward 苏醒评分表

病人状况	分值	病人状况	分值
1．清醒程度		3．肢体活动程度	
完全清醒	2	肢体能做有意识的活动	2
对刺激有反应	1	肢体无意识活动	1
对刺激无反应	0	肢体无活动	0
2．呼吸通畅度			
可按医师吩咐咳嗽	2		
可自主维持呼吸道通畅	1		
呼吸道需予以支持	0		

第二节　术后呼吸系统问题与处理

术后呼吸系统的问题，仍然是全身麻醉后威胁着病人生命安危的主要原因之一。主要包括气道阻塞、通气不足（高碳酸血症）、低氧血症等。据报道在接受全身麻醉后转入 PACU 病人中，发生呼吸系统紧急问题的有 1.3%，其中低氧血症发生率为 0.9%，通气不足为 0.2%，气道阻塞也达 0.2%。

一、呼吸道梗阻（airway obstruction）

（一）临床表现

1．部分呼吸道梗阻：呼吸困难并有鼾声。

2．完全呼吸道梗阻：鼻翼翕动，有三凹征，无气体交换。

（二）常见原因及处理

1．舌后坠 是最常见的上呼吸道梗阻原因。多因麻醉药物残留，神志未完全恢复导致下颌骨及舌肌松弛，舌坠向咽部阻塞气道引起，舌体过大、颈短、扁桃体肥大者更易发生。处理：病人头后仰的同时，前提下颌骨，下门齿反咬于上门齿。根据病人不同的体位进行适当的调整，以达到气道完全畅通。最好置入鼻咽或口咽气道，但在置入口咽气道时，有可能诱发病人恶心、呕吐甚至喉痉挛，故仍需密切观察，必要时需进行2气管内插管。

2．喉痉挛 指喉部肌肉反射性痉挛收缩，使声带内收，声门部分或完全关闭而导致病人出现不同程度的呼吸困难甚至完全性的呼吸道梗阻。表现为吸气用力增加，可伴有高调的吸气性哮鸣音。轻度喉痉挛，吸气性喉鸣声调低（鸡啼样喉鸣）无明显通气障碍。中度喉痉挛，吸呼气都有喉鸣音且声调高、粗糙。重度喉痉挛声门紧闭，气道接近完全梗阻。

（1）常见原因：①浅麻醉下气道内操作、吸痰、放置口咽或鼻咽通气道、气管拔管对咽喉部产生的刺激。②麻醉苏醒期气道内血液、分泌物或呕吐、反流的胃内容物等刺激诱发所致。③手术操作：浅全身麻醉下剥离骨膜，扩肛手术，扩张尿道，牵拉内脏等。④某些药物容易诱发喉痉挛：刺激性挥发性麻醉药（如乙醚）以及某些静脉麻醉药如硫苯妥钠，盐酸氯胺酮等。

⑤缺氧、二氧化碳蓄积时局部应激性增高，容易诱发喉痉挛。

（2）预防措施：术前给予足量的抗胆碱药如阿托品。②避免浅麻醉状态下行口腔、咽喉和气道内操作以及远处敏感部位的刺激性操作（扩肛，扩张尿道等）。③避免缺氧，二氧化碳蓄积。④及时清除气道内分泌物及异物。

（3）紧急处理措施：①立即停止一切刺激和操作。②面罩加压纯氧吸入。③加深麻醉可缓解轻、中度喉痉挛。④对重度喉痉挛，紧急情况下可采用16号以上粗针行环甲膜穿刺给氧或行高频通气。⑤对重度喉痉挛亦可应用短效肌松药（琥珀胆碱、阿曲库铵）后行气管插管。⑥对于反流误吸者处理参照本章第七节"反流误吸处理。"

3．支气管痉挛 在支气管平滑肌过度敏感时，外来刺激如吸痰、反流、误吸等都可引起支气管痉挛。支气管痉挛表现为呼气性呼吸困难，呼气期延长、费力而缓慢，常伴呼气哮鸣音，加压通气困难。若不及时予以解除，病人应不能进行有效通气，不仅发生血流动力学的变化，甚至发生心律失常和心搏骤停。

（1）常见诱因：①气道高反应性：患有呼吸道疾病和支气管哮喘或慢性炎症的患者，气道对各种刺激反应较正常人更为敏感。②术后浅麻醉下吸痰或再次气管插管都可引起反射性支气管痉挛。③应用了具有兴奋迷走神经、增加气道分泌物促使组胺释放的麻醉药、肌松药或其他药物，术后易诱发支气管痉挛。④手术后早期的支气管痉挛，多非哮喘所致，常见的原因是气管内导管移位或受阻，以致气管发生部分梗阻或受到刺激而引起支气管痉挛。

（2）防治措施：①对术前有支气管哮喘或慢性呼吸道感染病人，术前应禁吸烟2周以上，若近期有炎症急性发作，则应延缓择期手术前还可应用激素、支气管扩张剂、抗生素等。②对高危患者避免应用兴奋迷走神经的药物如硫喷妥钠、γ-羟丁酸钠。③对高危患者避免应用促进组胺释放的肌松药（如筒箭毒碱）。肌松药引起组胺释放与药量、注药速度有关，减少用药量和减慢注药速度可减少组胺释放量。④吸入性麻醉药可选用恩氟烷、异氟烷等对呼吸道刺激少的药物。⑤氯胺酮可明显减低支气管痉挛的气道阻力，这与拟交感效应促进内源性儿茶酚胺释放有关。此外，还能抑制肥大细胞释放组胺，故对气道高反应病人，可选用氯胺酮行麻醉诱导。⑥阻断气道的反射，选用局麻药进行完善的咽喉部和气管表面的麻醉，可防止因刺激气道而诱发支气管痉挛。

（3）紧急处理：①面罩吸氧，必要时施行辅助或控制呼吸。②应用磷酸二酯酶抑制药如氨茶碱、二羟丙茶碱，有松弛气道平滑肌、抑制组胺释放作用。氨茶碱静脉注射负荷量5mg/kg，20分钟滴完，以后按每0.2～0.8mg.kg-1.·h-1的维持量静滴。吸烟者剂量酌增，而老年、慢性肾功能障碍者酌减。氨茶碱血药浓度大于20μg/ml可致中毒，表现为心动过速、快速性心律失常、呕吐甚至惊厥，用药时最好监测心率、心律和血药浓度。③静脉输注皮质类固醇类药（如氢化可的松100～200mg静脉滴注或地塞米松15mg静脉推注）。④若无心血管方面的禁忌，可用β-受体激动药如异丙肾上腺素 稀释后静脉点滴或雾化吸入或选择性β2－受体激动剂如沙丁醇（沙丁胺醇，sulbutamol）。⑤其他：可选用抗胆碱药如异丙托溴铵（ipratro-pine）。

4. 气道水肿

（1）易发因素：①以小儿多见。②对于长时间手术，手术中晶胶体补充过多，过敏反应，头低位长时间手术，支气管镜检查、食管镜检查及头颈、口腔、下颌和口底手术牵拉刺激喉头者尤其注意气道水肿的发生。③困难插管经反复试插方成功者，可出现咽喉及气管周围软组织水肿。

（2）处理：①对于气道水肿高危患者拔管时瞬间出现呼吸困难、口唇发绀应想到气道水肿的可能，并尽快诊治。②轻者可静注皮质激素或雾化吸入肾上腺素：地塞米松静脉内注射0.2mg/kg，1次/6小时，或0.25%肾上腺素0.5～1.0ml雾化吸入，必要时每20分钟重复使用，此法很少发生不良反应。③严重者应行紧急气管内插管或气管切开。

5. 声带麻痹 甲状腺手术损伤或压迫、气管周围的手术及操作都有引起声带麻痹的危险。一侧麻痹仍可维持呼吸道通畅，双侧麻痹可致呼吸道梗阻。喉返神经受累引起的声带麻痹可能是一过性的，喉返神经切断所致的声带麻痹是永久性的。一过性单侧声带麻痹较常见，主要的危险是可能引起误吸。永久性单侧声带麻痹，对侧声带可以代偿而减少误吸的发生。双侧声带麻痹是严重的并发症，可能导致上呼吸道完全梗阻，需要气管内插管，如果为永久性，还需要气管造口。

6. 局部压迫 甲状腺及甲状旁腺手术、颈廓清扫术、颈动脉内膜切除术后早期可能由于手术部位出血而并发血肿。颈部血肿压迫可引起静脉和淋巴回流受阻、严重水肿导致气道梗阻，必须立即处理。应立即通知外科医师，并以面罩加压给氧后行气管内插管。如果不能迅速完成气管插管，可在床旁将伤口开放，以暂时缓解组织受压充血和改善气道通畅。

7. 异物阻塞 分泌物、浓痰、血液或异物阻塞气道时，应及时清除，确保气道通畅。

二、通气不足

通气不足主要指因肺泡通气的降低引起 $PaCO_2$ 的升高。术后诊断通气不足最直接有效方法是测定 $PaCO_2$。有研究表明术后通气不足需要再次气管插管，大约为 0.2%。而这些需再插管病例 77% 多在术后第 1 个小时之内，并多见于儿童或老年人。

（一）临床表现

1. 高碳酸血症和低氧血症。
2. 潮气量不足，或呼吸频率变慢。
3. 血气分析：$PaCO_2 > 5kPa$（45mmHg），同时 pH < 7.30。

（二）常见原因和处理

1. 中枢性呼吸抑制 颅脑手术的损伤、麻醉药、麻醉性镇痛药和镇静药的残余作用，都有可能抑制呼吸中枢。事实上，应用任何麻醉药对呼吸中枢都具有抑制效应，尤其是麻醉性镇痛药。过度通气因 CO_2 排出过多及过度膨肺也可使呼吸中枢抑制。处理措施：以机械通气维持呼吸直到呼吸功能的完全恢复，必要时以拮抗药逆转。

2. 肌松药的残余作用 肝肾功能不全、电解质紊乱及抗生素的应用等，可使肌松药的代谢速度减慢，加重术后肌松药的残余作用，影响了术后呼吸肌功能的恢复。应用辅助或控制呼吸直到呼吸肌力的完全恢复，必要时给予拮抗。

3. 术后低肺容量综合征 胸腹部手术后、疼痛刺激、腹胀、胸腹带过紧及过度肥胖等因素，影响到深呼吸的进行，可限制肺膨胀，导致通气不足，有慢性阻塞性肺部疾病(chronic obstructive pulmonary disease, COPD)者更加明显。上腹部手术后，病人以胸式呼吸为主，呼吸浅快，肺活量（Vc）和功能余气量（FRC）均降低，直至术后第 2~3 天才开始逐渐恢复。预防：加强术后镇痛，鼓励和帮助病人深呼吸和咳嗽，必要时行预防性机械通气。

4．支气管痉挛　合并COPD、哮喘或近期呼吸道感染者容易发生。可以静注氨茶碱、皮质激素或肾上腺素。

5．体内CO_2增多　败血症或寒战可以导致CO_2潴留，尤其当患者不能增加分钟通气量时，导致相对通气不足。处理：测定$PaCO_2$，排除引起CO_2增加的原因，过度通气排出CO_2。

三、低氧血症

病人吸空气时其动脉氧分压低于60mmHg、动脉氧饱和度小于90%或于吸纯氧时动脉氧分压低于90mmHg可以诊断为低氧血症。原因包括通气和换气功能不全，通气血流比例（V/Q）失调。术后发生低氧血症的原因是多因素的，也较为复杂，甚至麻醉方式及手术部位也影响术后的动脉血氧分压（PaO2）老龄以及吸烟的患者常易出现术后缺氧。

（一）临床表现

（1）吸空气时，$SpO_2 < 90\%$，$PaO_2 < 60mmHg$；吸纯氧时$PaO_2 < 90mmHg$。

（2）呼吸急促，发绀，躁动不安、意识障碍、迟钝。

（3）心动过速、高血压和心律失常。

（二）常见原因和处理

1．呼吸道梗阻　请见本章第二节第一小节：呼吸道梗阻。

2．通气不足（hypoventilation）　请见本章第二节第二小节：通气不足。

3．弥漫性缺氧　多见于N_2O吸入麻醉，停止吸入N_2O后应吸纯氧5～10分钟。

4．肺不张

（1）多发生于合并有慢性呼吸道疾患的病人或心胸手术患者。主要由于分泌物阻塞或通气不足引起功能余气量下降导致。小区域的肺不张，一般临床无明显的症状或体征，易被忽略。急性大面积肺不张时，可突发气急、咳嗽、发绀，以及急性循环功能障碍。

（2）预防及处理：术前应禁烟2～3周，尽量控制呼吸道炎症。小区域的肺不张，应鼓励病人深吸气、咳嗽及胸部物理治疗。大范围肺不张可表现为顽固性低氧血症，胸片可见肺萎缩，应以纤维支气管镜吸痰或呼吸支持治疗。

5．肺误吸入

（1）其炎症程度取决于吸入物的pH值及容量，pH低于2.5，容量大于0.4ml/kg者危险性明显增加。气道梗阻和肺不张可导致肺内感染。有的气道内异物是可以排出的，但由于全身麻醉后咳嗽反射和纤毛运动未完全恢复，使气道梗阻不能尽快地解除，随着致病菌的感染，势必引起肺炎，甚至发生肺脓肿。

（2）处理：关键在于及时发现和针对构成误吸和肺损伤的原因采取措施，以免发生气道梗阻窒息和减轻急性肺损伤。①减少胃内容量和提高胃液 pH；②降低胃内压，使其低于食管下端括约肌阻力；③保护气道，尤当气道保护性反射消失或减弱时，更具有重要意义。轻者对氧治疗有效，严重者应行机械通气治疗。

6．肺栓塞

（1）可见于血栓脱落、空气或脂肪栓塞。手术时间长以及不明原因的缺氧加上突发性胸膜疼痛，短促呼吸、胸膜渗出以及心动过速，要考虑栓塞的诊断。大量肺栓塞可导致低血压、肺高压以及中心静脉压明显升高。

（2）处理：肺栓塞的治疗首选抗凝治疗，因此正确的诊断就显得更为重要，否则会引起术后出血的并发症。支持治疗也很重要，包括氧治疗和机械通气治疗。

7．肺水肿

（1）发生原因有急性左心衰，肺毛细血管通透性增加（过敏反应），不正确性大量输液（多见于高龄或新生儿），血浆胶体渗透压下降（如低蛋白血症），少数病人可出现术后复张性肺水肿。

（2）处理措施：强心、利尿、扩血管、吸氧及呼气末正压通气（positive end expiratory pressure, PEEP）机械通气治疗。目前治疗肺水肿的进展均是围绕在保证内脏器官合适灌注的前提下尽可能降低肺水压，采用 PEEP 模式通气只增加肺的残气量，而不能减少肺水含量。

8．气胸

（1）常见于臂丛神经阻滞，颈内静脉穿刺等操作及肺大泡、肺气肿病人。轻者，症状不明或病情发展很慢。重者，出现呼吸困难。

（2）处理：对张力性气胸病人应立即采取措施，除了给予必要的呼吸循环支持外，应在无菌条件下，用粗径针头对患侧经锁骨中线第 2 或第 3 肋间进行穿刺抽气。如果抽气后症状仍不缓解或需多次抽气时，则应在胸腔内置管进行闭式胸腔负压吸引，以促进萎陷肺的腹胀。同时应积极预防感染。

9．不正确的吸痰方法　是低氧血症易被忽视的原因。应用过高的吸引负压、过粗的吸痰管和超时限的吸引，可以引起病人 SpO_2 显著下降，尤其是危重和大手术后病人。

10．红细胞携氧能力降低：

输注库存血、离体后自体放置过久或细胞内 2,3DPG、ATP 含量下降，或碱血症等都可导致低氧血症。

11．吸入氧浓度过低（$FiO_2 < 21\%$）可导致低氧血症。

第三节 术后循环系统问题与处理

在恢复室，应常规监测病人的血压和 ECG，必要时应监测有创血压、中心静脉压和心功能。术后循环系统常见问题有低血压、高血压、心律失常等。麻醉恢复期，循环并发症发生率为 25%。

一、术后低血压

（一）临床表现

（1）低于术前基础血压的 20% 以上或收缩压降到 80mmHg 以下。

（2）术后出现少尿或代谢酸中毒。

（3）出现器官灌注不足体征，如心肌缺血、中枢神经功能障碍等。

（二）常见原因和处理

1．原因　①低血容量：术中失血、失液没有及时补充，或术后仍有活动性出血。表现为口渴、黏膜干燥、心率快及少尿。②回心血量减少：术后正压机械通气、张力性气胸、心脏压塞等可导致静脉回流障碍。③全身血管阻力（SVP）降低：常见于麻醉药的作用使外周血管扩张、过敏反应、肾上腺皮质功能低下等，也可见于应用抗高血压药、抗心律失常药及复温时。④心肌收缩力减弱：心脏本身的情况或麻醉药的残留及其他药品对心肌的抑制。⑤术后低血糖、肾上腺皮质功能不全等。

2．处理时注意事项

（1）低血压迅速诊断和对症处理非常重要，否则低血压减少重要脏器灌注，会继发缺血损害。如果体征与所测血压不符时，应排除测压的人为错误，如袖带过宽、直接测压的换能器失灵或校零失误。

（2）对突然发生的原因不明的血压明显降低，应考虑到一些意外情况，如气胸、急性心脏意外情况等。对于潜在血容量不足及心功能不全的病人，搬动病人或床体位改变时可发生明显低血压，应引起特别注意。

（3）严密监测血压、心率、尿量，观察有无伤口出血及引流量。怀疑术中输血不足或术后疑有内出血则应检查 Hb 及 Hct。对于顽固性低血压者，应监测尿量、直接动脉压、CVP 或肺毛细血管楔压（pulmonary capillary wedge pressure，PCWP）。

（4）针对病因处理为主：低血容量者积极输血、输液，有内出血者需返回手术室再次手术。麻醉药物残留作用未消退引起的只是血容量相对不足，适当补充液体或试用血管收缩药可能解决问题。心功能不全者适当给予心脏支持（小剂量多巴胺。）对于肾上腺皮质功能不全性低血压，应给予大剂量地塞米松。对于严重低血糖、心律失常、心脏压塞、急性缺氧等引起的低血压更应积极处理病因。

3．治疗 包括补充血容量、恢复血管张力同时查明原因、病因治疗。

（1）补充血容量：以补充血浆代用品为主，能很好地维持有效循环容量。以补充晶体液为辅，主要用于循环维持量。目前临床常用血浆代用品为明胶和羟乙基淀粉。第三腔隙丢失可造成有效循环血量下降，它的液体成分相当于细胞外电解质浓度加上少量的蛋白质，因而平衡液是最合适的替补液。补充晶体液时切忌快速、过量，以防止肺水肿或颅内压增高。

（2）血管收缩药的应用：必要时使用血管收缩药，决不能单纯依赖性地使用升压药来维持循环稳定。常用药物为麻黄素、多巴胺、间羟胺。病情危重时，如过敏性休克，急性循环衰竭可使用肾上腺素。

二、术后高血压

麻醉苏醒期，麻醉药作用的消退、疼痛不适以及吸痰、拔除气管内导管的刺激等原因极易引起高血压的发生。术后高血压多发生于术后 30 分钟之内，有高血压病史的患者术后半数以上会出现高血压。如果在术前突然停用抗高血压药物，则发生高血压情况更严重。高血压的发生率为 4%～6%。

（一）临床表现

（1）收缩压比术前升高 20% 以上或血压升高达 160/95mmHg 以上，连续测三次。

（2）有高血压病史者，收缩压高于 24kPa（180mmHg）或（和）舒张压高于 14.7kPa（110mmHg）。

（二）常见原因

（1）疼痛、躁动不安。术后疼痛、吸痰拔管的刺激，胃肠减压管、手术引流及胸带过紧等不适之感，恐惧、焦虑等精神因素。

（2）低氧血症和（或）高碳酸血症。轻度低氧血症所引起循环系统反应是心率增快与血压升高，以高动力的血流动力学来补偿血氧含量不足。血内 CO_2 分压的升高，可直接刺激颈动脉和主动脉化学感受器，以及交感－肾上腺系统反应，则呈现心动过速和血压的升高。

（3）颅内压升高或膀胱尿潴留。

（4）高血压病患者术前停用抗高血压药或高血压病患者术后麻醉作用消退。

（5）容量过多。

（6）术后寒战。血管收缩，代谢增加。

（三）处理

对术后持续重度高血压，若不能及时消除其发生原因和做必要的处理，则可因心肌氧耗量的增高，而导致左室心力衰竭，心肌梗死或心律失常，高血压危象则可发生急性肺水肿或脑卒中。对于颅内动脉瘤、主动脉瘤术后患者更应积极治疗高血压。

（1）针对诱因治疗，如镇痛、减少不必要的刺激、纠正低氧血症和高碳酸血症、降颅压等。一般情况下，血压中度升高可不处理，但对合并冠心病、主动脉或脑血管瘤及颅内手术者，应以药物控制血压。当病人呼吸功能恢复和血流动力学稳定时，应尽早拔除导管。为了减少拔管时的刺激和心血管副反应，可在操作前3~5分钟予降压药物。有报道在拔管前20分钟用0.02%硝酸甘油经双鼻孔给药，可防止拔管刺激引起高血压。

（2）应用短效降压药控制血压。术后高血压通常不需要长效降压药物。常用药物有：①乌拉地尔：每次12.5~25mg静注。②硝普钠：30~70μg/min静滴。③硝酸甘油：10~100μg/min静滴。④酚妥拉明：每次0.5~1mg静注，或0.3~0.5mg/min静滴。⑤拉贝洛尔：1~2mg/kg缓慢静注，适合术后高血压伴心动过速者。

三、术后心律失常

术后疼痛、寒战、躁动、电解质紊乱（低血钾）、低氧血症、高碳酸血症、代谢性酸中毒及患有心脏疾病病史皆是术后心律失常的诱因。术后恢复中以低血钾和高碳酸血症引起心律失常最常见。

1．室上性心律失常

（1）窦性心动过速：常继发于疼痛、躁动不安、发烧或低血容量。多为一过性，一般不需要药物治疗。针对病因处理，必要时应用β-受体阻滞药（如艾司洛尔）。

（2）窦性心动过缓：可因麻醉性镇痛药、β-受体阻滞药或迷走神经兴奋引起，一般对阿托品治疗有效，严重者可静滴异丙肾上腺素。因严重高血压、颅内压升高、严重低氧血症引起的心动过缓，应针对病因处理。

（3）快速室上性心律失常：包括阵发性心动过速、结性心动过速、心房纤颤及扑动，若不及时治疗，可导致心肌缺血。治疗：①β-受体阻滞药：美托洛尔（Metoprolol）1~2mg静注，或艾司洛尔10~60mg静注。②维拉帕米（Verapamil）2.5~5mg静注。③地高辛（Digoin）每次静注0.25mg。④如合并严重低血压，应行同步电转复。

2．室性心律失常 如室性期前收缩为多源性、频发或伴有Ron-T现象，表明有心肌灌注不足，应积极治疗。利多卡因1.5mg/kg静注后，以1~4mg/min的速度静脉滴注。

四、术后急性心肌梗死

术后心肌梗死的发生率大于术中及术前，多发生于术后48小时。术前就有心肌缺血的病人遭受疼痛和精神紧张的刺激，以及手术和麻醉等应激反应，心肌耗氧和供氧间的平衡受影响，心肌的损害加重。尤其是新近（6个月以内）发生过心肌梗死的病人，更易于出现再次心肌梗死。

（一）病因

术后发生急性心肌梗死，多与冠心病、高血压有关，特别是老年人。易于引起心肌氧耗量增加或缺氧的因素皆是诱因。

(1) 血压过低或过高均可影响到心肌的供血、供氧。

(2) 麻醉药物对心肌的抑制，如硫喷妥钠。

(3) 缺氧和二氧化碳蓄积。

(4) 因麻醉过浅或其他用药引起了心率增快或心律失常。

(5) 术后疼痛、精神紧张、恐惧、高血压、心动过速、兴奋躁动及寒战增加心肌氧耗。低血压可致心肌灌注不足，疼痛、缺氧、二氧化碳可诱发冠脉痉挛。

（二）诊断

(1) 胸骨后压榨、压迫、挤压或嵌夹感，疼痛向颈部、牙齿、上肢、肩部、肘部或上、下颌放射，持续时间为半小时至数小时。伴随症状：恐惧、气急、出汗、恶心、呕吐等。

(2) 血清酶学检查：血清酶学的检查包括谷草转氨酶（AST）、乳酸脱氢酶（LDH）、磷酸肌酸激酶（CK）。但酶水平的升高多出现在头24小时，对即时的诊断仍帮助不大。近年提出测定血内心肌肌钙蛋白T(cardiactroponinT,cTnT)，当心肌细胞缺血时，细胞内pH值下降，激活蛋白溶解酶使心肌结构蛋白透过细胞膜进入循环。测定cTnT的优点在于：在心肌梗死3小时左右开始升高，12～24小时呈峰值，可持续5天以上，对诊断急性心肌梗死的敏感度高达98%～100%。肌酸激酶（CK）活性于梗死后4～6小时内升高，24小时达高峰，释放CK总量与梗死面积明显相关。乳酸脱氢酶（LDH）于梗死后8～12小时开始升高，2～3天达高峰。

(3) 冠状动脉造影。

(4) 心电图的记录仍然是诊断急性心肌梗死的主要依据，表现有S-T抬高伴T波倒置及异常Q波，非透壁性心肌梗死则可不伴有Q波的出现。

（三）预防

术前积极治疗高危病因，如冠心病、高血压、糖尿病、高血脂、心绞痛。围麻醉期维持心肌氧的供需平衡，维持血流动力学的稳定，避免发生低血压和缺氧，防治高血压和心动过速，纠正水与电解质紊乱，尤其是脱水和低血钾。对高危病人应加强心电和血压的监测，对患有心肌供血不足病人应给予必要药物治疗和镇静药。对心肌梗死病人的择期手术，尽量延迟到6个月以后再施行，如此可把再梗死的发生率降至15%，两者相距的时间越短，则再发率越高。再发心肌梗死病人的死亡率可高达 50% ～ 70%。

（四）处理

1. 紧急处理　宜及时请心血管专科医师会诊和协同处理。

（1）充分供氧，鼻导管或面罩加压给氧，必要时经气管导管进行机械通气。

（2）降低前后负荷。硝酸甘油 0.4 ～ 0.5mg 舌下含服，亦可用硝酸甘油软膏或贴膜涂贴皮肤，如果静脉用药，其剂量为 0.5 ～ 3μg/（kg·min）；硝酸异山梨酯 5 ～ 20mg 舌下含服，每 4 小时一次；硝普钠 0.5 ～ 5μg/（kg·min），静脉注射。

（6）正确补充血容量。

（7）抗心律失常药物的应用。

（8）辅助循环装置。如球囊反搏系统，通过降低收缩压，减少左室做功，使心肌氧耗量随之下降，同时还增加舒张压，有利于冠状动脉血流和心肌供氧。

2. 后续处理

（1）送 ICU 进一步监护治疗。

（2）尽早建立有创血流动力学监测，例如动脉压、中心静脉压（CVP）及肺动脉楔压（PAWP）的监测。

（3）连续监测 ECG，必要时做心肌酶学检查。

（4）抗血小板药物的应用，阿司匹林 160 ～ 325mg/d。

（5）抗凝溶栓药的应用：肝素、链激酶或尿激酶。

第四节　手术麻醉后神经系统问题与处理

麻醉后神经系统并发症是指手术麻醉后由于不同程度神经系统损伤所导致的神经、精神方面的病症，包括行为和认知功能的变化。病症可很轻微，在短时间内即可恢复，也可很严重，甚至是致命的脑损伤，如脑出血和脑梗死。麻醉手术后中枢神经系统并发症的原因和机制非常复杂，是由多种因素共同作用，导致中枢神经系统功能紊乱。临床表现可在术后即刻出现或延迟数小时后才出现。

一、脑血管意外

脑血管意外又称为中风或脑卒中，是供应脑的动脉血管（包括两侧颈内动脉和椎动脉）病变引起的脑局灶性血液循环障碍，而致意识障碍及（或）脑局灶症状（言语障碍、面瘫、肢瘫）。脑血管意外可分为出血性和缺血性两大类。全身麻醉下发生脑血管意外，当时未必能及时发现，只有当麻醉后发生苏醒延迟、意识障碍或有异常神经系统表现（如偏瘫时）才引起临床注意和诊断。

1．缺血性脑卒中 围麻醉期发生的脑卒中约有80%是缺血性脑卒中，包括短暂性脑缺血发作、脑血栓形成和脑栓塞。动脉粥样硬化、高凝状态、栓子的形成是发生缺血性脑卒中主要的因素。收缩压升高可能是卒中的直接原因，如160/95mmHg高血压病人，其卒中的危险性比正常血压者高4倍。缺血性脑卒中所表现的神经系统症状，取决于被阻血管所累及的脑组织范围。如被梗阻的是脑动脉主干，则可迅速出现意识障碍、昏迷，也可以出现偏瘫、癫痫、失语和病理性反射等。一般要通过脑影像学（CT、MRI）和脑血管造影术方可确诊。

手术前用药物控制高血压对预防脑卒中具有重要的意义，但又要防止过量使用镇静降压药物造成血压骤降。麻醉过程中要保持血压正常或稍高于正常血压的上限，避免血压过低，保证脑部正常灌注压。脑局部血流量的变化，尤其是侧支循环，主要是依赖脑灌注压的高低而被动增减。由于低血压引起脑血管自动调节功能丧失，有人建议手术后采用过度换气数小时以防止脑血管扩张充血致颅内压增高。

麻醉后延迟性或继发性脑缺血和脑灌注压不足，是麻醉的另一并发症。这类情况的发生原因是采用控制性低血压麻醉时间过长，因而当停止降压后血压反跳升高引起出血，或使血压恢复到正常水平后，在12~24小时内血压又再度下降呈低血压状态。

2．出血性脑卒中 围麻醉期约有20%脑卒中患者是出血性脑卒中，包括脑室内出血、蛛网膜下腔出血、局灶性如脑实质内出血。自发性颅内出血常见于动脉瘤、脑血管畸形、高血压性动脉粥样硬化、全身出血性体质等。对出血性卒中的诊断，主要依靠影像学CT和MRI的检查。若CT扫描未能显示出血，则腰穿具有重要的诊断意义。就手术麻醉而言，控制高血压和保持血流动力学的平稳，能降低高血压性脑实质内出血的危险。调节和避免与出血有关的因素发生，可降低脑出血的危险性，如颅内动脉瘤患者力求麻醉诱导和插管过程中血流动力学平稳，术中也应避免动脉瘤突然破裂出血，但应用过度换气方法要慎重，以防低碳酸血症加重脑血管痉挛和脑缺血。

术后对任何原因引起的脑血管意外的病人，都应保持气道通畅和呼吸的支持，保持血流动力学的稳定，必要时可予以药物支持。对疑有颅内压明显增高病人，可行过度通气和应用渗透性利尿剂（如甘露醇）和皮质类固醇类药物如地塞米松，以减轻脑水肿。对高危因素，如高血压、房颤、血管重建术患者，术后应严密观察意识、瞳孔、语言、肢体运动恢复情况，尽量做到早发现、早治疗，可以改善预后。

二、术后精神功能障碍

术后精神功能障碍（posoperative psychonosema，POP）是指术前无神经

异常的病人术后数天内将发生的一种可逆的波动性的大脑功能活动紊乱，呈现不同程度的认知、情感、行为和意志等精神活动障碍。调查发现心血管手术后 POP 的发生率较仅次于神经外科手术，行冠状动脉搭桥手术患者比行外周较大血管手术患者更易出现神经和精神并发症。目前研究较多的是老年病人术后精神功能障碍，老年病人体外循环心脏手术后 2 周内 POP 发生率可高达 20%～60%。它可导致术后康复延迟和其他并发症，而且常是术后其他严重并发症如感染、心脑血管意外的早期症状。上海第二医科大学附属仁济医院 ICU 在 1999 年 11 月至 2002 年 3 月期间观察年龄 ≥ 65 岁术后老年病人术后精神功能障碍的发生率：普外组为 15.38%，骨科组为 11.76%，普胸组为 13.79%，体外组为 32.86%，可见其发生率是比较高的。

（一）概述

POP 的临床表现包括术后意识障碍、术后认知功能障碍、反应性精神病三个方面。

1. 术后意识障碍（conscious disturbance） 意识障碍系指人们对自身和环境的感知发生障碍，或人们赖以感知环境的精神活动发生障碍的一种状态。意识的内容包括"觉醒状态"及"意识内容与行为"。

（1）觉醒障碍：包括嗜睡（drowsiness）、昏睡（lethargy）、苏醒延迟或昏迷（coma）。

（2）意识内容与行为障碍：包括意识模糊（confusion）、谵妄状态（delirium）。

2. 麻醉手术后认知功能障碍（postoperative congnitive dysfunction, POCD） POCD 是麻醉手术后病人持续存在的记忆力、抽象思维、定向力障碍，同时伴有社会活动能力的减退，即人格、社交能力及认知能力和技巧的改变。亦有人认为 POCD 是表现为术后记忆力和集中力下降的智力功能退化。轻度 POCD 仅表现为认知异常，重度则出现记忆损害的痴呆，丧失判断和语言概括能力及人格改变，可导致患者社会活动、工作及生活自理能力的降低或丧失。研究资料显示，麻醉手术后出现认知障碍并不罕见，老年人更易发生，以大于 65 岁的老年人为主，好发于心脏手术，髋关节置换等大手术后。

3. 反应性精神病（reactive psychosis） 术后反应性精神病是指在强烈应激事件（突然和十分剧烈的手术创伤）作用下急剧出现的精神障碍，症状多反映应激事件内容，伴有相应的情感体验。主要有以下几种表现形式。

（1）朦胧状态：对周围事物感知不清晰，情绪悲愤、惊恐、激动等，亦可出现冲动行为，事后不能回忆或有部分回忆。

（2）反应性木僵：以不言、不动为主要症状，情感淡漠，对周围事物和刺激无反应。

(3) 反应性兴奋：以行为兴奋为主症，伴有轻度意识障碍，无目的地逃避、奔跑、出走，有的表现为嬉笑、语多，甚至殴人毁物。

(4) 反应性抑郁：以情绪低落，精神活动抑制为主，言语减少，行动迟缓，对生活或事物丧失兴趣与自信，甚至出现消极情绪、自杀企图或行为。

(5) 反应性偏执：以被害妄想为主，常无明显意识障碍，伴有生动的情感体验，有的可有幻听或幻视。

(二) 术后精神功能障碍常见发病因素

术后精神功能障碍常常是多种因素共同作用的结果。易发因素包括高龄、高血压、糖尿病、酗酒、感官缺陷、心理和环境因素等。促发因素包括应激反应、创伤、手术、术中出血和输血、脑血流降低、脑血管微栓子的形成、低血压、术后低氧血症、血糖波动以及电解质紊乱等。

1. 高龄 所有的危险因素中年龄因素可能是最突出的。研究显示，年龄 ≥ 65 岁老年病人术后精神障碍发生率是年轻病人的 2～10 倍，年龄 ≥ 75 岁的术后老年病人精神障碍的发生率比年龄在 65～75 岁的病人高 3 倍。这可能与老年病人血流动力学调控能力及中枢神经系统功能下降有关。

2. 心脑血管疾病与糖尿病 有心肌梗死和脑卒中史的老年病人术后精神障碍发生率显著增加。脑血管病变者脑血管的自动调节功能减退，容易引起脑血供不足及脑梗死，术后精神障碍发生率增高。术前合并糖尿病和（或）高血压的病人，特别是老年病人，易于并发心、脑血管病变，尤其是糖尿病还存在代谢紊乱，在手术、创伤、应激或低血压的情况下易对大脑造成损害。尽管高血压患者血管自身调节功能仍然存在，但压力－血流曲线右移时易产生低血压，脑很易处于缺血缺氧状态。

3. 长期酗酒或服用某些药物 研究证明，长期酗酒或服用某些药物，尤其是苯二氮䓬类药物和抗胆碱能药物，可增加老年病人术后精神障碍的发生率。

4. 心理因素和环境 术前、术后患者的焦虑、紧张、恐惧等可产生一系列身心反应和自主神经系统的功能紊乱。不良的术后环境及疼痛都可引起失眠、紧张，感到与社会的隔绝，甚至可造成病人的精神恐惧。据报道，术后精神障碍发生率 ICU 比普通病房高 2～6 倍。

5. 基因 有精神疾病家族史的病人术后易出现精神症状。研究显示 ApoE 基因与体外循环术后认知功能障碍有关。另外，胆囊收缩素（CCK）基因突变与术后精神状态的改变也有关系。

6. 手术 手术过程中可因组织创伤、代谢障碍（类固醇、5-羟色胺、儿茶酚胺）、酸碱平衡失调产生大量的毒性物质，作用于脑产生精神障碍，不同类型的手术引起的创伤程度不同。体外循环导致的脑栓塞或脑的低灌注，骨科大手术的脂肪颗粒栓塞，都可导致脑部毛细血管灌注不足，引起术后精神功能障碍。

7．麻醉　任何麻醉药物和麻醉方法均可产生轻度或一过性精神功能障碍。术前用药如抗胆碱药，麻醉药如氯胺酮、丙泊酚、氧化亚氮（N2O）和氟烷与术后精神障碍的发生有关。抗胆碱能药物可干扰脑信息的存储过程，导致记忆功能损害。微量吸入麻醉药的残余（氧化亚氮50ppm，氟烷1ppm）仍可造成视觉合成、瞬时记忆、认知和运动技巧能力下降。丙泊酚和氯胺酮麻醉会影响患者精神运动功能，麻醉手术后产生一过性的反应时间延长，弹指速度减慢。氯胺酮对中枢神经系统有特异抑制和兴奋的双重效应，术后表现为神志淡漠、出现噩梦、幻觉、谵妄等不良精神反应。但尚无证据证明部位麻醉比全麻更少发生POP。POP与麻醉方式无关，而主要在于术中的管理。麻醉中觉醒对病人的心理和情绪造成较大影响，可能导致睡眠障碍、噩梦、焦虑等。术中低氧血症、低血压、大量出血、输血、过度通气、低温、水电解质紊乱、酸碱失衡等都可能导致POP。

8．围麻醉期生理变化　术后各种类型的水电解质紊乱，均可表现有精神及神经功能异常。低容量性高钠血症可致脑细胞脱水，水中毒可致脑细胞肿胀，两者均可引起术后精神功能障碍。代谢性和呼吸性酸碱紊乱均可引起躁动、意识模糊等精神症状。低钙低镁可出现烦躁不安、谵妄。术中失血或极度血液稀释（血红蛋白低于6.0g/L）致携氧能力降低也可引起脑内神经递质乙酰胆碱的合成减少，从而出现精神异常。

（三）术后精神功能障碍预防和处理

目前尚无值得推荐的简单而有效的治疗方法，预防与及时确诊显得尤为重要。根据上述病因和诱因，可以采取一些针对性的预防措施，以减少或避免该并发症的发生。一旦老年患者术后出现精神状态的紊乱，应想到该并发症的可能，但首先要排除重要脏器功能损害引起的精神异常。

1．预防

（1）充分的术前准备：①心理准备：术前加强医患沟通，建立良好的医患关系；重视病人的个性特征，耐心细致地做好病人的心理疏导和支持性心理治疗。②病人状态准备：对原有心血管疾病的患者，应维持心功能于最佳状态；控制血糖、停止吸烟以控制肺部感染。

（2）改进手术麻醉技术，尽量减少病人的创伤，注意脑保护。进一步改进和完善心脏外科技术、灌注技术和麻醉技术，加强体外循环术中脑保护、维持必要的脑血灌注量，尽量避免脑缺血、缺氧及栓塞，采用功能良好的氧合器和微栓过滤器。体外循环时尚需注意：①血液复温应缓慢。②及时应用大剂量激素。

③麻醉后尽早进行体表尤其头部降温。④深低温停循环时，鼻咽温15℃循环时间＜60分钟。⑤维持适度平稳的灌注压。⑥避免CPB中血流动力学急剧波动，谨防严重血液稀释（HCT＜20%）、破坏和血浆渗透压急剧改变。

(3) 加强术中、术后麻醉管理：①保持循环、呼吸稳定：维持一定的脑血流和灌注压，维持脑氧供需平衡。避免缺氧、极度过度通气和长时间低血压。②维持机体内环境稳态：维持体内水、电解质及酸碱平衡或及时纠正水、电解质及酸碱平衡紊乱。③加强监测，避免术中知晓。④术后有效镇痛，防止病人术后躁动。对于躁动不安的病人应注意避免外伤，特别是头部外伤。

(4) 无论是高龄、高血压、糖尿病还是体外循环等造成的术后精神功能障碍，其实质就是大脑局部的氧供需平衡遭到破坏的结果。因此加强监测脑氧饱和度和及时实施脑保护，对改善术后精神功能障碍具有重要意义。

2．治疗的重点在于找出并消除潜在的致病因素

(1) 对于大部分患者而言，支持疗法相当重要，包括吸氧、维持呼吸和循环稳定、纠正酸碱平衡失常和电解质紊乱、补充维生素和氨基酸。

(2) 药物治疗主要针对谵妄、躁狂等兴奋状态病人。常用药物有苯二氮䓬类药物、丙泊酚等，可以采用咪达唑仑分次少量静推、咪达唑仑及丙泊酚微量泵输注等。病情较重者可以使用抗精神病药物治疗，对于兴奋躁动病人可选用小量丁酰苯类药物，如氟哌利多醇，缓解抑郁症状可以选用三环类抗抑郁药，如丙咪嗪50～100mg/d，阿米替林50～100mg/d。

(3) 心理治疗主要针对抑郁型病人，亲人安慰及交流效果较好。

第五节 术后苏醒延迟及催醒药物使用问题与处理

理想的麻醉药追求可控性好及苏醒快，对呼吸循环影响小。近10年来，临床麻醉得以快速发展，以现代的麻醉方法与药物施行麻醉完全可以做到停药后几分钟病人即能初醒。尽管任何麻醉药都有各自的苏醒时间，难以对苏醒延迟的时间作一个统一规定，但一般认为，凡术后超过30分钟呼唤病人仍不能睁眼和握手、对痛觉刺激无明显反应，即视为术后苏醒延迟（delay of recovery）

一、术后苏醒延迟的原因

麻醉后苏醒时间除了与病人个体生理和病理状态有关外，还与药物的蓄积及麻醉药血/气分配系数和肺泡通气功能直接相关，还与麻醉前用药、诱导和维持麻醉的药物有关，复合用药如阿片类、肌松药、吸入麻醉药的剂量和持续时间等也是影响因素。苏醒延迟还应该考虑其他影响的因素，如水、电解质平衡失调、伴发疾病或并发症引起神志昏迷。引起术后苏醒延迟的原因很多，也

很复杂。综合来看，可以从麻醉方面，手术方面，病人个体方面来分析总结。

（一）麻醉方面

1．麻醉药物的影响

（1）麻醉药用药过量，导致药物的作用时间延长。可能由于投入麻醉药剂量过大或麻醉药物相对过量（病人极度敏感或病人伴有低蛋白血症，使血内游离的药物水平增高而出现抑制的深化等）。

（2）麻醉用药种类和给药时机不当。对麻醉药物的药代动力学认识不够或错误地估计了手术结束的时间，皆可导致术后苏醒延迟。如：为了避免麻醉过浅，频繁追加咪达唑仑或阿片类药物，在短小手术中应用相对长效药物，在手术快结束前未及时停药，反而追加药物等。

（3）麻醉药的相互作用。吸入麻醉药可以使非去极化肌松药的用量减少、时效延长；术前应用巴比妥类（如苯巴比妥）或苯二氮䓬类（如地西泮）、术前饮用酒精类饮料可加强麻醉镇痛药中枢神经系统抑制作用，导致苏醒延迟；阿片类药物与丙泊酚间存在着明显的协同作用，丙泊酚可增强阿片类药物的呼吸抑制作用，阿片类药物增强丙泊酚的循环抑制作用。

（4）其他药物加强麻醉药物作用。许多抗生素能增强肌松药的作用，如多粘菌素、氨基甙类抗生素能抑制神经肌肉传递功能。多粘菌素类对神经肌肉接头作用是抗生素中最强的一种，其阻滞逆转困难，且不能用钙剂和新斯的明拮抗。由于抗生素增强肌松药的机制复杂，所以对于这类苏醒延迟，最好维持人工通气让其自然恢复。术前或术中应用西咪替丁和雷尼替丁可使肝微粒体对某些药物的氧化作用受损从而延长镇静药或其他 CNS 抑制药物作用时间。妊高征患者及心脏手术常使用硫酸镁，硫酸镁可抑制中枢神经系统，也可减少运动神经末梢乙酰胆碱的释放量，阻断外周神经肌肉接头，延长肌松药的作用。此外，钙通道阻滞药、激素、利尿药、免疫抑制药、抗肿瘤药等均可增加对非去极化肌松药的敏感性。

（5）麻醉药物的蓄积。对静脉麻醉药物而言，恢复快慢主要取决于药物从血浆和脑组织向肌肉和脂肪的再分布。所以，肥胖病人以及较长时间应用后反复追加麻醉药（特别是脂溶性较强的药物），应警惕药物在体内的蓄积。芬太尼的脂溶性很强，易于从脑重新分布到体内其他组织，尤其是肌肉和脂肪组织，单次注射的作用时间短暂（与其再分布有关），如反复多次注射，则可产生蓄积作用，其作用持续时间延长。对吸入麻醉药，苏醒速度与肺泡通气程度直接相关，若病人肺泡通气不足，吸入麻醉药的排出变慢，从而延缓病人的苏醒。对肌松药，消除半衰期长的肌松药长时间反复给药后容易引起蓄积作用，如维库溴铵重复用药可能出现蓄积作用。

2. 麻醉处理不当　麻醉手术期间，对病人的病情判断失误及错误处理，病人可出现一系列病理生理变化，从而影响患者的苏醒。

（1）低 CO_2 血症。术中长期人工过度通气，可使 CO_2 排出过多，造成低 CO_2 血症。其延缓苏醒的机理可能为：①呼吸中枢的兴奋性靠脑脊液中的 H+ 浓度支持，低 CO_2 血症降低了呼吸中枢的兴奋性，导致术后呼吸中枢长时间抑制；② CO_2 排出过多，使脑干网状结构上行激活系统传入到大脑皮质的冲动量减少，从而使大脑皮质的兴奋性降低，导致苏醒延迟。

（2）高 CO_2 血症。术中呼吸管理不当、钠石灰失效、麻醉机单向气流活瓣失灵、呼吸回路机械无效腔加大 100ml，皆可导致 CO_2 蓄积，产生镇静作用。严重的 CO_2 蓄积可致脑水肿抽搐（$PaCO_2$ 达 65mmHg，脑血流可增加 60% 以上），甚至术后昏迷。

（3）水、电解质紊乱。大量失血补液过程中不注意水、电解质平衡。血钠高于 160mmol/L 或低于 100mmol/L，血镁低于 2 mmol/L 时可出现神志障碍。高钙血症和高镁血症可引起 CNS 抑制，导致昏迷。大量输入低渗性液体可导致水中毒，可伴有昏迷和其他神经系统异常表现。术前低钾未及时纠正或大量利尿不注意补钾引起低钾血症，血钾低于 3 mmol/L，可导致肌张力下降，呼吸肌麻痹。

（4）输液逾量。术中大量输入晶体液，可导致肺间质水肿，影响呼吸功能。

（5）低温。室温过低，大量输入低温液体或血液，加上麻醉后肌肉松弛产热来源减少，可致低温。低温影响患者的意识恢复，延长麻醉药作用时间。低温影响肌肉和肝肾等血流量，影响肌松药代谢、消除和酶活性，同时肌松药的敏感性增强，肌松药的时效延长，其影响与低温程度有关。

（6）酸中毒。麻醉手术期间缺氧及大量输血皆可导致酸中毒，抑制呼吸中枢。大脑酸中毒的研究显示，pH 值 ≤ 7.25 时可出现意识障碍，包括精神错乱、谵妄或昏迷。

（7）脑缺氧。术中低氧血症，长时间低血压、不恰当地实施控制性降压、高血压未及时控制皆可致脑缺氧。任何原因的脑缺氧均可使意识能力下降。

（8）低血糖。小儿术前禁食时间太长，误用过量胰岛素皆可致低血糖。低血糖可导致脑血流灌注不足、代谢性酸中毒、意识反应下降。严重者可出现低血糖昏迷。

（二）手术方面

肝、肾手术，因胸膜破裂可导致气胸。颅脑手术，体外循环手术可致中枢神经系统的损伤。腔镜手术时注入 CO_2 有导致 CO_2 蓄积的可能。前列腺电切，大量冲灌低渗液体，可导致水中毒。手术应激触发抗利尿激素的异常释放而引起水中毒或低钠血症。大型手术或术中意外所致的大出血，可致低血压，酸中毒，脑缺血缺氧。大型手术对机体的创伤短时间难以恢复。心脑手术，血管手术，剖宫产皆有导致肺、脑栓塞的可能。不当的体位如颈极度屈曲或后仰，以及旋转，甚至手术器械的牵拉等都会影响到椎血管或颈部血流的供应，而导致脑的缺血缺氧。高位脊椎手术可能损伤脊髓导致术后呼吸循环功能恢复缓慢。以上情况皆可造成术后苏醒延迟。

（三）个体方面

1．个体差异：不同年龄、不同性别、不同体质的人对麻醉和手术的耐受不同，苏醒时间也就不同。一般来说，老年人随着大脑逐渐萎缩，反应较迟钝，对麻醉药的敏感性增加。新生儿，中枢神经系统发育不成熟，对呼吸的调节功能不全，容易出现术后呼吸抑制。虚弱瘦小、营养不良或老年病人通常比正常体重健康人群对麻醉和手术的耐受力差，苏醒时间也就相对较长。

2．术前存在肝肾功能障碍：肝功能障碍的病人药物代谢减慢，肾功能障碍的病人药物排泄延迟，皆易出现术后苏醒延迟。严重肝功能不全亦可因为葡萄糖生成减少而促发低血糖。重症肌无力患者对非去极化肌松药的敏感性大大增加。

3．慢性贫血患者药物容易相对过量。术前低蛋白血症患者可出现意识障碍。肝肾疾患或营养不良低蛋白血症患者药物作用时间延长。

4．甲状腺机能减退症患者和严重肾上腺功能不全患者对麻醉药物敏感性增加，正常麻醉药物用量即可出现苏醒延迟；甲状旁腺功能低下引起的低钙血症往往伴有精神变化、弥散性 EEG 异常和颅内高压从而导致苏醒延迟。

5．术前存在代谢性疾病：糖尿病病人接受胰岛素治疗或术前服用氯磺丙脲，以及少数分泌胰岛素的胰腺肿瘤或后腹膜肿瘤可发生术中、术后低血糖昏迷。严重糖尿病患者容易出现高渗性非酮症昏迷或酮症酸中毒。

6．术前存在神经系统疾患：脑出血、偏瘫、颅内高压、肝性脑病患者可能引起术后苏醒延迟。

7．肾功能衰竭、氮质血症患者对麻醉药物的敏感性增加或者容易形成麻醉药物在 CNS 蓄积，可引起苏醒延迟。

二、术后苏醒延迟的处理

麻醉后不同程度的苏醒延迟并不少见，有些是单一因素引起，有些是多因素联合引起。对苏醒延迟的病因有了全面的认识之后，针对病因所做预防性措施仍是处理术后苏醒延迟的首选。若发现病人存在苏醒延迟的可能，最初的管理永远是 ABC（airway, breathing, circulation），然后针对上述原因逐个检查处理。

（一）预防

1．全面了解麻醉药物的药理特性（起效时间、作用时间、半衰期、代谢方式）及麻醉药物间的相互作用、协同作用等。根据病情及手术方式合理使用麻醉药物。

2．合理调整麻醉停药时间：根据病人的状况、手术时间、药物作用特点和药物相互作用等选择或终止药物。

3．充分了解患者的病情，对可能引起术后苏醒延迟的情况要心中有数，并采取相应的预防措施。如虚弱瘦小或老年患者通常比正常体重健康人群所需用药量少，对肝肾功能受损患者应减少用药量或使用短效药物，有电解质及酸碱失衡的患者及时纠正并加强监测等。

（二）处理

1．处理原则　①支持疗法，无论何种原因引起的苏醒延迟，首先是保持充分的通气（包括机械性通气），补充血容量的不足，保持电解质的平衡。②实验室检查：包括血清K^+、Na^+、Cl^-水平，血糖、酮体、动脉血气分析以及尿常规（尿糖、酮体）。若有异常，则可行纠正并采用相应治疗。③若是吸入性药物麻醉过深，在停止给药并保持充分通气后，当可逐渐苏醒，不必盲目应用呼吸兴奋药。若疑为麻醉性镇痛药和肌松药联合用药的残留作用，除了进行肌松的监测外，一般可先拮抗麻醉性镇痛药（如纳洛酮）的效应，随后再拮抗肌松药的残留效应。④内分泌或神经科有关专业医师进行会诊与治疗。

2．处理步骤

（1）基本支持疗法（维持呼吸循环稳定）：①气道：保持呼吸道通畅、给氧。未插管者给予口咽通气道或气管插管，必要时气管切开。及时去除口咽和气管内的分泌物及堵塞物。②呼吸；确保足够通气。监测$SpO2$、$ETCO_2$或者动脉血气，纠正低氧血症及CO_2异常。③循环：评价术后血压、心率、ECG、意识状况、外周循环、尿量。维持血流动力学平稳。

（2）查明原因：①复习病史、麻醉单，了解患者既往病史、术前管理用药、手术方式、麻醉管理、麻醉药物使用种类及剂量，估计可能引起苏醒延迟的原因。②测量病人体温，检查肌肉阻滞状态，检查阿片类、苯二氮䓬类或其他药物存留效应（瞳孔缩小和呼吸频率慢是阿片类药物存留的表现之一）。③做必要的实验室检查，如血清K^+、Na^+、Cl^-水平，血糖、酮体、动脉血气分析以及尿常规（尿糖、酮体）等，查明苏醒延迟的原因。

（3）针对不同原因做出相应处理：因通气不足引起的吸入麻醉药排出变缓，可以加大通气量使吸入麻醉药尽快排出。根据麻醉药物的残留种类给予相应的拮抗剂。若病人存在低温则采用保温或加温措施。若脑水肿、颅内高压给予脱水、利尿及地塞米松。如果血糖低于 3mmol/L，可静脉注射给予 50% 葡萄糖 50ml。若电解质及酸碱失衡应及时纠正。

（4）检查肌肉阻滞状态，必要时应用肌松监测仪检测肌松状态。如果病人神志足够清醒，能服从指令，可要求病人抬头离枕 5 秒，查看肌张力恢复情况。如果病人肌松依然没有恢复，处于瘫痪状态，必须使其保持在镇静或麻醉状态，并行控制或辅助通气直到神经肌肉阻滞完全恢复。若肌松作用已部分恢复（四次或成串刺激 T1 为 25%，T4/T1 ≥ 0.25），可选用抗胆碱酯酶药进行拮抗。新斯的明剂量为 40～80μg/kg 一般成人初量 1.0～1.5mg，可每 2 分钟重复，直到出现明显效果，最大剂量为 5mg，2～5 分钟内起效，作用维持 30～60 分钟，可用于各种非去极化肌松药的逆转。一般临床应用新斯地明 1mg 加阿托品 0.5mg 用生理盐水稀释到 10ml，缓慢静脉推注，可以有效地拮抗非去极化肌松药。去极化肌松药迄今尚无有效的拮抗剂。

（5）检查阿片类、苯二氮卓类或其他药物存留效应：瞳孔缩小和呼吸频率慢是阿片类药物存留的表现之一，如有此征象，结合用药史，可试用纳洛酮分次静注 200～400μg，必要时可采用肌注方法或持续静脉输注（800μg/500ml 生理盐水，超过 6 小时维持）的方法。如果怀疑苏醒延迟是由于苯二氮卓类药物（如地西泮、咪达唑仑）引起，可用氟马西尼 0.2mg 静脉注射，以后 0.1mg/min，直到病人清醒，或总量可达 1mg。

（6）符合转送 ICU 条件者送 ICU 继续监测治疗：术前存在中风、偏瘫、颅脑病变以及严重内科系统疾病，估计需要较长时间才能苏醒者；术后血流动力学不稳定，病情危重者（具体参照本章第一节"病人离开 PACU 时的评估与对策"）。

三、催醒药物在术后的应用

1．不要轻易应用催醒药物，尽量查明苏醒延迟的原因，有针对性地应用催醒药物。

2．对因静脉麻醉药或其他原因中枢神经系统严重抑制者，不宜应用大量中枢神经兴奋剂催醒，以免发生惊厥后反使中枢神经抑制加重。

3．特异性拮抗药物

（1）麻醉性镇痛药的拮抗可用纳洛酮或烯丙吗啡。由于烯丙吗啡兼有激动阿片受体的效应，近年来已被纳洛酮取代。成人可用纳洛酮 0.4mg 静脉注射，呼吸恢复后半小时再肌肉注射半量，小儿 5～10μg/kg 静脉注射，不仅可拮抗吗啡等纯粹的阿片受体激动药，而且可拮抗喷他佐辛等阿片受体激动 - 拮抗药，但对丁丙诺啡的拮抗作用较弱。静注后作用持续时间约 45 分钟，单次剂量拮抗虽能使自主呼吸恢复，一旦作用消失，可再度陷入昏睡和呼吸抑制。为了维持药效，可先静脉注射 0.3～0.4mg，15 分钟后再肌内注射 0.6mg。应用纳洛酮拮抗大剂量麻醉性镇痛药后，由于痛觉突然恢复，可产生交感神经系统兴奋现象，表现为血压升高、心率增快、心律失常，甚至肺水肿和心室纤颤。因此须慎加注意。

（2）因苯二氮卓类药物导致的苏醒延迟可用氟马西尼拮抗。氟马西尼的主要药理作用是拮抗苯二氮卓类药的所有中枢抑制效应，从抗焦虑、镇静、遗忘，直到抗惊厥、肌松和催眠。其消除半衰期为 48～70 分钟，短于常用的苯二氮卓类药物，故应根据具体情况和个体差异采用小剂量分次注射的方法进行催醒。临床一般用氟马西尼 0.2mg 静脉注射，以后 0.1mg/min，直到病人清醒，或总量可达 1mg。

4．非特异性拮抗药

（1）盐酸多沙普仑为非特异性中枢兴奋剂，具有明显的呼吸兴奋和催醒作用。主要通过直接兴奋延髓呼吸中枢和兴奋外周化学感受器及加强膈肌活动，使患者潮气量增加，呼吸频率变快。能有效地拮抗全麻后阿片类药物引起的呼吸抑制，对其他全麻药效果也较好。其作用缓和，不影响药物的镇痛作用，效果确切。但少数患者用药后心率增加，可能是兴奋中枢交感神经系统所致。盐酸多沙普仑一般用来 1mg/kg，缓慢静脉推注，若效果不显著可追加起始量的 1/2。

（2）氨茶碱：具有中枢兴奋，松弛支气管平滑肌等作用。其全麻催醒作用可能是通过调节脑内乙酰胆碱和多巴胺系统平衡而实现，副作用有恶心、呕吐、心动过速等。曾经一度广泛应用，目前临床很少应用。

病例分析：男性，38 岁，50kg。因慢性胆囊炎、胆囊结石在全麻下行经腹腔镜胆囊切除术。麻醉诱导：咪达唑仑 3mg，丙泊酚 50mg，阿曲库铵 40mg，芬太尼 0.3 mg。术中以 1.0% 的异氟烷维持麻醉。气腹后机械通气设定：潮气量 450ml，呼吸频率 10/min。手术进行到 30 分钟后病人的血压升高、心率增快，将异氟烷的浓度升至 2%，追加阿曲库铵 15mg，效果不满意，考虑病人可能出现了 CO_2 蓄积。麻醉医师当时怀疑钠石灰失效，更换钠石灰后未曾做进一步处理。手术顺利，历时 50 分钟。手术结束后 30 分钟患者仍不能睁眼，对痛觉刺激无明显反应。体查：T35.0℃，BP140/88mmHg，HR106/min，双侧瞳孔扩大。此患者出现了术后苏醒延迟。对于此病人，术后苏醒延迟可能有以下原因：低温，CO_2 蓄积，病人肺泡通气不足导致吸入麻醉药的排出变慢。

第六节 术后恶心呕吐问题与处理

手术后恶心呕吐（postoperative nausea and vomiting，PONV）是手术

后最为常见的麻醉并发症。恶心是一种想吐或即将呕吐的感觉体验，呕吐则是上消化道内容物从口腔内强力排出的过程，常伴有恶心。随着麻醉和手术方式的进步，以及新型止呕药物的作用，PONV 的发生率有所下降，但仍有 25%～30% 的手术患者发生术后恶心呕吐。尽管这都是机体为减轻消化道遭受损害的正常生理反射，但由于其伴随的感觉使人难以忍受，并且还会产生严重的并发症，甚至死亡。因此，如何减少 PONV 的问题始终为各国麻醉医师所关注。

一、PONV 的影响

1. 患者主观不适，疲劳，对手术产生恐惧情绪。
2. 伤口裂开，出血。
3. 电解质紊乱和脱水。
4. 食道损伤。
5. 影响口服药的治疗。
6. 影响进食，营养缺乏，恢复延迟。
7. 误吸，呼吸道阻塞，吸入性肺炎，甚至死亡。

二、PONV 发生机制

PONV 的发生源于来自化学感受器催吐区（chemoreceptor trigger zone）、前庭系统、大脑皮质和内脏传入神经元处的神经冲动借助多种神经递质的作用将信息传递至位于延髓的呕吐中枢，再进一步刺激呼吸中枢、血管舒缩中枢、涎核、延髓兴奋和抑制中枢来完成呕吐的一系列内脏和躯体反应。与恶心呕吐有关的神经递质包括乙酰胆碱、组胺、多巴胺、去甲肾上腺素、肾上腺素和 5- 羟色胺，其中 5- 羟色胺的作用最显著。

三、常见原因

1. 患者因素　高发于儿童和青少年，随着年龄的增加而降低。成年女性多于男性。术前焦虑可增加恶心呕吐的发生率。患者术前疾病如：腹腔病理性因素（幽门梗阻、高位肠梗阻）、颅内压增高、咽下血液、饱胃、术后胃管的刺激等都会使得 PONV 的概率增加。吸烟可能也容易导致 PONV。患者有晕车晕船史可增加 PONV 的发生率。

2 麻醉因素

（1）麻醉药物与 PONV：一些术前用药如阿托品、吗啡、哌替啶能延迟胃排空，从而增加 PONV 的发生率。麻醉药作用于机体，产生了大量的 5- 羟色胺，并通过血液循环到达延髓刺激呕吐中枢，而且麻醉药也可以直接刺激胃肠道的 5-HT3 受体产生迷走冲动，同样也作用于呕吐中枢，导致 PONV 的发生。围术期阿片类药物的应用可使 PONV 的发生增加 2～4 倍。常用静脉麻醉药对 PONV 的发生的影响存在较大的差异。依托咪酯比硫喷妥钠容易引起 PONV。

氯胺酮也被认为可引起PONV。而丙泊酚能降低PONV的发生率。资料汇总表明，丙泊酚用于麻醉维持时，对减少恶心和呕吐有积极作用，但这种作用时间有限（术后6小时），其抗呕吐的作用机制还有待于进一步了解。早期的吸入麻醉药如乙醚和环丙烷可能因血中儿茶酚胺高而易致PONV，现在被广泛使用的异氟烷、安氟烷、氟烷、地氟烷和七氟烷，其PONV的发生率相似，均较低。尽管使用非去极化肌松药并不会影响PONV的发生，但用新斯的明逆转神经肌肉阻滞作用后可能会导致PONV的发生。最近的研究表明逆转阿曲库铵和米库氯铵都能引起PONV。

（2）麻醉方式与PONV：椎管内阻滞后PONV的发生率为13%～42%，大多与低血压有关。低血压引起呕吐中枢缺氧而导致PONV的发生，还可以兴奋交感神经，释放的儿茶酚胺作用于中枢而诱发呕吐。区域麻醉，局部浸润麻醉可减少术后阿片类药物的需要，从而降低PONV的发生率。

3．手术因素　不同的手术部位，其PONV的发生率有很大的不同。腹腔内手术的PONV发生率为50%～60%，特别是胃迷走神经切断后，与其他头颈部手术相比，耳部手术PONV发生率较高，为40%～50%，可能与刺激面部神经的分支耳大支（外耳手术）和迷路通路（中耳手术）有关。另外，国外的医疗保险调查发现，椎板切除术（67%）、二尖瓣置换术（67%）、肾脏手术（63%）中PONV发生率较高。

儿童中，斜视矫正术PONV发生率为40%～80%。可能与牵拉眼内肌引起眼心反射和视觉变形有关。腺样体扁桃体切除术也有较高的PONV的发生率（36%～76%）。这与血液刺激胃化学感受器、手术刺激三叉神经、给予阿片类药物等因素有关。

4．其他因素　其他因素包括缺氧、低血压、早期进食，都与PONV相关。但很少有研究认为单个因素有显著性意义。

四、预防与处理

预防与处理原则：针对性地预防，原发病治疗，止呕药的应用，并发症的处理。

1．理论上，应该对有PONV倾向的病人进行预测并100%预防。研究表明，对PONV高危人群，预防性用药在提高病人满意度及有效减少并发症有重要临床意义，但常规预防性应用止吐药证据不足，预防性使用止吐药的最佳剂量尚有争议，如恶心、呕吐的早期和晚期独立发生率在4mg和8mg欧丹西酮病人间无明显差别。对于PONV高危病人如幽门梗阻，饱胃患者和术后呕吐可导致严重不良后果如吻合口裂开、窒息的患者，采取预防性的措施非常有必要。

2．积极治疗原发病：缓解过度焦虑，纠正低血压、低氧血症，降低颅内高压,胃肠减压等。

3. 止呕药物的应用:

(1) 吩噻嗪类药物:通过阻断中枢多巴胺受体,抑制催吐中枢而起到抗呕吐作用。它还有广泛的抗组胺、抗毒蕈碱、外周性的抗5-羟色胺作用。代表药物有异丙嗪和勤奋乃静。异丙嗪被认为治疗麻醉后顽固性呕吐有效,其抗呕吐作用能持续至少4小时。主要的副作用为椎体外系反应、过度镇静,在低血容量和老年病人中还易发生低血压和心律失常。

(2) 丁酰苯类药物:也是通过阻断中枢多巴胺受体发挥作用。研究表明,氟哌利多作为预防性抗呕吐药有较好的效果,还具有安定、镇静作用。它的消除半衰期为2小时,最佳的给药时机为手术快结束时。但氟哌利多的副作用发生率较高,如手术后昏昏沉沉、椎体外系反应、焦虑好动等。

(3) 多巴胺受体阻滞药:甲氧氯普胺同时有中枢性和外周性的抗呕吐作用。中枢作用在于阻滞催吐区(thechemoreceptortriggerzone,CRTZ)的多巴胺受体,外周作用在于增加低位食管括约肌张力并增强胃肠道的自律性,防止胃排空延迟。它的主要副作用是椎体外系反应,常表现为张力异常。

(4) 抗组胺药物:阻断中枢H1组胺受体,抑制呕吐中枢或催吐化学感受器,对前庭功能也有抑制作用。如苯海拉明,常用于防治运动性眩晕和控制中耳手术后的呕吐,优点在于其椎体外系反应的发生率较低。

(5) 抗胆碱能药物:东莨胆碱和阿托品是最古老的抗呕吐药。作用机制与中枢M型胆碱受体阻滞和抑制胃肠蠕动有关。副作用有镇静、口干、视物障碍。

(6) 5-羟色胺3受体阻滞药:1987年高选择性5-羟色胺3受体拮抗剂的问世揭开了止吐治疗崭新的一页,一批5-羟色胺3拮抗剂的衍生物相继应用于临床,如嗯丹西酮(商品名:欧贝等)、格雷司琼(商品名:枢丹等)、托烷司琼(商品名:托烷司琼等)、阿扎司琼(商品名:欧立康定等)等。恩丹西酮为第一代高选择性5-羟色胺3受体拮抗剂,格雷司琼为新型的拮抗剂,长效且作用更强。主要是通过拮抗中枢化学感受器区及外周迷走神经末梢的5-羟色胺3受体,从而抑制恶心、呕吐的发生。有过敏反应、头痛、转氨酶升高、结肠排空延迟、便秘等副作用。但因选择性高,无锥体外系反应、过度镇静不良反应。禁用于胃肠道梗阻者。须在静脉推注30分钟后方能发挥止吐作用。

(7) 麻黄素是一种间接作用的拟交感类药物,常被用于继发于脊麻后的低血压而产生的恶心呕吐的治疗。对于术后活动发生的体位性改变引起的恶心也有治疗效果。

4. 有报道针刺、电针、经皮电神经刺激对预防PONV有一定效果,但在术后6小时内作用不明显。且预防恶心比呕吐的效果更好。

5．综合处理策略在预防 PONV 方面更好。不同作用机理止吐药的联用可能比单一药物更有效。地塞米松加 5-羟色胺阻滞剂成功率更高。新近研究表明，丙泊酚全体静脉麻醉复合枢丹和氟哌利多的综合处理预防 PONV 方案效果优于吸入麻醉时使用这些止吐剂。

6．并发症的处理：防止伤口裂开、出血，及早发现和治疗水、电解质紊乱和酸碱失衡。对于有误吸、呼吸道阻塞、吸入性肺炎的患者更应该紧急处理，严密监测。

第七节 术后反流、误吸问题与处理

反流（regurgitation）指由于贲门松弛或胃内压力过高等因素，胃内容物逆流到咽喉腔的现象。误吸指由于病人咽喉反射迟钝或消失，胃内容物进入气道，造成气道阻塞或吸入性肺炎（Mendelson 综合征）。麻醉下发生呕吐或反流有可能导致胃内容物的误吸，以致造成急性呼吸道梗阻和肺部其他严重的并发症。麻醉苏醒期反流较呕吐更常见，因为是一种"无声"的动作，不易被发现，更易发生误吸。据有关资料报道，麻醉反流的发生率为 4%～26.3%，其中有 62%～76% 出现误吸，误吸大量胃内容物的死亡率达 70%。误吸仍然是目前全麻病人死亡的重要原因之一。

一、高发因素

1．术后患者反流、呕吐，特别是全麻拔管时患者声门反射未及时恢复，极易发生误吸。

2．手术导致解剖关系的改变，如食管癌根治术，正常食管的抗反流机制遭到根本的破坏。

3．术后抗胆碱药的应用及麻醉药物的残留使得胃肠、食管处于松弛状态易导致呕吐、反流、误吸。

4．术后高度腹胀、膈肌上移、胃内容物蓄积排泄障碍者行胃肠减压者容易发生呕吐、反流。

5．术后患者用力咳嗽使得胸腔、腹腔压力增高会增加反流的风险。

6．术后气管导管套囊的上部蓄积着大量的分泌物易导致误吸。术后吸痰对咽部反复刺激易导致呕吐、反流。

7．口内手术大量渗血进入胃内或口内血块直接对咽部的刺激，皆有可能导致反流、呕吐。

8．老人、昏迷及危重病人因反射功能低下易发生误吸。

9．婴幼儿食道短、胃与食管交界处很松弛、胃容量相对较小、易哭闹、咳嗽反射不很发达、早产儿呼吸和吞咽不协调皆易导致呕吐、反流、误吸。

二、临床表现

1. 呕吐，反流，气道内吸引出胃内容物。
2. 呼吸急促、呼吸困难。
3. 缺氧、发绀，用一般原因不能解释的低氧及高碳酸血症。
4. 喉痉挛，支气管痉挛。
5. 通气不足，气道梗阻。
6. 肺水肿，急性呼吸窘迫综合征（ARDS）。
7. 血压下降，甚至心搏骤停。
8. 吸入性肺炎。表现为呼吸困难，呼吸急促，肺内弥散性哮鸣音和湿啰音。

三、预防

1. 对于呕吐、反流、误吸高危病人，应提高警惕，做好应急准备，预防性应用止吐药物及用药提高胃液 pH。
2. 对口腔手术、困难插管患者，尽量等病人清醒，保护性反射恢复才拔出气管导管。
3. 积极治疗导致呕吐的原发病，如积极处理术后低血压、低氧血症、水电解质紊乱等。

四、紧急处理

1. 立即采取头低位偏向一侧。
2. 立即听诊，判断受累肺叶。
3. 保持呼吸道通畅，清理吸引口腔、咽喉及气管内分泌物，最好明视下进行。
4. 面罩纯氧吸入。
5. 支气管吸引或冲洗。经气管导管插入细导管，注入无菌生理盐水 10～20ml 后，立即吸出和给氧，反复多次直至吸出的盐水为无色透明为止。
6. 对于缺氧严重已经出现意识障碍或面罩给氧不合作者，应立即气管插管，持续正压通气或 PEEP。
7. 激素的应用。减轻炎症，改善毛细血管通透性和缓解支气管痉挛。
8. 必要时使用支气管扩张药舒必妥 0.5%1ml（5mg）面罩雾化吸入，每 4 小时一次。
9. 喉痉挛和支气管痉挛的处理。
10. 其他支持疗法。如保持水和电解质的平衡，纠正酸中毒，进行血流动力学、呼末 CO_2、SpO_2 和动脉血气分析，心电图的监测，必要时给予变力性药物和利尿药。
11. 抗生素的应用，以防继发感染。

五、后续处理

1. 拔管后病人稳定 2 小时,可考虑回普通病房。
2. 需要继续严密监护者回麻醉恢复室或 ICU。
3. 若病人不稳定或 $SpO_2 < 90\%$,应保留气管导管行机械通气。
4. 如病人有持续性的低氧血症应考虑使用 PEEP、支气管扩张剂和正性肌力药物。
5. 纤维支气管镜下取出固体呕吐物。
6. 胸部 X 线检查,血气分析。
7. 向病人家属作必要解释。
8. 每天访视和评估病人。

病例分析:男,16 岁,50kg,2 小时前喝酒后与人争斗被刀刺伤上腹部,饱胃,需急诊行剖腹探查术。手术顺利,术后出现躁动,估计不能耐受气管插管,逐拔出气管导管。口内吸痰时出现呕吐、反流,继而发现患者吸、呼气都有喉鸣音且声调高、粗糙,SpO_2 急剧下降。立即面罩加压给氧,气道阻力较高。立即静推地塞米松 10mg 及氨茶碱 50mg,病情仍不能缓解。立即静脉推注阿曲库铵后行气管插管,机械通气。分析:术后吸痰对咽部反复刺激易导致呕吐、反流,加上此患者术前未禁食,更易出现术后呕吐、反流。呕吐、误吸高发于儿童和青少年,随着年龄的增加而降低。术后浅麻醉下吸痰或呕吐物的误吸都可诱发喉痉挛。术后呕吐、反流应以预防为主。一旦出现误吸应快速诊断,积极处理,否则容易发生生命危险。

第八节 全麻苏醒期躁动问题与处理

全麻苏醒期术后躁动(emergence agitation;emergence delirium,EA)为麻醉苏醒期的一种不恰当行为,患者不按指令行动,发生程度不同的不自主运动,它是患者情绪反应和反射性对抗的表现,表现为兴奋,躁动和定向障碍并存,出现不适当行为,如肢体的无意识动作、语无伦次、无理性言语、哭喊或呻吟、妄想思维等。近年来国外资料显示,全麻后患者躁动的发生率约为 5%,儿童发生率大约 12%~13%,老年人的发生率较高,相当一部分病人需要药物的干预。

一、躁动分级

目前对躁动程度的分级标准尚不一致,这里介绍一种镇静躁动分级法(见表 5-2)。

表 5-2　镇静躁动分级法

评级	病人表现
1. 不能唤醒	对刺激没有或稍微有点反应,不能交流或服从指令。
2. 非常安静	可以本能地移动,身体刺激可唤醒,但不能交流和服从指令
3. 安静	难于唤醒,呼唤或摇动可以叫醒,但停止后又入睡,可以服从简单的指令
4. 平静且合作	平静,很容易醒,可以服从指令。
5. 躁动	适度的躁动,尝试着坐起来,听从口头指令。
6. 非常躁动	虽然经常提醒限制的条件,但是不能平静,需要身体制动,经常咬气管导管
7. 危险躁动	病人试图拔出气管导管或导尿管,翻过床栏,击打工作人员,在床上翻来翻去。

二、EA 的危害

1．术后躁动使麻醉医生或恢复室医护人员及其他病人不安。

2．躁动病人往往出现较高的交感神经系统活动,如心动过速、高血压等,从而可增加循环系统并发症和内出血的概率。

3．躁动病人的体动挣扎将危及缝合线、整形固定、血管移植、引流管、气管导管及各种血管内导管,造成伤口裂开、出血、窒息等意外或手术失败。

4．意外伤害：包括病人的自伤及他人的伤害,如挫伤、骨折、角膜擦伤及扭伤等。

5．耗费麻醉医生或恢复室医护人员的精力和体力。

6．术后躁动发作严重时,可引起意外伤害等不良后果,若处理不当,可危及患者的安全。

三、全麻苏醒期躁动的因素及其可能的机制

全麻后躁动常常是多种因素协同作用的结果,还没有一种单一的病因能够完全解释为何全麻后会出现躁动。同时,大量的研究亦表明,不同的病人、麻醉药物以及手术因素都会增加术后躁动的发生率。全麻苏醒期病人发生躁动的机制仍不完全清楚。可能是全麻药作用于中枢神经系统,且对中枢神经的抑制程度不一,因此,恢复的时间也不同。麻醉药物中枢性抑制作用消失后,患者意识虽已恢复,但部分麻醉药物的残余作用致使大脑皮质与上行网状激活系统（觉醒激活系统）高级中枢的功能仍未全部复原,从而影响患者对感觉的反应和处理。任何不良刺激（疼痛、难受或不适感等）均可引起躁动。

1．麻醉用药　麻醉前用药,如东莨菪碱可致术后定向障碍及躁动不安,而阿托品也可致术后狂妄。有研究表明抗胆碱类药物的应用与麻醉后的兴奋呈正相关。吸入麻醉药物,目前大多都认为这是引起躁动的一个比较重要的原因,但吸入麻醉药如何导致术后躁动仍未明了。氯胺酮全麻后幻觉发生率较高,可能与氯胺酮对大脑边缘系统的兴奋作用有关。咪达唑仑可增加术后躁动的发生率,其作用的机制可能是咪达唑仑延长了术后的苏醒时间。依托咪酯引起术后

躁动可能与其易致肌颤的有关。

2. 术后不良刺激　术后各种不良刺激是诱发病人全麻苏醒期躁动的最常见的原因，如疼痛、气管导管的刺激、尿管刺激、心理应激、制动不当。而前三种刺激引起的多数是轻、中度的躁动，心理应激多数是中度的躁动。

3. 术后并发症　术后神经系统并发症如脑水肿、颅内压增高，循环系统并发症如低血压、心律失常，以及胃胀气、尿潴留等均可以引起病人全麻苏醒期出现躁动。气道梗阻、低氧血症、低血容量、酸中毒、高碳酸血症、低钠血症、低血糖、脓毒血症等，这些均可引起躁动或谵妄。

4. 术后催醒药物的应用　术后苏醒延迟的病人运用催醒药常会增加全麻苏醒期躁动的发生率。多沙普伦是非特异性的呼吸兴奋药和全麻催醒药，可直接兴奋延髓呼吸中枢，使呼吸频率及潮气量加快加大，同时有兴奋交感神经的作用。在苏醒期应用纳洛酮进行催醒也会增加躁动的发生率，其机制可能是纳洛酮拮抗阿片类药的镇痛作用，从而诱发术后疼痛，引起病人的苏醒期出现躁动。氟马西尼也有引起术后躁动的报道。

5. 术后止痛的不完善　在麻醉苏醒期有相当多的病人诉伤口疼痛难忍，术后无镇痛的术后躁动发生率（74.77%）明显高于术后有镇痛发生率（8.27%）。这是目前比较明确的一种引起躁动的原因。但是在一些排除了疼痛的试验中，躁动依然存在，疼痛并不能解释所有的躁动。

6. 肌松药的残留作用　肌松药残留可导致严重的焦虑和躁动，有条件时可行肌松监测，或者常规拮抗肌松。

7. 与麻醉相关的其他因素　吸入性麻醉药物短期内浓度急剧下降，拔管的时机掌握不合适，病人知晓，虽然患者感觉已经恢复，但是意识尚未恢复，对外界刺激呈高敏状态。

8. 手术原因　苏醒期躁动可能与手术部位有关，在耳鼻喉科手术、呼吸道、乳腺以及生殖系统等与情感关系较密切的部位进行手术操作，在儿童既往有耳、扁桃体、鼻、颈、喉等部位的手术病史时，苏醒期躁动及情绪不稳定发生较高。

体外循环等手术操作所致的微量空气造成脑血管栓塞，可以引起术后精神运动以及神经功能障碍，此类手术时间越长术后发生谵妄的概率越高。

9. 病人本身的因素

（1）性别和年龄：儿童和年轻人发生全麻苏醒期躁动的比率要高于其年龄段的病人。有人分析术后躁动的患者发现男性发生率为 27.81%，明显多于女性的 14.39%。

（2）术前的焦虑的状态，术前过度紧张，对手术及麻醉风险过度担忧，均可增加 EA 的发生。

(3) 与生俱来的对麻醉药物的兴奋，包括吸入麻醉药物，术中一些催眠镇静药物以及阿片类药物的使用，这可能与病人的遗传有关，需要进一步探讨。

(4) 既往有酒精成瘾，阿片类药物成瘾，麻醉苏醒期会出现类似戒断综合征的表现。

四、全麻苏醒期躁动的预防与处理

全麻苏醒期躁动处理目前仍然是临床上的难题。对于躁动的病人目前主要根据发生躁动的原因，对症处理，在没有找到躁动原因的时候首先注意的是加强护理，防止意外事件的发生。

1. 全麻苏醒期躁动的预防　尽管引起全麻苏醒期躁动的原因很多也很复杂，但仍可根据以上相关高危因素来预防处理。对于易感人群谨慎用药，尽量避免发生，并有充足的心理准备，以便能得到及时恰当的处理。以下是几点建议：

(1) 术前与患者进行良好交流，尽量消除其对麻醉和手术的疑虑以及焦虑、恐惧。有研究表明若术前教会患者配合拔管的方法，苏醒期躁动发生率会明显降低。

(2) 对于 EA 高危人群，诱导所用静脉药物应该尽量避免使用依托咪酯，硫喷妥钠等，在使用吸入全麻药物的同时应考虑如何能够减少其所导致的 EA。

(3) 对于 EA 高危人群，手术结束前 5 分钟给予右美托咪啶 $0.15\mu g/kg$ 或曲马朵 $1\sim 2mg/kg$ 能有效地减少术后躁动的发生。

(4) 术中充分的镇痛以及防止术中知晓的发生可以有效地减少 EA 的发生率。对于有酒精成瘾、阿片类药物成瘾的患者要防止类似戒断综合征的出现。

(5) 良好的术后镇痛。尽量将手术创伤所致的痛苦减少到最低，合理恰当地使用术后止痛药，在良好止痛的同时防止苏醒延迟以及毒副作用的发生。

(6) 硬膜外复合全麻有血流动力学稳定，全麻用药减少、苏醒时间缩短，易于开展术后镇痛等优点，可以降低全麻术后躁动的发生率。

(7) 尽量减少术后的不良刺激。如术后符合拔管标准时尽早拔出气管导管，有躁动倾向时暂时停止导尿、口内操作等。

2. 全麻苏醒期躁动的处理

(1) 支持疗法：保持呼吸道通畅，维持循环、呼吸、水电解质及各个系统的稳定。

(2) 排除心脑血管意外、癫痫等脑部器质性病变，排除肌松药的残留作用及术后镇痛不完善，然后再根据躁动的情况来处理。

(3) 如何选用合适的药物是当今国内外麻醉界所关注的问题。药物治疗躁动基本目标是在无痛的基础上，驱除焦虑，并产生镇静和遗忘而无呼吸抑制。

①镇静药物的使用：较常使用的药物有一些几种：咪达唑仑 $2\sim 5mg$ 静推，

对氯胺酮麻醉后躁动、谵妄有独到之处，故儿童用的较多。氟哌利多是神经抑制药，此药争议较大，因为有部分病人使用后可以出现椎体外系症状。丙泊酚，起效快，苏醒快，几乎无蓄积作用，单次20mg或40mg静推，如效果不理想可以靶控输注。

②阿片类药物的使用：靶控吗啡、芬太尼、哌替啶等，这类药物在临床中使用比较普遍，使用时要根据病人情况谨慎用药，以防发生中枢性呼吸抑制。

③α2-肾上腺素受体激动剂的应用：α2-肾上腺素激动剂因具有抗交感和镇痛的特性，而对呼吸的抑制作用很小，而且同时使用α2-肾上腺素激动剂和阿片类药物时，由于作用于不同的受体，因此两类药物合用具有协同作用，而不增加彼此的副作用。右旋美托咪啶为新型高选择性α2-肾上腺素受体激动剂，半衰期短，起效快，临床上更适用于术后躁动患者。与可乐定比，其α2-受体的选择性（α2/α1为1620∶1）远高于可乐定（α2/α1为220∶1），半衰期约为2小时（可乐定为6～10小时），效价比可乐定高3倍。Siobal等人的前瞻性随机研究提示：右旋美托咪啶能够维持ICU病人的充分镇静而没有血流动力学的不平稳和呼吸抑制，右旋美托咪啶有利于躁动病人的脱机。

④曲马朵的应用：曲马朵是一种中枢性镇痛药，其作用机制是对L阿片受体有弱的刺激作用和间接调节中枢单胺能抑制疼痛通路，而且与传统的阿片类镇痛药相比，曲马朵在治疗剂量内不会引起有临床意义的呼吸抑制。

⑤氯诺西康：是一种非甾体类的抗炎和止痛药，可以减轻病人术后疼痛和抑制拔除气管导管对病人的应激。

引起全麻苏醒期躁动的原因很多也很复杂，针对病因所做的预防性处理尽管取得了较好的效果，然而躁动一旦发生，仍然是令麻醉医生头痛的问题。一般使用的方法是拔管撤机，或是继续镇静。然而躁动病人的兴奋、谵妄、定向障碍、无意识动作、疼痛以及呼吸困难等状态，使得医生很难判断是自主呼吸试验失败，还是病人急于脱离呼吸机。这是一个复杂的问题，通常的治疗药物（苯二氮卓类、丙泊酚、阿片类）都会导致呼吸抑制，从而进一步影响对患者呼吸状态评估的正确性，而且还有可能导致病人过度镇静，从而延长病人在PACU的停留时间，增加医护人员的负担和病人的费用。所以，对于术后躁动病人的处理，特别是药物治疗要特别慎重。只有从EA的病因学开始研究，从EA的发生机制，到高危因素，到临床评级，再到治疗，这样才能真正地解决这个困惑我们的临床问题，进一步提高麻醉质量。

第九节 术后寒战问题与处理

术后寒战是指麻醉后苏醒期患者出现的不随意的肌肉收缩。寒战的确切发生机制尚不清楚。目前认为术后寒战是一种体温调节现象，是麻醉后中心体温降低的一种生理反应。可能与麻醉后热量的重新分布使深部温度下降有关。

一、危害

1．寒战造成患者不适，加重紧张焦虑情绪。

2．干扰心电监护。

3．寒战可使病人机体耗氧量大为增加，CO_2 生成增多。CO_2 生成增多及无氧代谢增加导致酸中毒。

4．寒战可使病人血压升高，心率加快，心排血量增加，心、肺负担加重。所以对老年、体弱或合并心、肺等重要器官功能不全的病人来说，危害更大。

5．可增高颅内压及眼内压。

6．可降低伤口的抗感染能力，延长患者住院时间。

二、原因

1．麻醉原因：

（1）椎管内麻醉：椎管内麻醉后外周血管扩张散热增加；阻滞范围内的血流量增多，机体其他部位的血流量相应地减少；部分交感神经被阻滞，阻滞区的血管不能发生代偿性的收缩，非阻滞区对寒冷的反应增强。

（2）全麻：可能是麻醉中抑制体温调节系统，使寒战的阈值降低，麻醉作用消失过程中，寒战的阈值恢复正常，这样就使机体的低温状态与现在接近正常的体温阈值之间出现差值，故导致寒战的发生。

2．手术的刺激、创面释放的致热物质，可导致体温调定点的上移，导致寒战的发生及体温的升高。

3．环境温度过低。

4．体腔开放、手术中创面暴露时间过长，水分蒸发带走热量。

5．输入大量低温液体、库血及输液、输血反应。成人每输注 1 升环境温度下液体或 1 单位（200ml）冷藏血可降温 0.25℃。

6．患者焦虑、精神紧张。

7．感染导致体温调定点上移。

8．产妇行剖宫产，胎儿取出和羊水的流失造成一定热量的丢失，部分羊水进入母血循环可引起过敏反应。

三、处理

1．预防为主

(1) 术中加强覆盖，避免不必要的暴露，术后用温暖毛毯遮盖皮肤。

(2) 保持温暖环境。

(3) 及时给氧（注意要湿化）。

(4) 加强体温监测，对低温者，采用能测量35℃以下的体温计，测直肠体温。

(5) 对静脉输注的液体或血液加温。研究表明，将液体加温至37℃，就可预防低体温的发生。

2．吸氧，提高环境温度，输热液体。

3．帮助患者消除恐惧心理，从被动变主动，积极配合医务人员。

4．药物的应用：尚未发现决定寒战反应的特定解剖学结构或生理、药理作用部位。可能是神经、内分泌及运动等系统共同调节寒战的发生、发展过程。研究证明，单胺类物质、类胆碱，阳离子，内源性肽类物质和NMDA受体拮抗剂等可作用于体温调节系统，影响体温调定点水平的高低，这些物质均已应用于临床寒战的治疗，并取得不同程度的疗效。各种抗寒战药物通过不同的作用机制达到不同程度拮抗寒战的目的，临床上可根据患者的麻醉及手术类型及寒战程度选择不同的抗寒战药物。

(1) 杜冷丁：目前证明强力有效的抗寒战药物，不仅可激动μ-受体还可激动k-受体，并对多种非阿片类受体产生不同程度的效应。镇痛剂量的哌替啶还可有效抑制5-HT的再摄取，抑制中枢及神经末梢去甲肾上腺素的再摄取，且这种效应不被纳洛酮所阻断。另外，它还激动α2-肾上腺素能受体，对鼠脊髓的NMDA受体产生非竞争性拮抗效应，对M受体产生竞争性拮抗效应。

(2) 曲马朵：临床证明有效的抗寒战药物，且对呼吸的抑制作用极少。曲马朵抑制5-HT、去甲肾上腺素及肾上腺素的摄取，促进5-HT的释放，并能有效作用于中枢的α2-肾上腺素能受体。

(3) α2-肾上腺素能受体激动剂：可能与其使神经冲动传导减慢，并导致体温中枢对体温的敏感性降低有关。代表药物有可乐定、右美托咪啶，其中右美托咪啶是新型高选择性的α2-肾上腺素能受体激动剂，临床应用前景广阔。

(4) 5-HT3型受体拮抗剂：如恩丹西酮、格拉司琼等，研究显示可有效抑制术后寒战的发生，且无心血管副作用。

(5) 阿托品：研究证明可轻度提高血管收缩及寒战的阈值，具有轻度抗寒战效应。

(6) 硫酸镁：是NMDA受体拮抗剂，近来发现其也可拮抗寒战的发生。

(7) 苯海拉明：兼有M及NMDA受体拮抗效应，可用于围术期镇静并可有效防止寒战的发生。

(8) 哌甲酯：是另一种有效的抗寒战药物。它作用于多巴胺、去甲肾上腺素和 5-HT 神经纤维突触前部位，阻止这些神经递质的再摄取。

（9）地塞米松：可降低寒战的发生率。

第十节 术后疼痛问题与处理

术后疼痛是人体对组织损伤和修复过程的一种复杂的生理、心理、行为反应。可以分为生理性和病理性疼痛。生理性疼痛是正常的感觉反应，损伤局部的伤害性刺激强度高于痛阈引起，其机能是引起机体的防御反应。病理性疼痛由神经损伤、炎症反应引起，表现为自发性疼痛、痛阈下降（即非伤害性刺激亦可引起疼痛）、痛反应增强。也可分为躯体疼痛和内脏痛。躯体疼痛有明显的局限性，表现为锐痛。而内脏痛的定位不明确，呈弥散性。术后疼痛及其应激反应，将对机体多个方面带来不良反应，直接影响术后康复。

一、术后疼痛的原因

（1）麻醉药物作用消失。

（2）外科伤口对神经末梢机械性损伤的伤害性感受。

（3）术后切口肌缩紧张。

（4）手术局部组织损伤和炎症激活伤害性感受器，形成中枢敏化和外周敏化。

（5）术后内脏的反应，如术后子宫收缩、肠壁牵张感受器受刺激、空腔脏器的痉挛或梗阻、心绞痛等。

（6）术后咳嗽，体位改变。

二、术后疼痛的影响因素

（一）患者因素

1．年龄　新生儿、婴幼儿神经系统发育不成熟，对伤害性刺激和疼痛的反应差。老年病人对疼痛的敏感性下降。

2．性别　实验表明女性对疼痛的感觉比男性敏锐。

3．心理素质　心理承受度和心理应激阈值偏低的人，对伤害性刺激的反应一般较强。人格脆弱的人疼痛时易产生焦虑，性格急躁的人一般伴有烦躁不安。

4．对术后疼痛的认识　对术后疼痛的认识不同，会表现出不同的情绪和行为反应。

5．周围环境　陌生的环境、病友对疼痛的暗示都会加重术后疼痛。

（二）手术因素

胸腔、上腹部腹腔内手术切口疼痛较明显，头、颈、四肢和体表手术后疼痛较轻。

三、术后疼痛时机体的生理反应及术后镇痛的意义

1．术后疼痛对循环系统的影响　术后疼痛对心血管的影响源于其引起机体释放的内源性物质包括儿茶酚胺、醛固酮、皮质醇、抗利尿激素以及肾素-血管紧张素系统的激活。可引起血压升高、心率增快、心肌缺血、心肌耗氧量增加以及体内水钠潴留。术后有效的镇痛能抑制交感神经的兴奋，降低血中儿茶酚胺的浓度，阻断儿茶酚胺对心血管的作用。术后硬膜外镇痛能明显减轻应激反应，从而有效降低了心血管并发症发病率。其中以局麻药胸段硬膜外镇痛最为有效，它能直接阻滞心交感神经，使心率减慢和MAP降低，从而使心肌氧耗减少，尤其对缺血性心脏病和急性心肌梗死病人有心肌保护作用。术后应用阿片类药物镇痛能减慢心率，降低血管壁张力，减少儿茶酚胺的分泌，且不抑制心室功能。对于心脏手术病人，研究表明，24小时连续静脉输注阿片类药物能降低冠脉搭桥病人心肌缺血的发生率或减轻其严重程度，但镇痛的同时需要呼吸支持。

2．术后疼痛对呼吸系统的影响　由于伤口疼痛，病人惧怕深呼吸和咳嗽，不能及时将气管分泌物咳出，从而易引起肺炎和肺不张。尤其在胸腔和上腹部手术，疼痛引起骨骼肌张力增加可以造成病人的总肺顺应性降低，肺通气功能下降，结果导致病人发生缺氧和二氧化碳蓄积。有效的术后镇痛能改善术后呼吸功能，促进呼吸功能的恢复，预防术后并发症的发生。

3．术后疼痛对消化系统的影响　研究表明，疼痛引起的交感神经活动亢进可以反射性地抑制胃肠道功能，并使得平滑肌张力降低而括约肌张力增高，临床上病人常表现为术后胃肠绞痛、腹胀、恶心、呕吐等不良反应，从而延迟经肠道营养的恢复。术后有效的疼痛治疗可以促进病人早日下床活动，及早恢复胃肠蠕动，利于术后早期肠道营养的建立。术后硬膜外应用麻醉药镇痛可以阻滞交感神经，使副交感神经占优势，从而刺激胃肠收缩，增加胃肠动力，减少术后肠麻痹的发生。交感神经阻滞还可以使胃肠血流量增加，促进胃肠吻合口愈合。但术后应用阿片类药物不能阻滞体神经和交感神经传递，还能直接抑制胃肠动力，延长胃排空时间，影响结肠的运输。

4．术后疼痛对凝血的影响　术后疼痛引起的应激反应可引起血小板黏附功能增强，纤溶功能降低，使得病人处于高凝状态，加之疼痛引起交感神经系统兴奋，儿茶酚胺水平增高，小血管收缩，此时若病人制动，则极易形成血栓栓塞。对于接受血管手术的病人，硬膜外局麻药镇痛，使小血管扩张，血流加快，从而减少血栓并发症。

5．术后疼痛对神经内分泌系统的影响　术后疼痛应激能激活机体的神经内分泌系统，引起体内多种激素和细胞因子的过度释放，并产生相应的病理生理改变，如高血糖、水钠潴留等。术后有效的镇痛能减轻手术后疼痛引起的应激反应，抑制儿茶酚胺、皮质醇的分泌，减轻胰岛素拮抗，改善糖耐量，维持机体内环境稳定。

6．术后疼痛对免疫系统的影响　疼痛和创伤应激能引起淋巴细胞减少及网状内皮系统抑制，加上麻醉恢复期病人体内嗜中性粒细胞趋向性减弱，单核细胞的活性受到抑制均可导致术后患者的抵抗力减弱，术后感染的发生率增多。对于肿瘤病人，术后疼痛等应激反应的结果可使体内杀伤性细胞的功能减弱、数量减少，可以导致残余肿瘤细胞的术后扩散及肿瘤术后复发等，所以，术后有效镇痛可减轻应激反应并适当保护细胞和体液免疫功能。

四、术后疼痛的监测和评估

疼痛的特征主要来自患者的主观体验，对其进行定量分析是临床工作所必需的。

1．视觉模拟评分法（visual analogue scale，VAS）VAS 通常采用 10cm 长的直线，两端分别标有"无疼痛"（0）"想象中最严重的疼痛"（10），病人根据自己所感受的疼痛程度，在直线上某一点作一记号，以表示疼痛的强度及心理上的冲击。从起点到记号处的距离长度也就是疼痛的量（见图 26-3）。此法是目前临床最常用的方法。

2．口述描绘评分法（verbal rating scales，VRS）采用形容词来描述疼痛的强度，一般分为无痛、中度痛、重度痛和极度痛。病人根据这几种疼痛程度来描述疼痛。

3．面部表情评分法　把小儿的术后表情分成无痛、少量疼痛、轻度疼痛、中度疼痛、重度疼痛、极度疼痛，制成小儿表情痛苦量表。

大于 7 岁或 8 岁的儿童可以自己描述疼痛的程度，可以采用成人常用的模拟视觉量表（VAS）、4 至 7 岁的小儿虽然不能准确地描述疼痛，但医护人员可以通过小儿的行为反应从有无哭闹、面部表情、语言、体位、触摸伤口的表现、腿部的运动来判断小儿有无疼痛，镇痛效果如何，常用小儿表情痛苦量表评价疼痛程度。小于 4 岁的婴幼儿既不能自己表达疼痛，行为反应与疼痛评估的相关性也较差，只能通过生理反应如心率的快慢、脉搏氧饱和度的高低、有无汗出来评价疼痛。

五、术后镇痛的基本治疗原则

（1）明确疼痛的原因和强度。

（2）详细了解病史，制定合理的镇痛方案。用于术后镇痛的药物，应从最小有效剂量开始。

（3）建立有效的镇痛药水平，保证和维持镇痛效果。

（4）根据病人的个体需要，定时评估和调整镇痛方案。

六、术后镇痛的方法

1. **口服用药** 一般认为对轻、中度手术后疼痛可进食的患者可采用口服镇痛药物。口服给药起效慢,个体差异大,但经口服途径给药目前仍有应用。非甾体类抗炎药(NSAID)如芬必得0.3～0.6g,2次/天,乐松60mg,3次/天。阿片类药物如曲马朵胶囊50～100mg,2次/天,二氢埃托啡片20～40μg,舌下含服。

2. **肌内注射镇痛** 与口服给药相比,肌内注射镇痛药物起效快,易于迅速产生副作用。其缺点在于:注射部位疼痛,血药浓度的波动影响镇痛效果。临床常用曲马朵50～100mg或哌替啶50～100mg肌内注射,药物的峰作用时间从4～108分钟不等。

3. **局部镇痛** 将药物浸润注入手术切口或关节腔内,减轻局部疼痛。药物可用0.25%～0.5%的丁哌卡因,关节腔内可加入少量阿片类药物。

4. **神经阻滞** 肋间神经阻滞:胸、腹部手术可通过注射局麻药阻滞支配切口区和切口上下各一根肋间神经,达到切口区的止痛目的。

臂丛神经阻滞:可用于上肢术后的止痛。一般注入30ml局麻药如0.25%丁哌卡因,也可在臂丛神经鞘内置入硬膜外导管,接上连续输注镇痛泵,采用0.25%丁哌卡因0.2～0.3mg/(kg·h)连续输注镇痛2～3天。并发症有气胸、局麻药中毒反应、膈神经阻滞等。

下肢外周神经阻滞:包括腰丛阻滞,"三合一"的股神经阻滞,坐骨神经阻滞以及踝部神经阻滞等。

5. **椎管内注药镇痛**

(1) 采用低浓度的局麻药与阿片类镇痛药联合应用。

(2) 每日检查硬膜外导管的置入部位。

(3) 在硬膜外给药后最初的24小时以内应严密观察病人的呼吸频率和镇静状态的改变。

(4) 应首选长效局麻药:如丁哌卡因、左旋丁哌卡因(levobupivacaine)和罗哌卡因。其中,为减少意外过量可能导致的全身毒性,左旋丁哌卡因或罗哌卡因优于布比卡因。罗哌卡因感觉运动分离阻滞的程度更大,心脏毒性更低,具有内在的缩血管活性,因此,更安全更适合应用于术后镇痛。长效局麻药的最大剂量:单次剂量,丁哌卡因150mg,左旋丁哌卡因150mg,罗哌卡因225mg。24小时总剂量,丁哌卡因400mg,左旋丁哌卡因400mg,罗哌卡因800mg。

6. **病人自控镇痛** 病人自控镇痛(patient controlled analgesia,PCA),是根据患者的疼痛程度及身体情况,预先设定镇痛泵上的各项技术参数,交由病人"自我管理"的一种镇痛方法。镇痛药在安全、有效的范围内由病人自控给药,当病人稍感疼痛时,只需按动镇痛机的按钮,镇痛药便通过导管慢慢输入体内,其量小且输入均匀,使药物在体内保持稳定的血药浓度,避免了传统方法血药浓度波动大,副作用大的情况。

(1) 术语:

①负荷量(loding dose):PCA开始运行时给予病人的首次剂量,使病人快速消除疼痛。

②单次给药量(Bolus):病人感受疼痛时按压自动给药键钮,PCA装置每次追加的剂量。

③锁定时间(lockout time):PCA装置两次单次剂量间的间隔时间。

④背景输注速度(background infusion rate):即持续输注速度(continuouse infusion rate),维持病人体内相对稳定的血药浓度。

⑤最大用药量(maximal dose):单位时间药物剂量的限制。

PCA根据PCA给药途径可分为静脉PCA(PCIA)、硬膜外腔PCA(PCEA)、外周神经阻滞PCA(PCNA)和皮下PCA(PCSA),其中前两种临床最为常用。

微电脑控制PCA镇痛有三种模式选择:① 连续给药。② PCA,即病人自行间断给药。③连续背景输注给药+PCA。一般常用第三种。

(2) 分类:

①病人静脉自控镇痛(PCIA):PCIA起效快、效果可靠、适应证广,但用药针对性差,对全身影响较大,并发症较多,镇痛效果略逊于PCEA。常用麻醉性镇痛药。目前各个医院用药没有统一配方,现介绍两种成人常用配方供参考。

芬太尼浓度:8~10μg/ml,负荷剂量:30~50μg,Bolus剂量:10~20μg,锁定时间5~6分钟,持续输注10~20μg/h。辅助药:氟哌利多5~10mg或恩丹西酮8mg。

曲马朵浓度:8~10mg/ml,负荷剂量:30~50mg,Bolus剂量:10~20mg,锁定时间5~6分钟,持续输注10~20mg/h。辅助药:氟哌利多5~10mg或恩丹西酮8mg。

②病人硬膜外腔自控镇痛(PCEA):止痛效果可靠,持续时间长久,且对全身影响相对较小。但其操作相对较复杂,无菌要求较高,应用具有较高的选择性。目前多选用0.125%~0.25%丁哌卡因与麻醉性镇痛药物联合使用,二者有协同作用,可降低两种药物用量,减少药物的毒性和不良反应。PCA配方很多,各家用法不一,现介绍几种成人常用几种配方。

芬太尼3μg/ml+丁哌卡因1.5 mg/ml+丁丙诺啡0.05μg/ml,负荷剂量:

5ml，PCA 单次量：1ml，持续剂量 2ml/h，锁定时间 20 分钟，1 小时限制剂量为芬太尼 36μg/h。

芬太尼 4μg/ml 加罗哌卡因 1.25 mg/ml，负荷剂量：5ml，PCA 单次量：1ml，持续剂量 2ml/h，锁定时间：20 分钟，1 小时限制剂量为芬太尼 36μg/h。

③病人神经阻滞自控镇痛（PCNA）：将药液持续注入臂丛鞘、股神经鞘、腰丛或坐骨神经处。如以 0.125% 丁哌卡因 2～5ml/h，持续臂丛神经阻滞 30 分钟，PCA 最大剂量每小时 15ml，亦可在局麻药中加入小剂量吗啡或丁丙诺啡。

7．多模式镇痛 非甾体类抗炎药、局麻药、其他非阿片镇痛药和阿片类药物联合使用可以改善镇痛效果。多模式镇痛采用多种药物，不同给药途径，可以在获得镇痛效果的同时减少不良反应的发生。非阿片类镇痛药物在这种多模式镇痛中也有重要作用，可以减少阿片类药物不良反应，促进患者的术后恢复。如肠道手术后，局麻药联合小剂量阿片类药物进行硬膜外镇痛可以产生良好镇痛效果，加速术后胃肠道功能的恢复，在硬膜外镇痛中止后全身性给予非甾体类抗炎药可以减少阿片用量，这也对胃肠道功能的恢复有所帮助。

七、术后镇痛治疗中需注意几个问题

（1）阿片类药物的副作用：呼吸抑制、恶心呕吐、尿潴留、过度镇静。
（2）注意留置硬膜外导管的固定、防止感染和断管。
（3）向病人及家属详细告知 PCA 装置的使用和注意事项。
（4）加强巡视。

第十一节 部位麻醉术后几个问题与处理

1．气胸：气胸发生慢，有时数小时才出现胸闷，胸痛，呼吸困难症状，很多情况下，病人已经送回病房，脱离了麻醉医生的严密监护，极易发生严重后果。一般发生于肌间沟和锁骨上臂丛阻滞，系穿刺针方向不正确，进针过深所致，X 线检查可见肺压缩，若在 25% 以内可严密观察，若超过 25%，需行胸腔穿刺抽气，必要时需作闭式引流。

2．膈神经阻滞：颈丛阻滞和斜角肌间沟神经阻滞时，局麻药可经前斜角肌的前方扩散到膈神经，出现胸闷和呼吸困难。手术结束后仍然存在胸闷和呼吸困难者应送回麻醉后恢复室严密观察，待症状消失后送回病房。

3．迟发性局麻药中毒反应：术后出现局麻药早期中毒症状如口舌麻、耳鸣、面红多语等要想到迟发性局麻药中毒反应，并及时处理，加强监护。一般为一次性注入大量局麻药，缓慢吸收，局麻药浓度逐渐升高引起。

4．穿破硬膜：硬膜穿破的后果主要是脑脊液外漏所引起的术后头痛

（PDPHA），部分患者还伴随有恶心、呕吐、视觉障碍、听觉改变等症状，对病人来说比较痛苦。有72%的病人头痛在7天内缓解，有少数患者症状可以持续月余。治疗主要以脑脊液外漏导致颅内压降低的机制作为基点，平卧休息。其他治疗方法包括输液、镇痛、硬膜外注入盐水和氢化可的松以及硬膜外自血填充等。

5．神经损伤：主要原因与直接穿刺置管损伤、药物毒性损伤、硬膜外血肿和脊髓神经缺血有关。出现的症状包括：单侧下肢麻木、单侧的小腿、足部、臀部或腰背部一处或多处出现麻木、疼痛、感觉异常，下肢无力、行走困难、关节运动受限和排尿排便障碍等，其中以麻木、疼痛和感觉异常的脊神经后根损伤症状为多。

6．暂时性神经病血综合征（transient neurological sundrome，TNS），多见于蛛网膜下腔麻醉完全恢复后早期，其次为硬膜外腔阻滞麻醉，症状多出现在术后24小时，也有的病例症状出现较晚，在术后3～5天才出现，一般持续2～3天，在一周左右好转。

7．马尾神经综合征（cauda equinea syndrome，CES）常见于蛛网膜下腔或硬膜外腔阻滞后，尤其前者更为多见。其发病率远不如TNS高，但预后多为永久性神经运动与感觉功能障碍，给患者造成终身痛苦。处理以预防为主：①尽量应用低浓度的局麻药；②尽量避免应用利多卡因，可选择丁哌卡因等，若需用利多卡因剂量不超过60mg，浓度不超过2.5%；③禁用血管收缩药来增加疗效和延长作用时间；④对关节镜手术、截石位和门诊病人不主张选用利多卡因；⑤CSEA时，硬膜外阻滞坚持试注试验量、注药前回抽和分次注药的常规，以策安全；⑥脊麻失败，重复穿刺应慎重；⑦根据病人情况应用激素、非甾体抗炎药（NSAID）和神经营养类药，通常治疗2～10天，症状可以消失。损伤严重者表现为不可逆性神经损伤，出现永久性神经功能损害。

8．硬膜外血肿：随着全麻的普及以及风险意识的提高，发生的机会很少。但是，因其后果严重，凡是高危人群出现急性背痛或神经病理学表现，我们都要积极处理，请神经外科医生会诊，行CT或MRI检查，一旦确诊，立即行椎板切除术。

9．硬膜外导管留置：为预防和减少感染的危险，导管应附加细菌过滤装置。若作为术后镇痛时，导管一般留置24～48小时。留管质量要好，无炎症反应。留管时间过长的，需注意拔管方法，切勿断管。

（孙文朋　孙景奎　孙华苹　王宁芙　马永征　顾华　董庆永）